Second Edition

그림으로 쉽게 배우는

심초음파

Atlas of Echocardiography

QR코드
동영상 수록

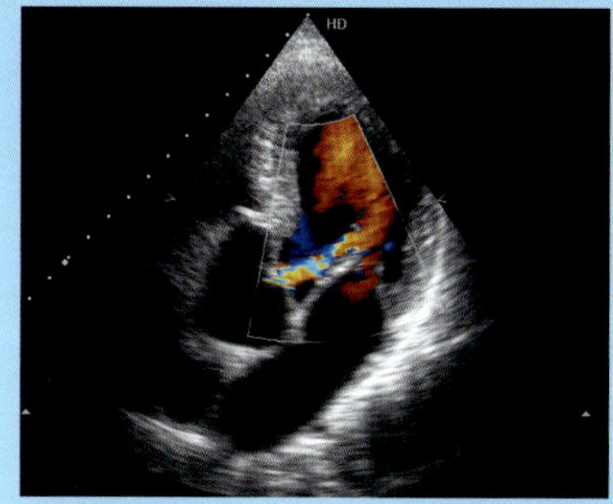

역자 : 오민석, 안지현

저자 : Thomas Boehmeke,
Ralf Doliva

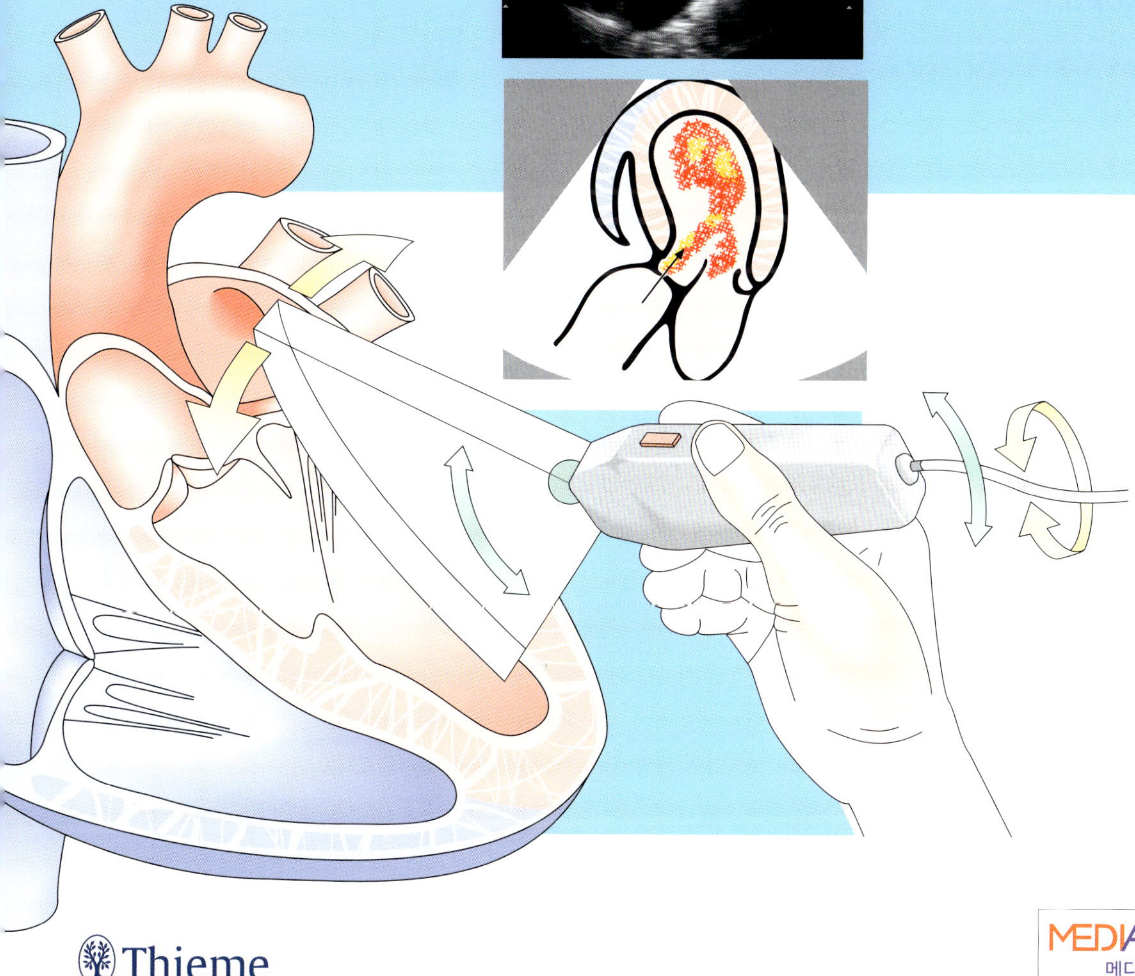

Thieme

MEDIAN
메디안북

Second Edition

그림으로 쉽게 배우는 **심초음파**

Atlas of Echocardiography

초판 인쇄 : 2018년 4월 18일
초판 발행 : 2018년 4월 25일
2쇄 발행 : 2025년 6월 1일

역 자 : 오민석, 안지현
저 자 : Thomas Boehmeke, Ralf Doliva
발행인 : 김용덕
발행처 : 메디안북
등 록 : 제 2010-000051호
주 소 : 서울시 마포구 마포대로 63-8, 818호(도화동 삼창프라자)
전 화 : 02-732-4981
팩 스 : 02-711-4981
홈페이지 : www.mcbooks.co.k

ISBN : 978 - 89 - 93340 - 76 - 1 93510

정 가 : 50,000원

Second Edition

그림으로 쉽게 배우는 심초음파

Atlas of Echocardiography

역자 : 오민석, 안지현

저자 : Thomas Boehmeke, Ralf Doliva

Thieme

MEDIAN 메디안북

역자 서문

여러 초음파검사 중에서도 심초음파는 검사와 해석 모두 가장 어려운 검사로 꼽힙니다.

초음파 급여화를 화두로 심초음파에 대한 관심이 커지면서 많은 분이 검사를 익히고자 하지만, 텍스트 중심의 책은 실제 임상에 적용하는 데 어려운 경우가 많습니다. 또한 대부분의 책이 심초음파검사 결과지에 주로 기술하는 영어 용어보다 한글 용어 위주로만 구성되어 활용도가 떨어지기도 합니다. 그래서, 저희는 그림과 사진, 동영상 위주로 구성된 이 책을 옮기면서 이해도를 높이고 임상에서 주로 사용하는 표현을 살리는데 중점을 두었습니다. 보다 직관적이어서 본문에 살린 영어 용어와 약자의 한글 표현은 부록을 참고하시기 바랍니다.

끝으로 격려해 주신 분당제생병원과 (재)한국의학연구소의 모든 분에게 감사드리며, 독자 분에게 심초음파가 더욱 친숙한 검사가 되기를 바랍니다.

2018년 4월

오민석, 안지현 드림

● 역자 약력

오민석

- 분당제생병원 심장혈관내과 전문의
- 대한임상순환기학회 정보통신이사
- 한국심초음파학회 심초음파 인증의

안지현

- (재)한국의학연구소 내과 전문의
- 대한임상순환기학회 정보통신이사
- 한국심초음파학회 심초음파 인증의

2판 서문

이 중요한 방법을 통해 관심이 있는 사람들을 계속 돕겠다는 희망으로 Pocket Atlas of Echocardiography를 개정하게 되어 즐거웠습니다. 병리 소견을 강조하고 영상을 그림과 쉽게 비교할 수 있게 하려고 잡음을 제거해 원본 영상을 수정했습니다. 온라인으로 접속할 수 있는 추가 동영상 자료를 제공해 준 Frank A. Flachskampf 교수에게 감사를 드립니다. 많은 동료들이 건강을 지키고 질병과 싸우는데 이 책이 도움이 되기를 바랍니다. 이를 염두에 두고 이 책을 Hildegunde Georg, MD와 Peter Kroening에게 바칩니다.

Thomas Boehmeke

초판 서문

Color Doppler 심초음파는 현재 진단 심장학의 초석으로서 풍부한 기능적 자료와 형태적 변화에 대한 정보를 제공하여 맞춤형 치료를 돕습니다. 그러나, 이 매력적인 도구의 사용법을 배울 때 심장의 단면 영상이 혼동되고 음향창(acoustic window)의 크기가 작아서 복잡합니다. 이 심초음파 가이드북의 목적은 초보자가 보다 쉽게 배울 수 있도록 하는 것입니다.

이 책은 Dr. Becker의 전폭적인 지원 없이는 불가능했을 것입니다. 특별히 그래픽 디자인을 멋지게 해 준 Kirsten Haase와 Benjamin Bode (Aachen), 그리고 원고를 꼼꼼히 검토해 준 Dr. Antje Schönpflug에게 감사를 드립니다.

Thomas Boehmeke

목차

Part I 검사법

Part II M형(M-mode) 심초음파와 도플러(Doppler) 심초음파

Part III 심장의 이상

용어설명

영문 또는 약어	한글
2 chamber view	2방도
4 chamber view	4방도
A2C (apical 2 chamber view)	심첨 2방도
A3C (apical 3 chamber view)	심첨 3방도
A4C (apical 4 chamber view)	심첨 4방도
A5C (apical 5 chamber view)	심첨 5방도
AA (ascending aorta)	상행대동맥
acute	급성
aliasing	신호 뒤바뀜
AML (anterior mitral learflet)	승모판 전엽
ant wall (anterior wall)	전벽
anteroseptal wall	전중격벽
Ao (aorta)	대동맥
Ao bulb (aortic bulb)	대동맥팽대
aortic outflow	대동맥 유출혈류
apical	심첨
apical view	심첨부 단면도
apicoseptal	심첨중격
AR (aortic regurgitation)	대동맥판 역류
AS (aortic stenosis)	대동맥판 협착
ASD (atrial septal defect)	심방중격결손
AV (aortic valve)	대동맥판
basal	기저
bicuspid AV	이첨 대동맥판
central	중심성
chordae tendinae	건삭
color Doppler	색도플러
concentric	동심성

영문 또는 약어	한글
CW (continuous wave)	연속파형
DA (descending aorta)	하행대동맥
DCM (dilated cardiomyopathy)	확장성 심근병증, 확장성 심근증
diaphragm	횡격막
Doppler	도플러
eccentric	편심성
extended	확장된
free wall	자유벽
HCM (hypertrophic cardiomyopathy)	비후성 심근병증, 비후성 심근증
high transesophageal	상부 식도
horizontal view	수평단면도
IAS (interatrial septum)	심방중격
inf wall (inferior wall)	하벽
inflow	유입혈류
intermediate view	중간단면도
IVS (interventricular septum)	심실중격
LA (left atrium)	좌심방
LAA (left atrial appendage)	좌심방이
LAD (left anterior descending artery)	좌전하행동맥, 좌전하행지
lat wall (lateral wall)	측벽
LBBB (left bundle branch block)	좌각차단
LCX (left circumflex artery)	좌회선동맥, 좌회선지
LCC (left coronary cusp)	좌관상동 첨판, 좌관상동맥 첨판
long axis view	장축단면도
lung	폐
LV (left ventricle)	좌심실
LV wall	좌심실벽
LVH (left ventricular hypertrophy)	좌심실비대
LVOT (left ventricular outflow tract)	좌심실 유출로
MI (myocardial infarction)	심근경색증

영문 또는 약어	한글
mid	중간
mild	경도
minimal	미세한
mitral inflow	승모판 유입혈류
moderate	중등도
modified	변형된
MR (mitral regurgitation)	승모판 역류
MS (mitral stenosis)	승모판 협착
MV (mitral valve)	승모판
MVL (mitral valve leaflet)	승모판엽
MVP (mitral valve prolapse)	승모판일탈증, 승모판탈출증
NCC (non-coronary cusp)	비관상동 첨판
ostium secundum	이차공
outflow	유출혈류
PA (pulmonary artery)	폐동맥
parasternal view	경흉부 단면도
PFO (patent foramen ovale)	난원공개존
PLAX (parasternal long axis view)	흉골연 장축단면도
pleural effusion	흉막삼출
PM (papillary muscle)	유두근
PML (posterior mitral learflet)	승모판 후엽
post wall (posterior wall)	후벽
posterolateral	후외
PR (pulmonic regurgitation)	폐동맥판 역류
PSAX (parasternal short axis view)	흉골연 단축단면도
pulmonary hypertension	폐동맥고혈압
pulmonary outflow	폐동맥 유출혈류
PV (pulmonic valve)	폐동맥판
PW (pulsed wave)	간헐파형
RA (right atrium)	우심방

영문 또는 약어	한글
RCA (right coronary artery)	우관상동맥
RCC (right coronary cusp)	우관상동 첨판, 우관상동맥 첨판
RCM (restrictive cardiomyopathy)	제한성 심근병증, 제한성 심근증
retrograde flow	후향혈류
rotation	회전
RV (right ventricle)	우심실
RVH (right ventricular hypertrophy)	우심실비대
RVOT (right ventricular outflow tract)	우심실 유출로
sagittal view	시상단면도
SAM (systolic anterior motion)	수축기 전방 운동
septal wall	중격벽
severe	중증
short axis view	단축단면도
shunt flow	단락혈류
stroke volume	일회박출량
subcostal view	늑골하부 단면도
suprasternal view	흉골상부 단면도
TEE (transesophageal echocardiography)	경식도 심초음파
tilting	기울이기
TR (tricuspid regurgitation)	삼첨판 역류
transaortic flow	대동맥 혈류
transgastric	경위, 위경유
transmitral flow	승모판 혈류
transmitral inflow	승모판 유입혈류
tricuspid inflow	삼첨판 유입혈류
TTE (transthoracic echocardiography)	경흉부 심초음파
turbulent flow	와류
turbulent jet	와류제트
TV (tricuspid valve)	삼첨판
VSD (ventricular septal defect)	심실중격결손

Part I
검사법

I

I

1 검사 영상과 피검사자의 자세

1.1 탐촉자(transducer)와 영상 단면(imaging plane)

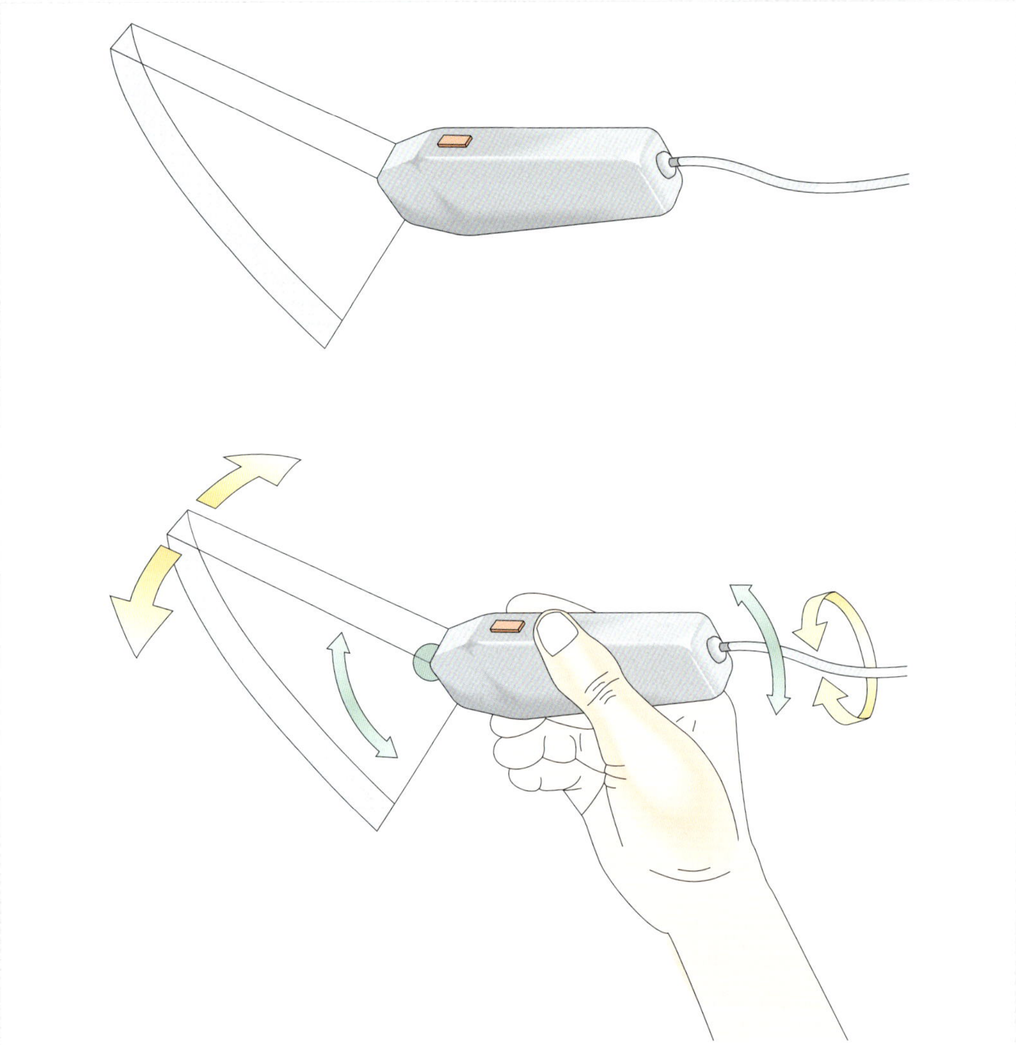

그림 1.1 ● 위 : 심초음파에서 스캔 영상 단면을 조절하기 위해 위상배열탐촉자(phased-array transducer)를 주로 사용한다. ● 아래 : 다양한 영상 단면을 얻기 위해 탐촉자를 tilting (녹색 화살표)하거나 rotation (노란색 화살표) 할 수 있다.

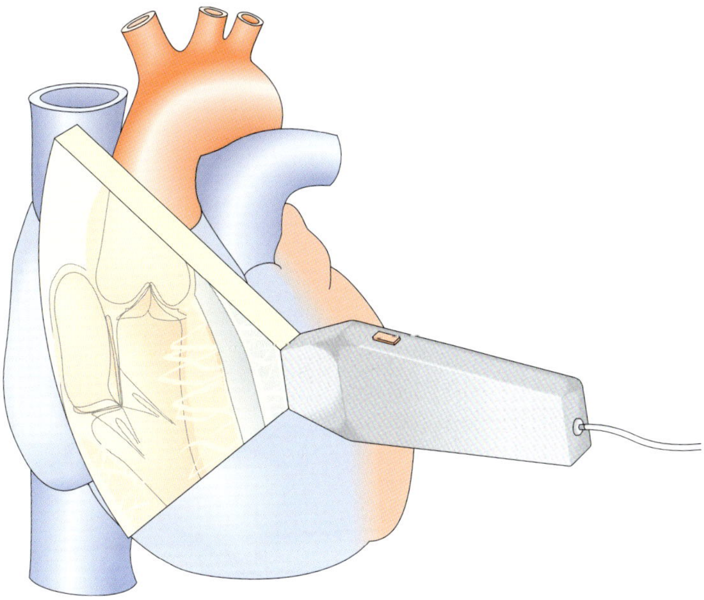

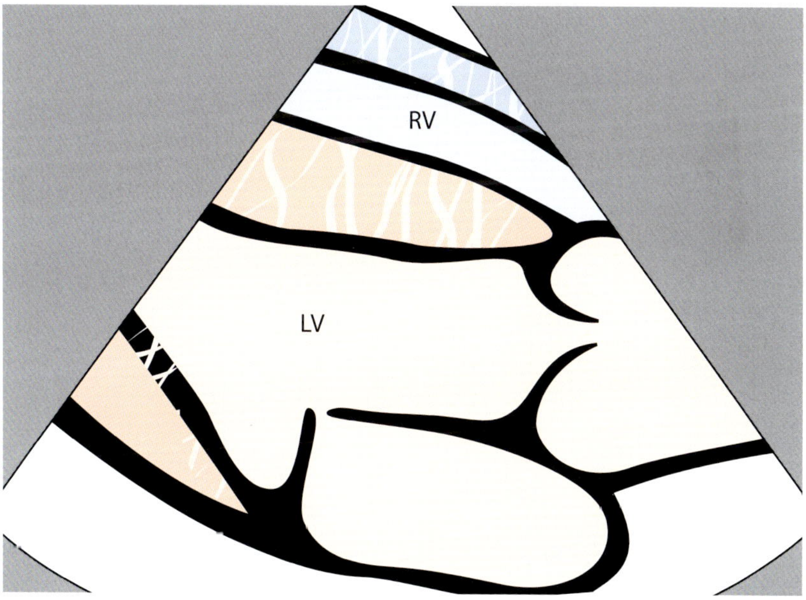

그림 1.2 ● 위 : 심장을 가로지르는 초음파 빔: RV가 탐촉자와 가장 가깝고, LV와 MV는 그 후방에 있다. ● 아래 : 모니터 화면: RV가 화면의 위쪽(피검사자의 배 방향)에 보인다.

I

1.2 검사 전 준비사항

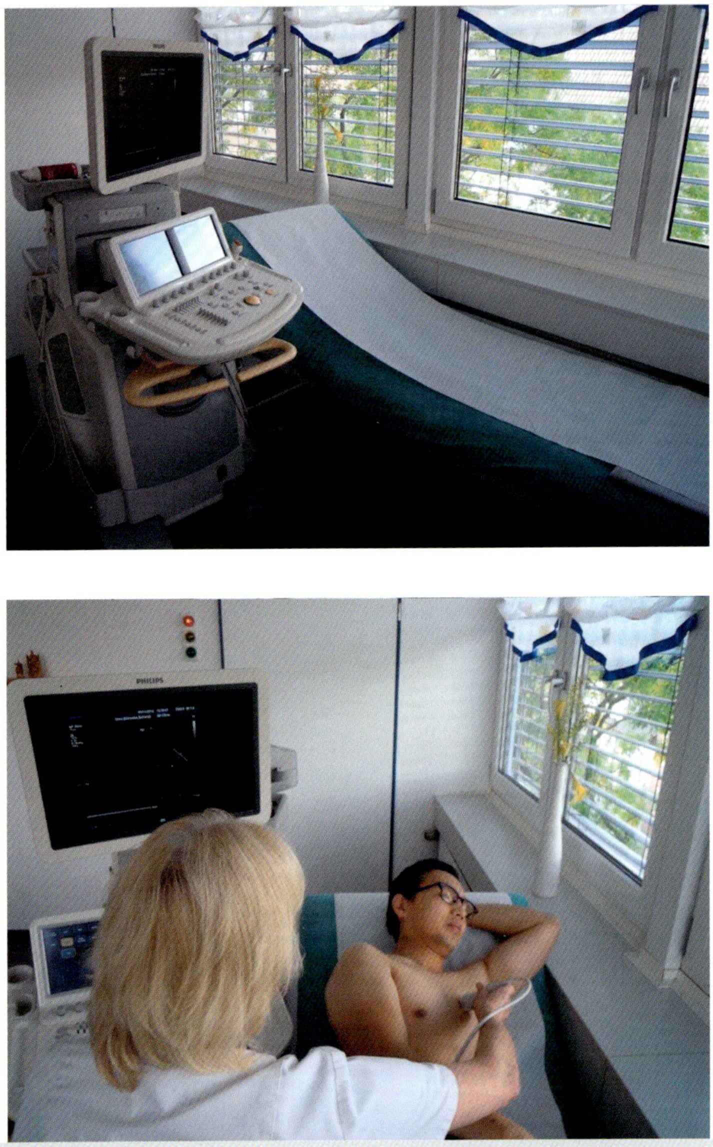

그림 1.3 ● 위 : 심초음파 장비는 주로 검사 테이블의 왼쪽에 둔다. ● 아래 : 검사자는 회전 가능한 의자에 편하게 앉는다.

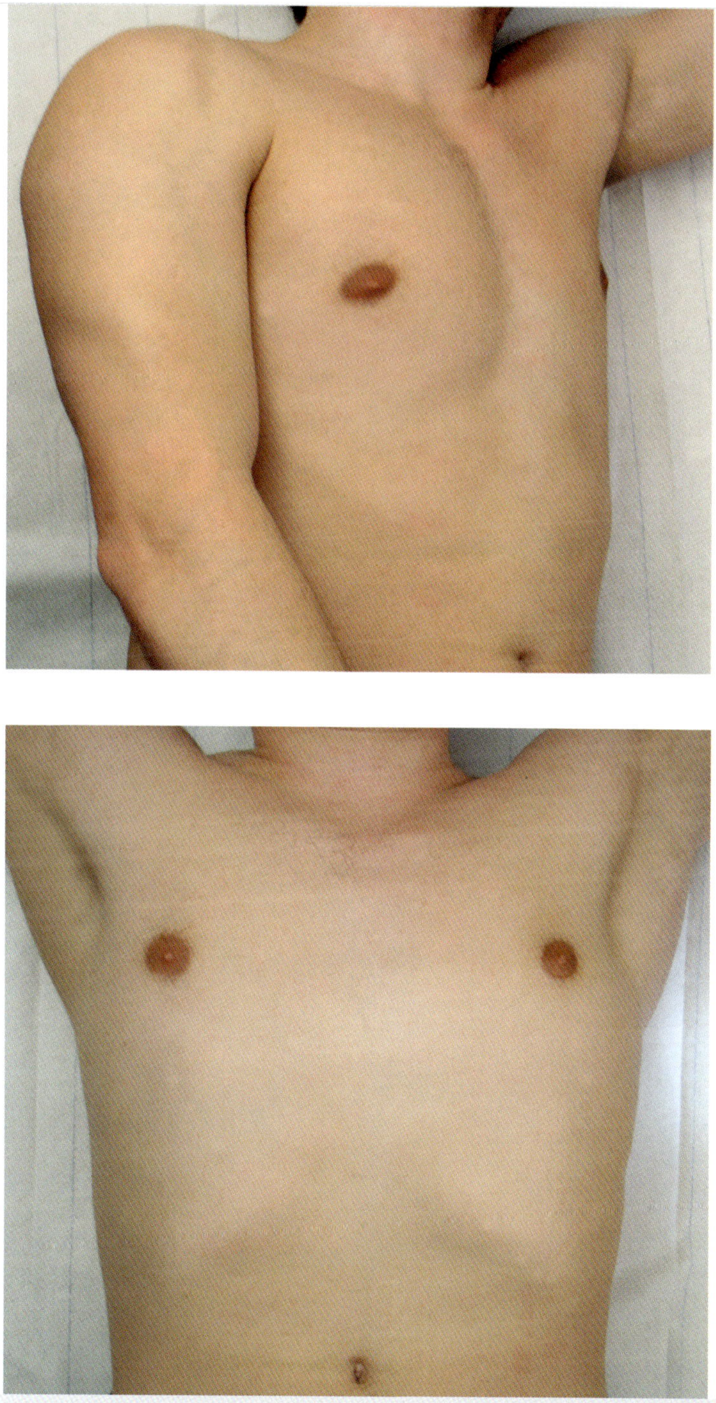

그림 1.4 ● 위 : Parasternal view와 apical view로 검사할 때 환자는 왼쪽을 보고 옆으로 눕는다. ● 아래 : Suprasternal view와 subcostal view로 검사할 때 환자는 똑바로 눕는다.

1.3 심장 영상을 위한 4가지 음향창(acoustic windows)

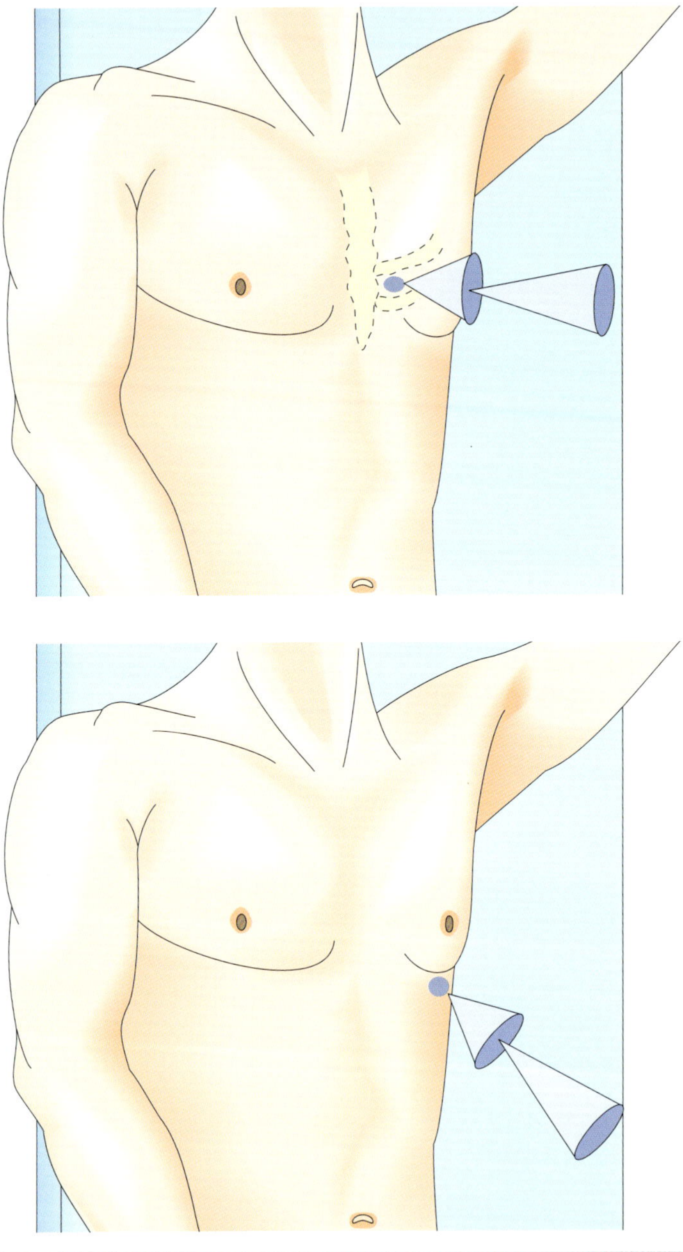

그림 1.5 ● 심장 영상을 얻기 위한 4개의 음향창(acoustic window). ● 위 : Parasternal view에서는 환자가 왼팔을 머리 뒤로 하고 왼쪽으로 눕는다. 음향창은 흉골 바로 왼쪽, 제4 늑간에 있다. ● 아래 : Apical view(환자가 다시 한번 왼쪽으로 누운 후)에서는 심첨부 박동(apical impulse)이 느껴지는 부위에서 초음파 빔이 향하게 한다.

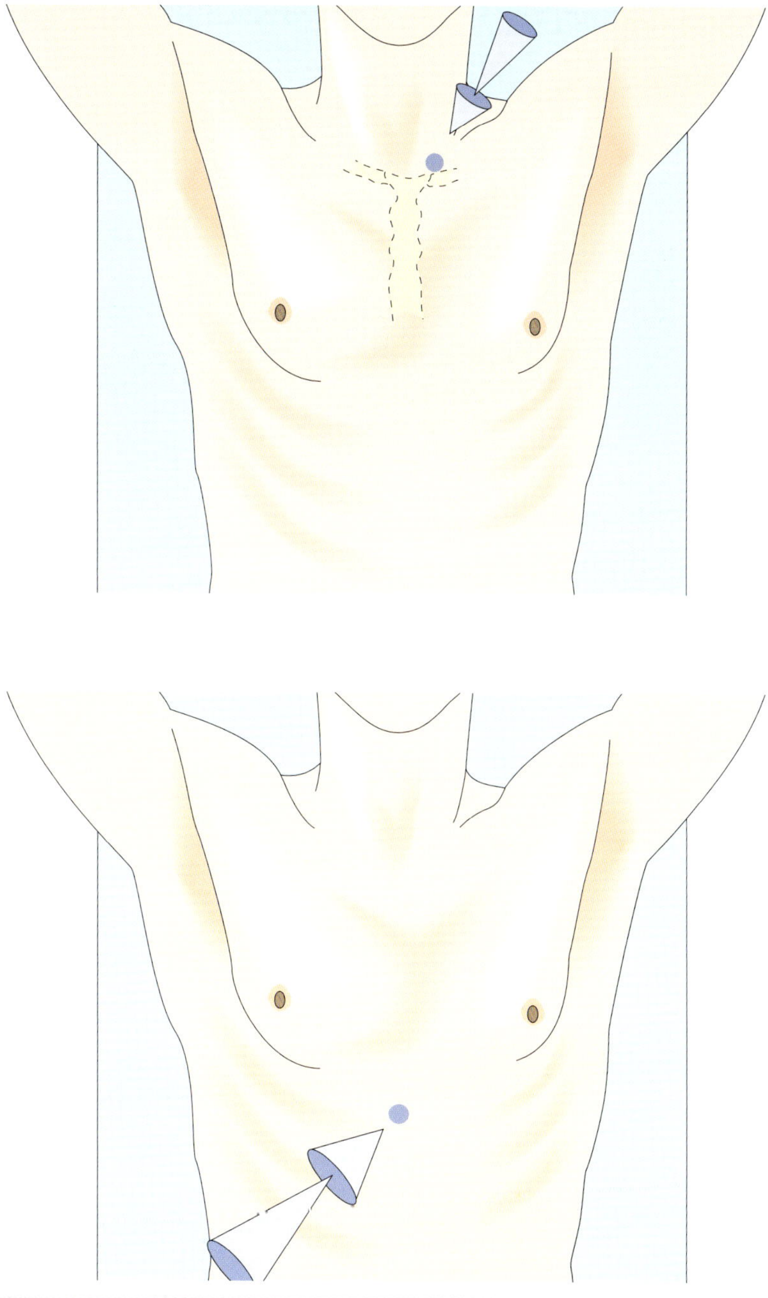

그림 1.6 ● 위 : Suprasternal view에서는 환자가 똑바로 눕는다. 초음파 빔은 흉골상절흔(suprasternal notch)로부터 대동맥궁(aortic arch) 쪽을 향한다. ● 아래 : Subcostal view(환자가 다시 한번 왼쪽으로 누운 후)에서는 심장의 아래쪽부터 영상이 보인다.

I

2 흉골연 장축단면도(parasternal long axis view)

2.1 탐촉자의 위치와 영상 단면

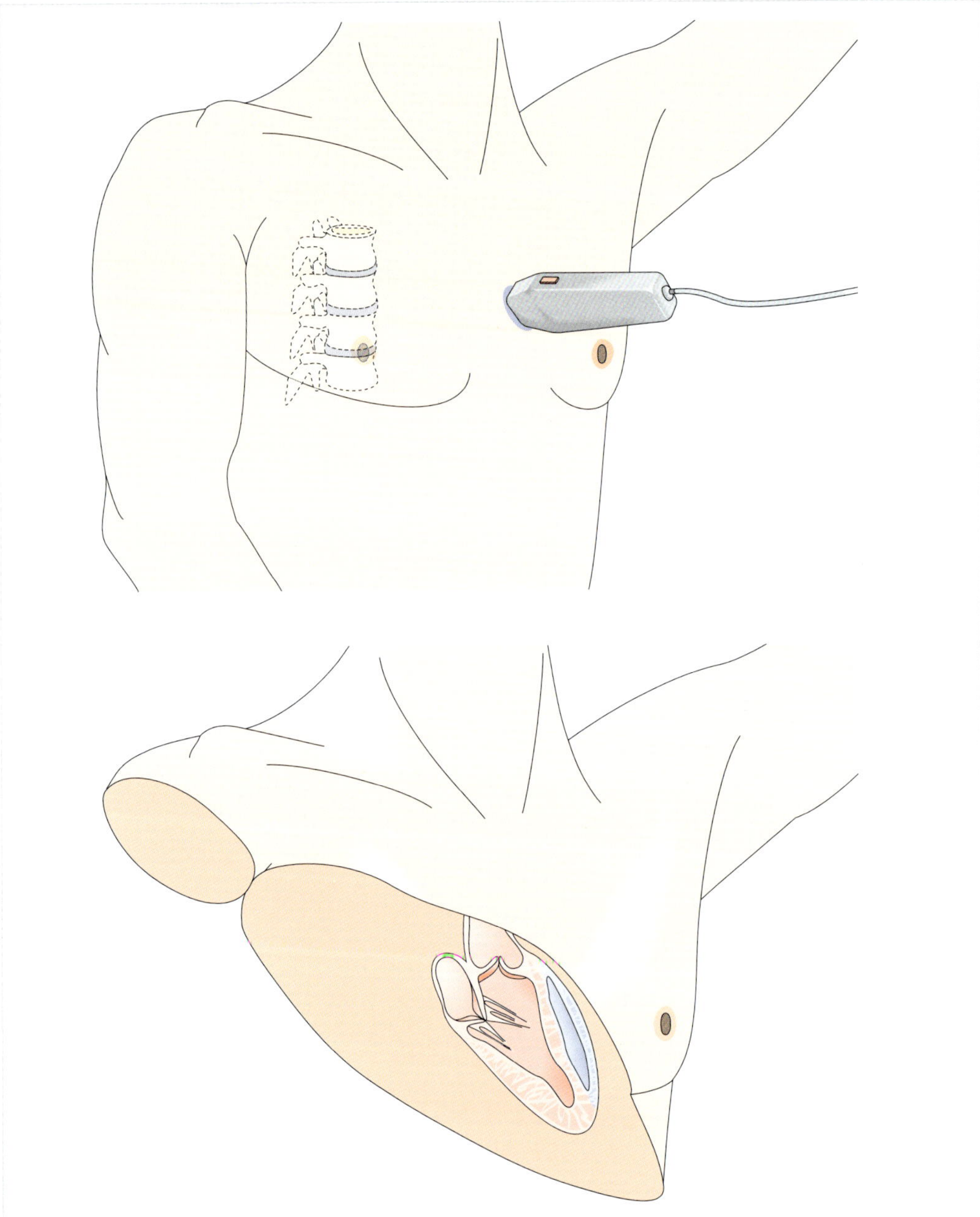

그림 2.1 • 위 : PLAX: 흉골 바로 왼쪽의 제4 늑간(폐를 피해 심장을 관찰할 수 있는 공간은 겨우 우표 크기 정도 밖에 되지 않음)에 탐촉자를 대고 척추와 직각이 되도록 세운다. • 아래 : 초음파 빔의 단면은 오른쪽 겨드랑과 왼쪽 아래 늑골궁(costal arch) 사이를 지나간다.

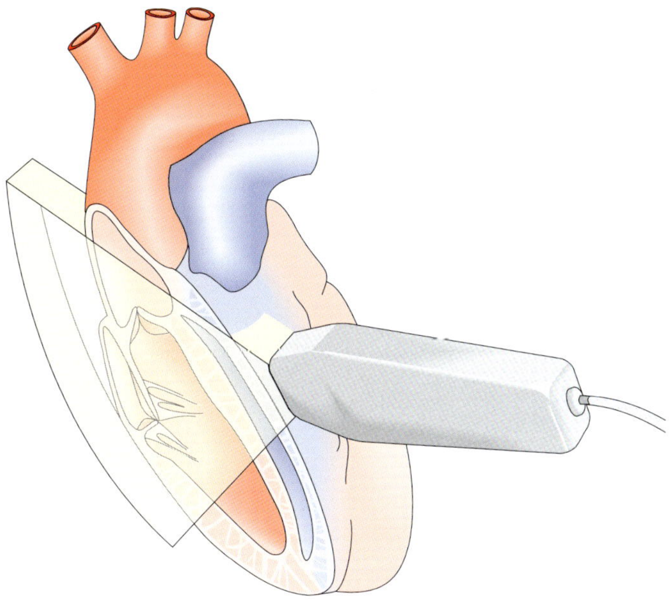

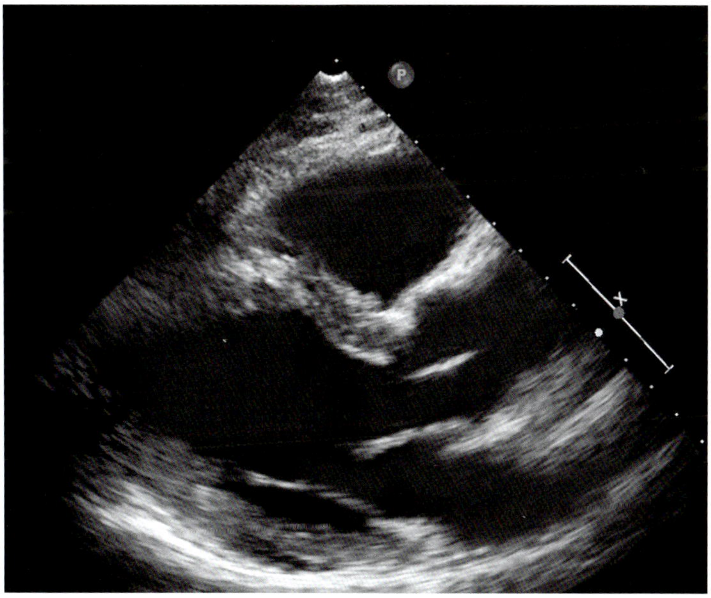

그림 2.2 • 위 : 초음파의 영상 단면에서 심실의 심첨부부터 대동맥까지 종축단면도를 볼 수 있다. • 아래 : 맨 위에 RV가 보이고, 그 아래로 왼쪽 심장 구조물이 보인다.

2.2 해부학적 구조

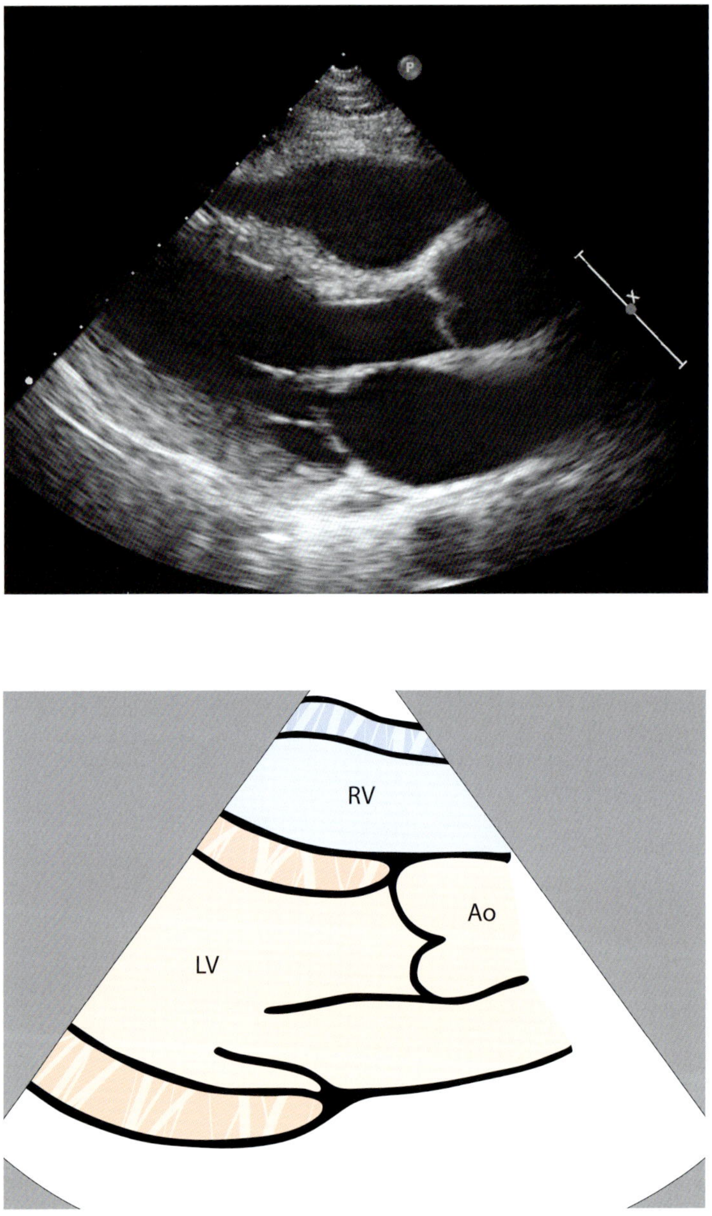

그림 2.3 • 위 : 화면 중앙에서 바로 오른쪽에 있는 대동맥팽대(aortic bulb)를 보고 방향을 확인한다. 그 아래에 MV가 있고 MV의 왼쪽에 LV가 있다. • 아래 : RV가 탐촉자 가까이에서 관찰된다. 왼쪽에 LV가 있고 중앙에서 바로 오른쪽에 AV가 있다.

2.3 영상의 조정

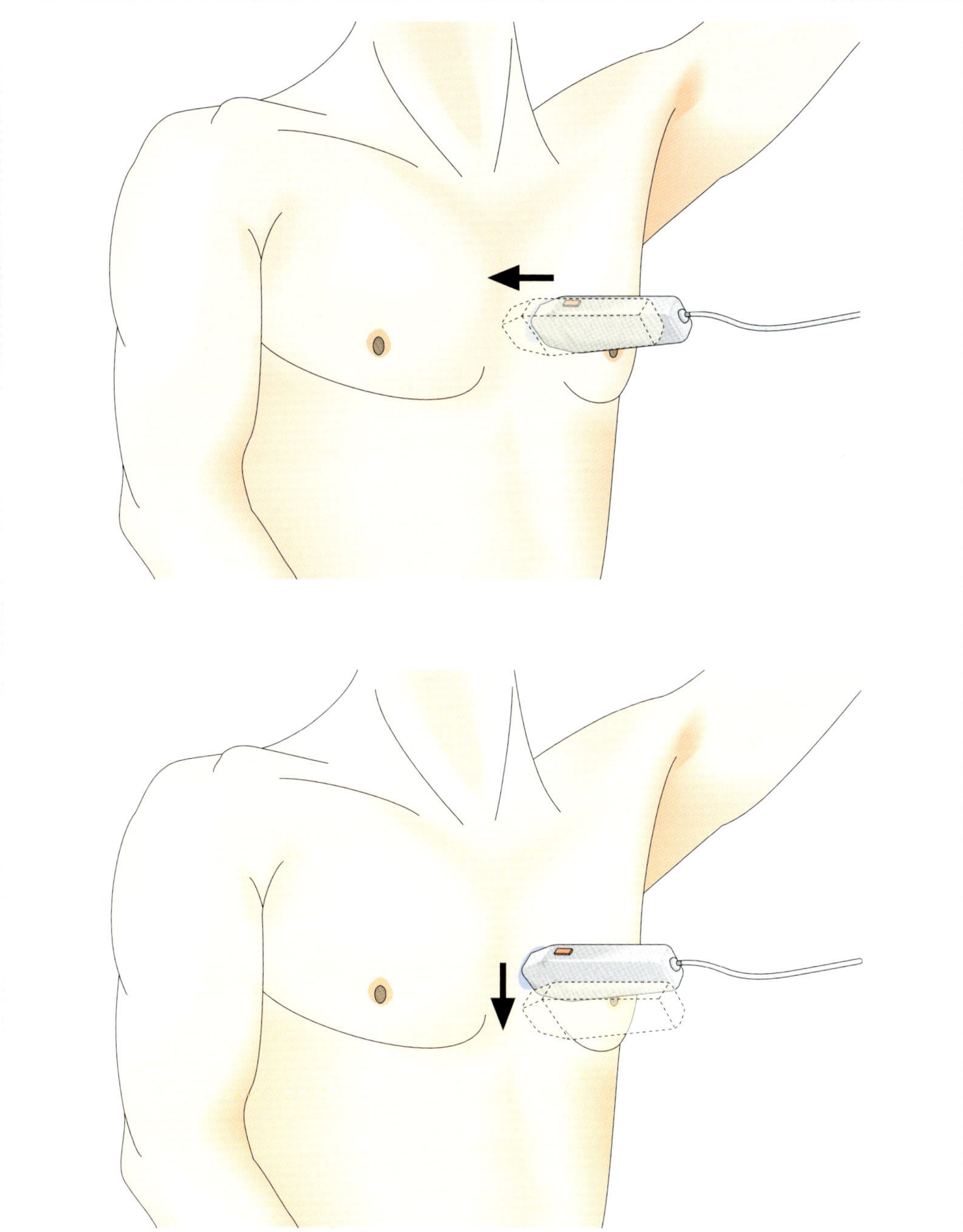

그림 2.4 심장 구조물이 보이지 않으면 탐촉자를 흉골 쪽으로 이동하거나(위), 초음파 빔을 아래쪽 늑간으로 이동한다(아래).

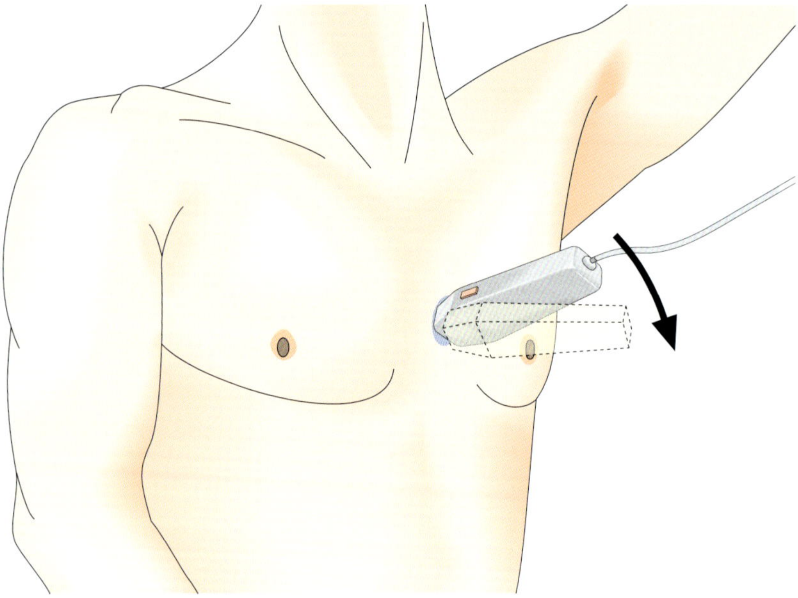

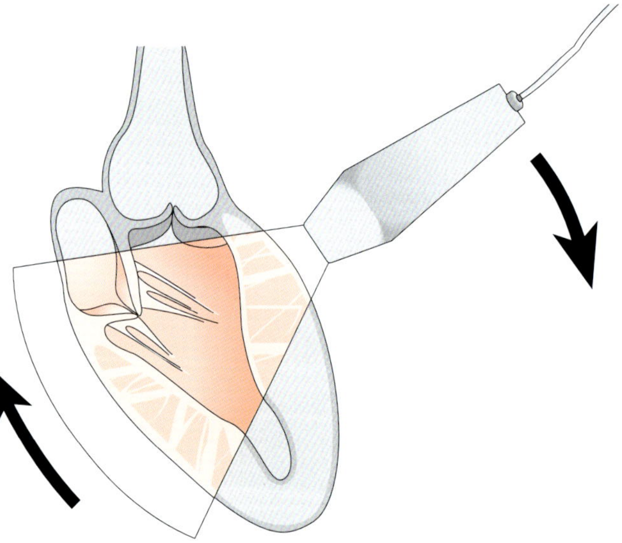

그림 2.5 • 위 : LV가 너무 많이 보이면 영상 단면을 머리 쪽으로 tilting한다. 즉 탐촉자 코드가 왼쪽 장골능선(iliac crest)을 향하게 한다. • 아래 : 영상 단면을 너무 엉덩이 쪽으로 tilting하여 LV만 보인다.

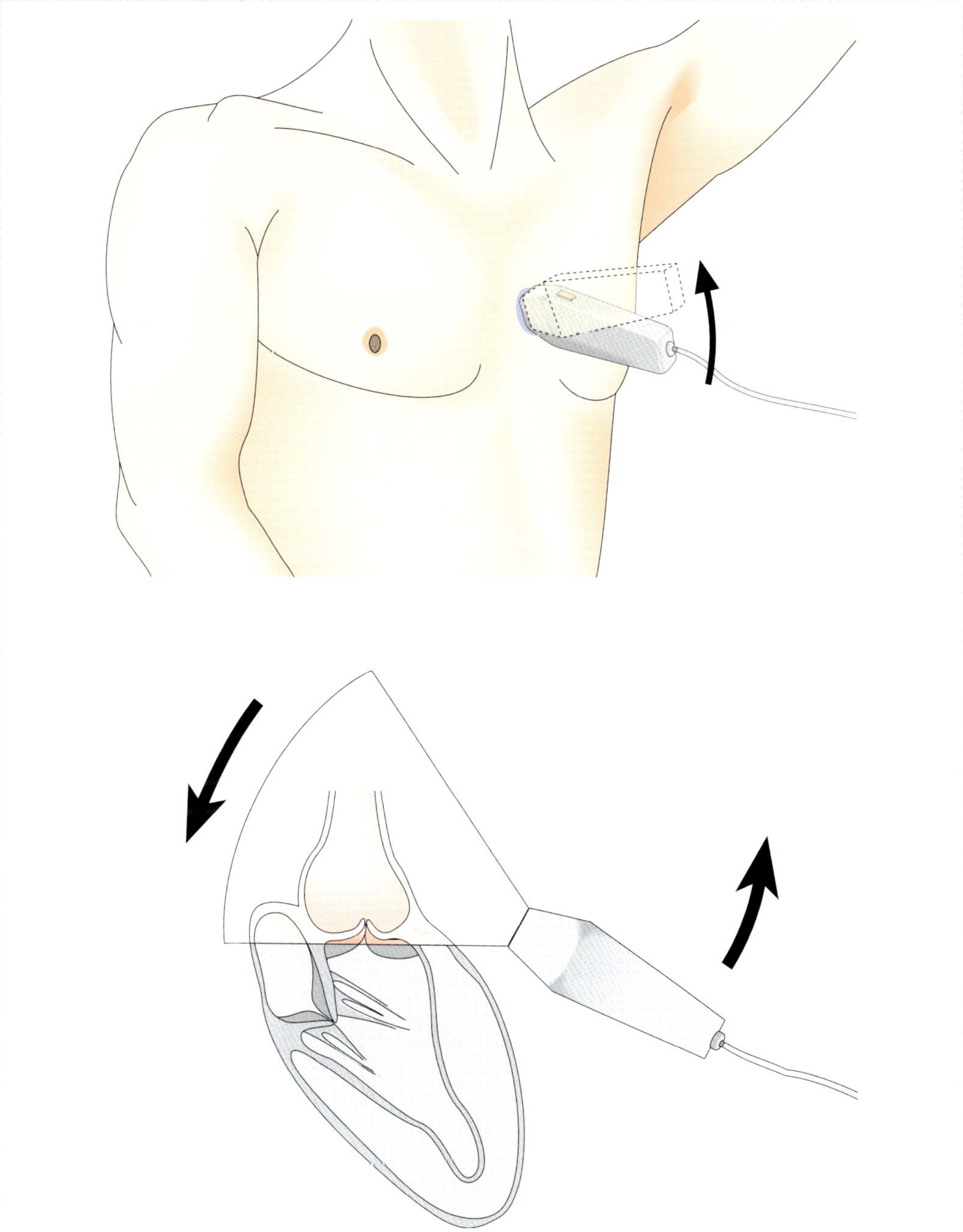

그림 2.6 • 위 : 상행대동맥이 너무 많이 보이면 영상 단면을 엉덩이 쪽으로 tilting한다. 즉 탐촉자 코드가 오른쪽 어깨를 향하게 한다. • 아래 : 영상 단면을 머리 쪽으로 tilting하면 상행대동맥이 너무 많이 보인다.

I

3 흉골연 단축단면도(parasternal short axis view)

3.1 탐촉자의 위치와 영상 단면

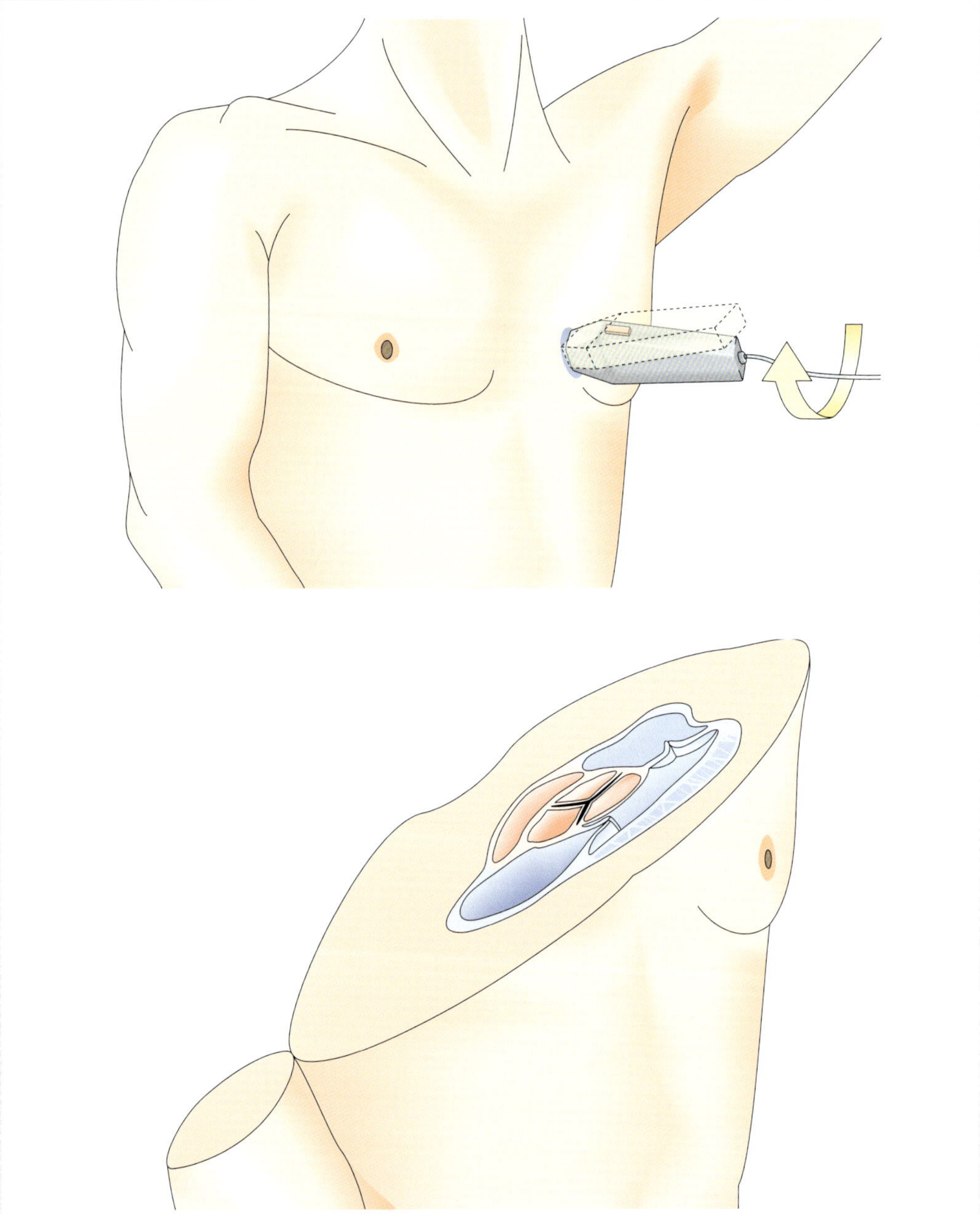

그림 3.1 ● 위 : 탐촉자를 90° rotation하여 PSAX를 본다. ● 아래 : 영상 단면은 왼쪽 겨드랑과 오른쪽 늑골궁 사이를 지나간다.

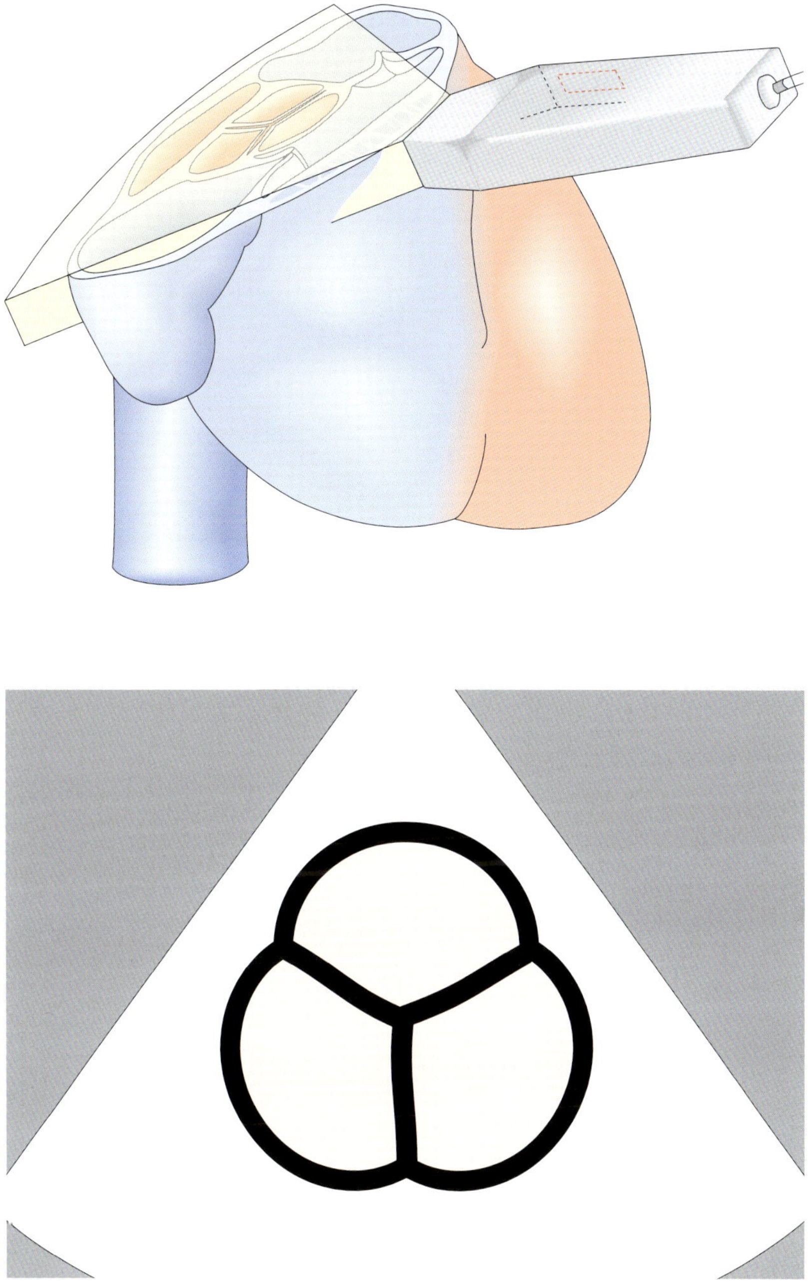

그림 3.2 ● 위 : AV 수준에서 보이는 심장의 단면이다. ● 아래 : 화면 중앙에 있는 AV의 특징적인 구조를 보면 방향을 확인하는데 도움이 된다.

I

3.2 해부학적 구조

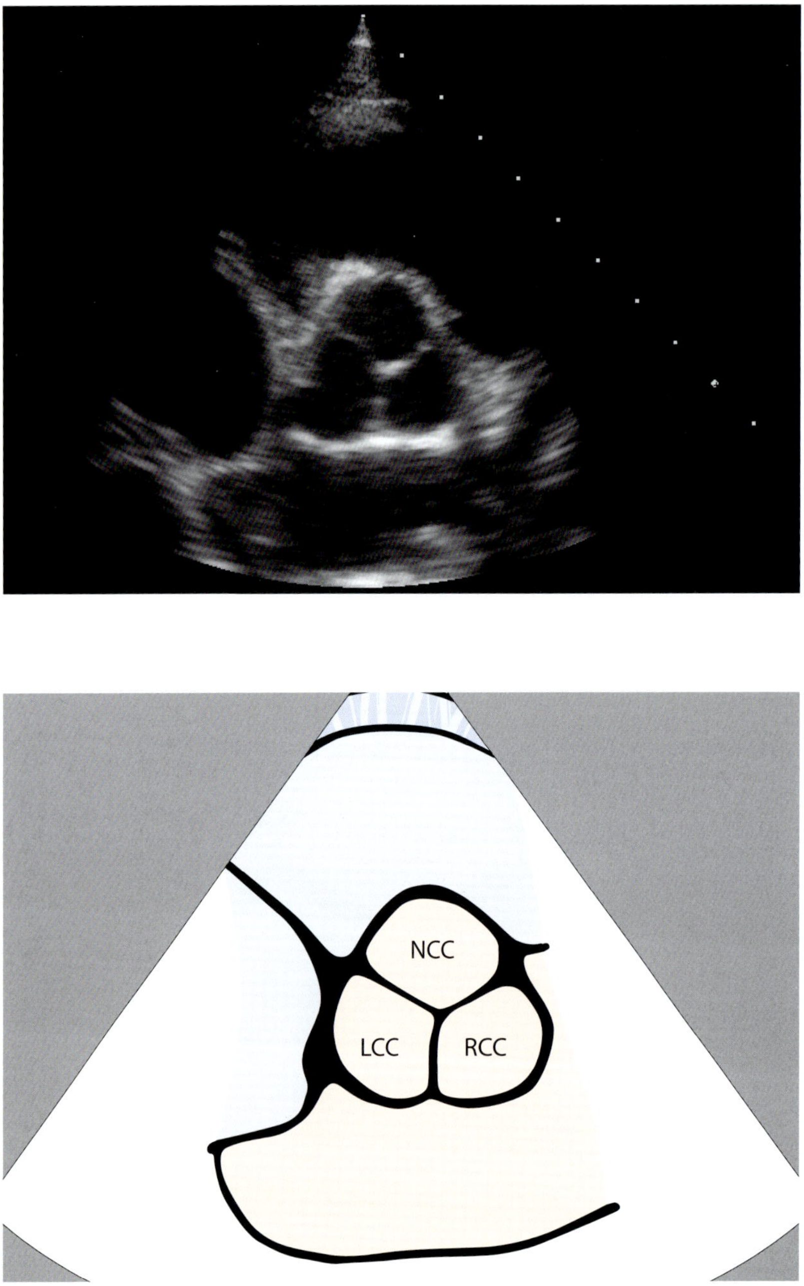

그림 3.3 ● AV 수준에서 PSAX이다. RV의 단면도와 AV의 초승달 모양 첨판 3개를 볼 수 있다.

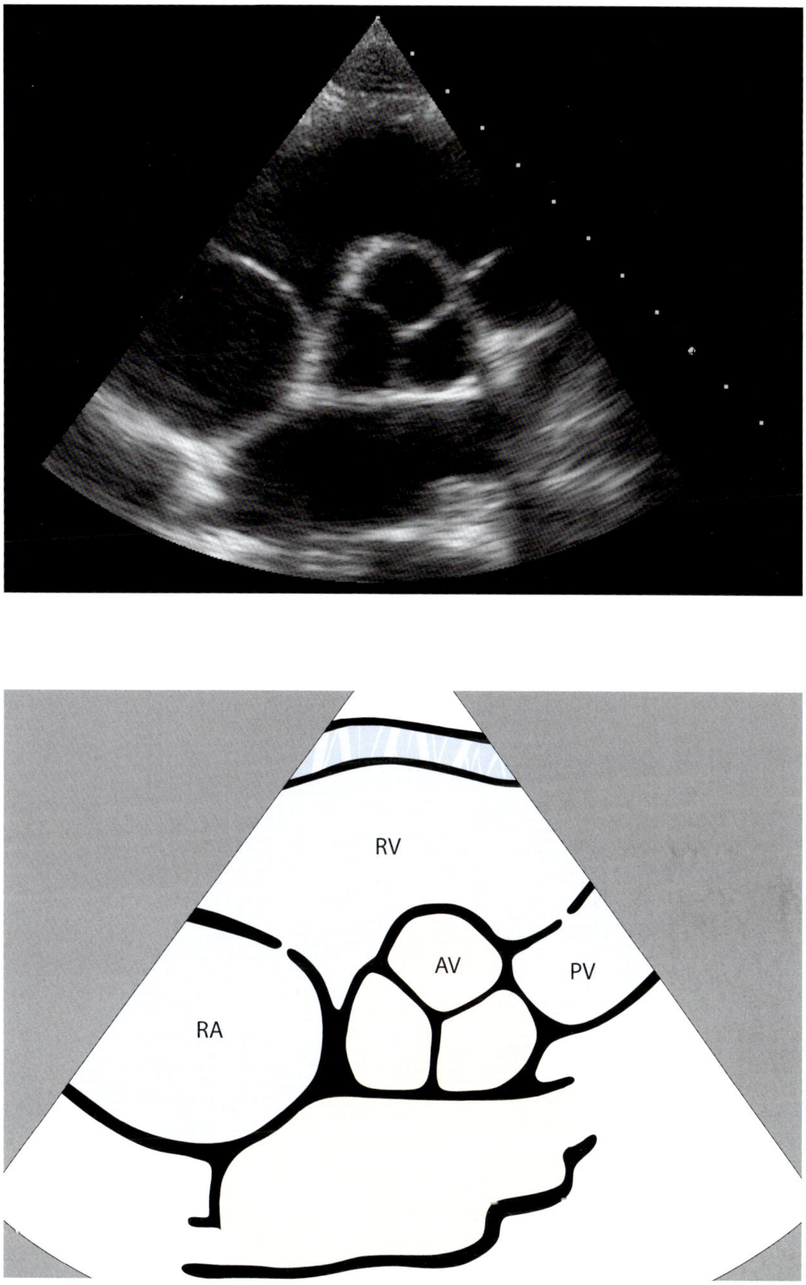

그림 3.4 PSAX에서 AV 주위에 오른쪽 심장 구조물이 있다. PSAX에서 AV의 3개 첨판과 PV가 보인다.

3.3 영상의 조정

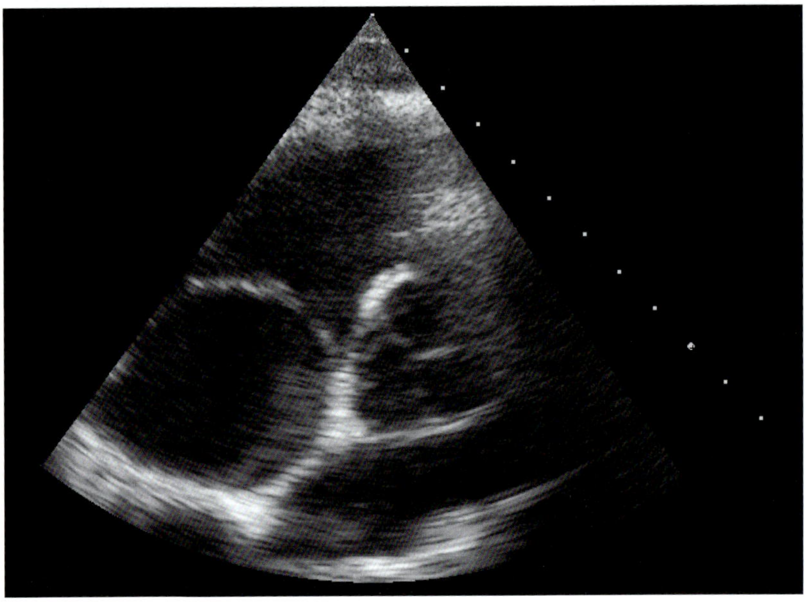

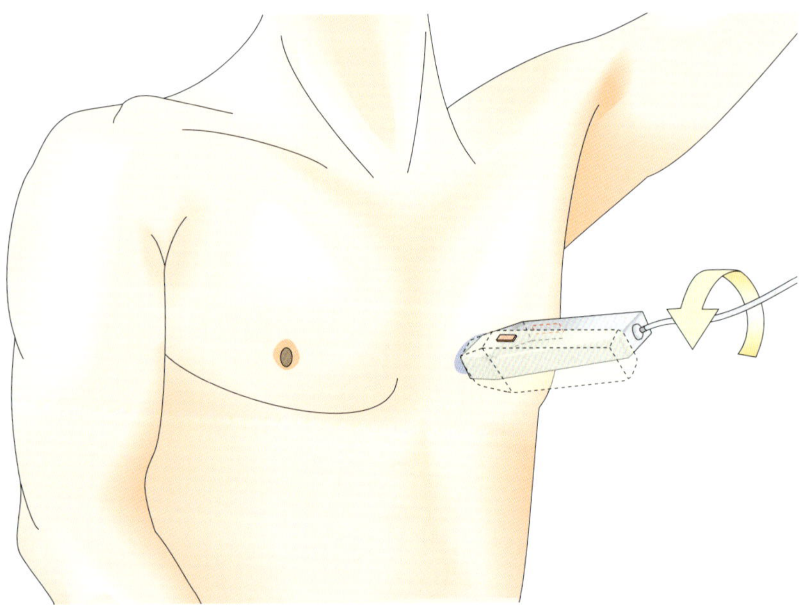

그림 3.5 ● 위 : Parasternal view에서 탐촉자를 정확하게 rotation하지 않으면 종종 폐 조직이 겹친다. ● 아래 : 방향을 잃으면 PLAX로 돌아가서 처음부터 다시 시작한다.

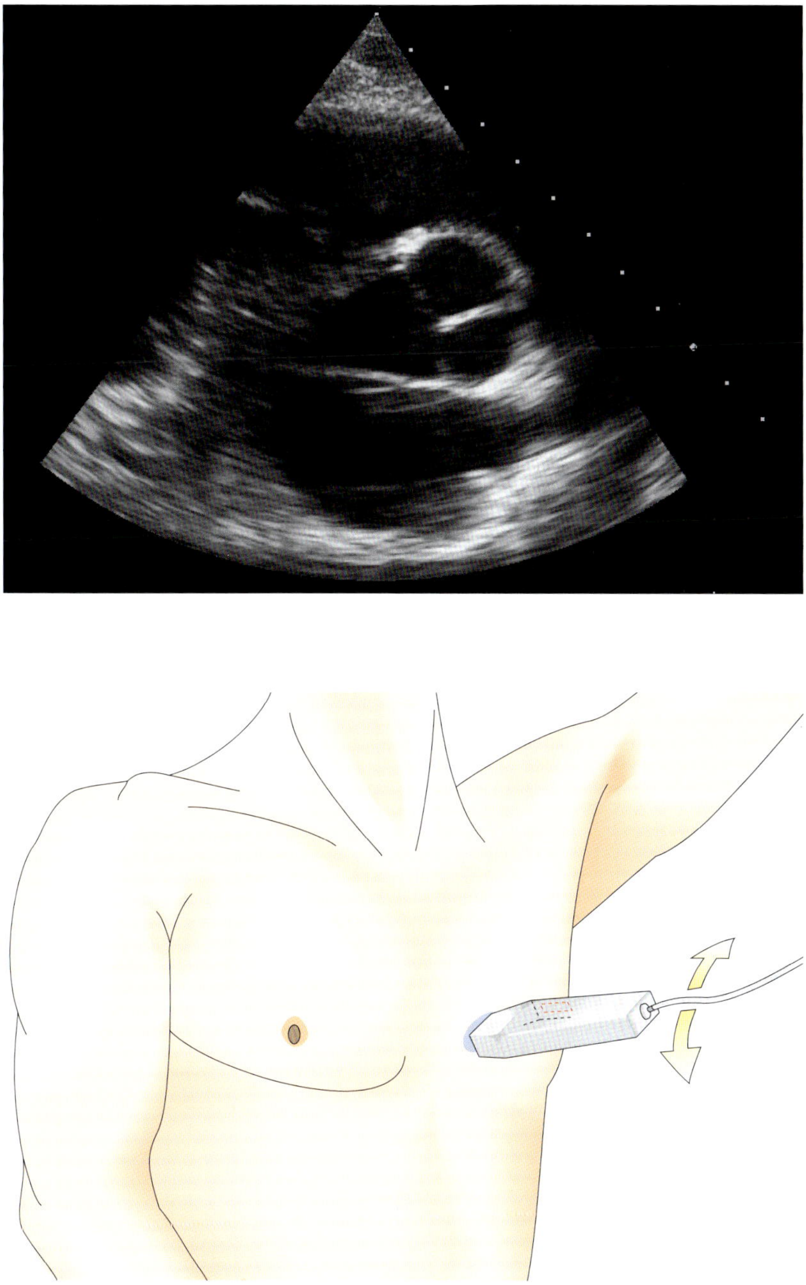

그림 3.6 ● 위 : 적절하지 않은 영상 단면에서는 대동맥 첨판이 비스듬히 잘린다. ● 아래 : 탐촉자를 좌우로 약간만 rotation해도 영상을 바로 잡는데 충분하다.

3.4 승모판(mitral valve)의 영상

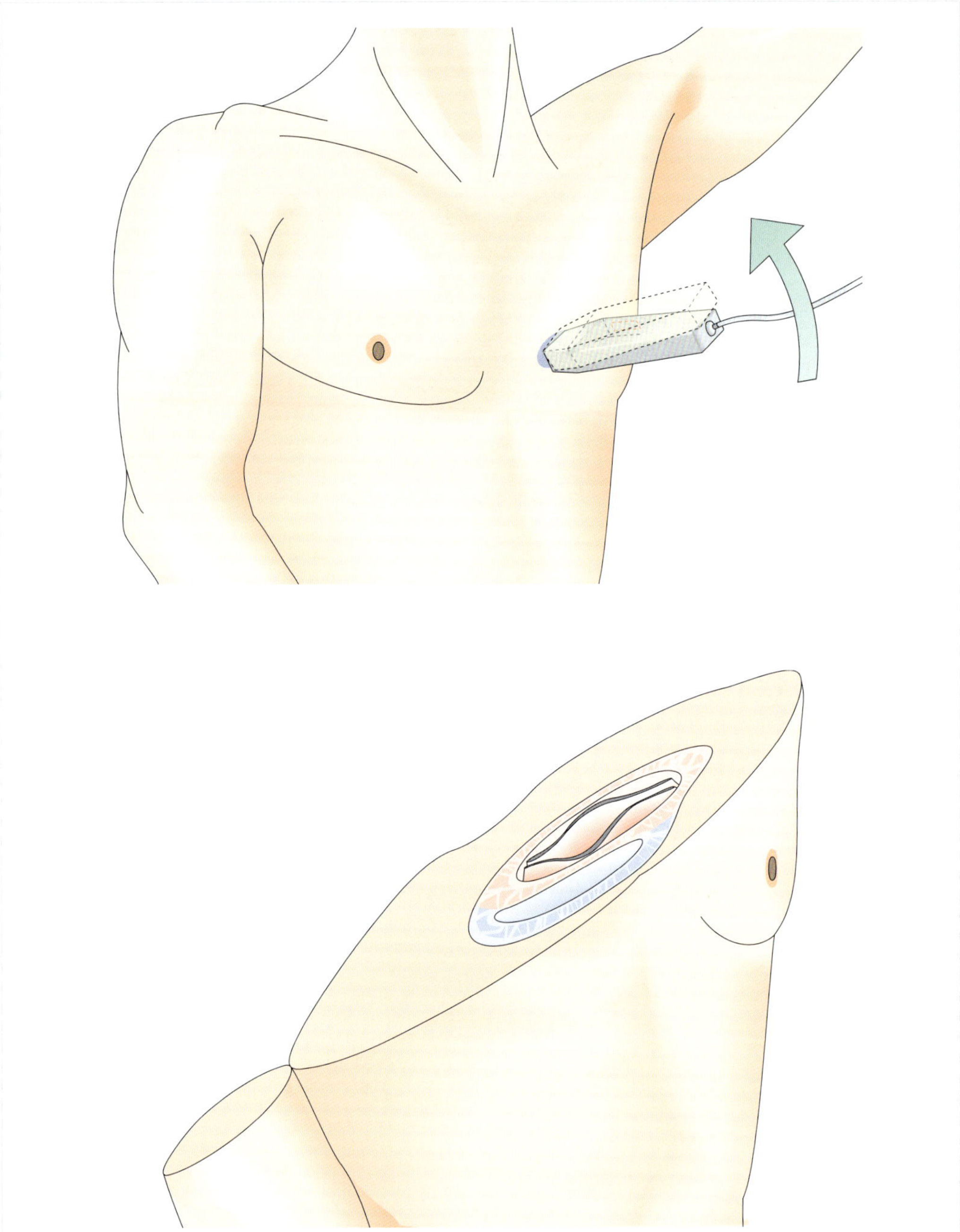

그림 3.7 ● 위 : 초음파 빔의 영상 단면을 머리 쪽으로 약간 tilting하면(탐촉자 코드가 오른쪽 어깨 쪽을 향함) MV의 단면이 보인다. ● 아래 : 판막의 가장자리(valve edge)는 쉽게 구분이 된다.

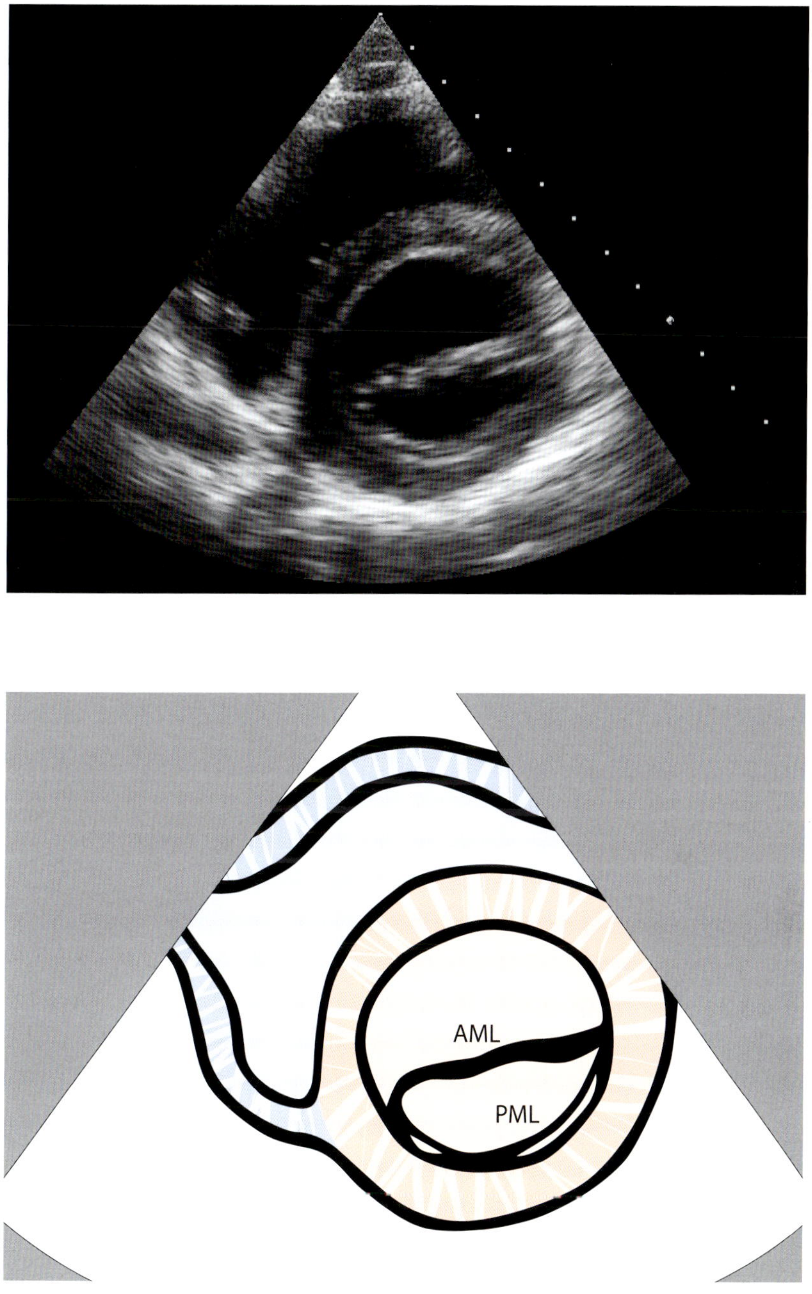

그림 3.8 MV의 움직임은 물고기 입이 열리는 것과 비슷하다.

3.5 건삭(chordae tendinae)의 영상

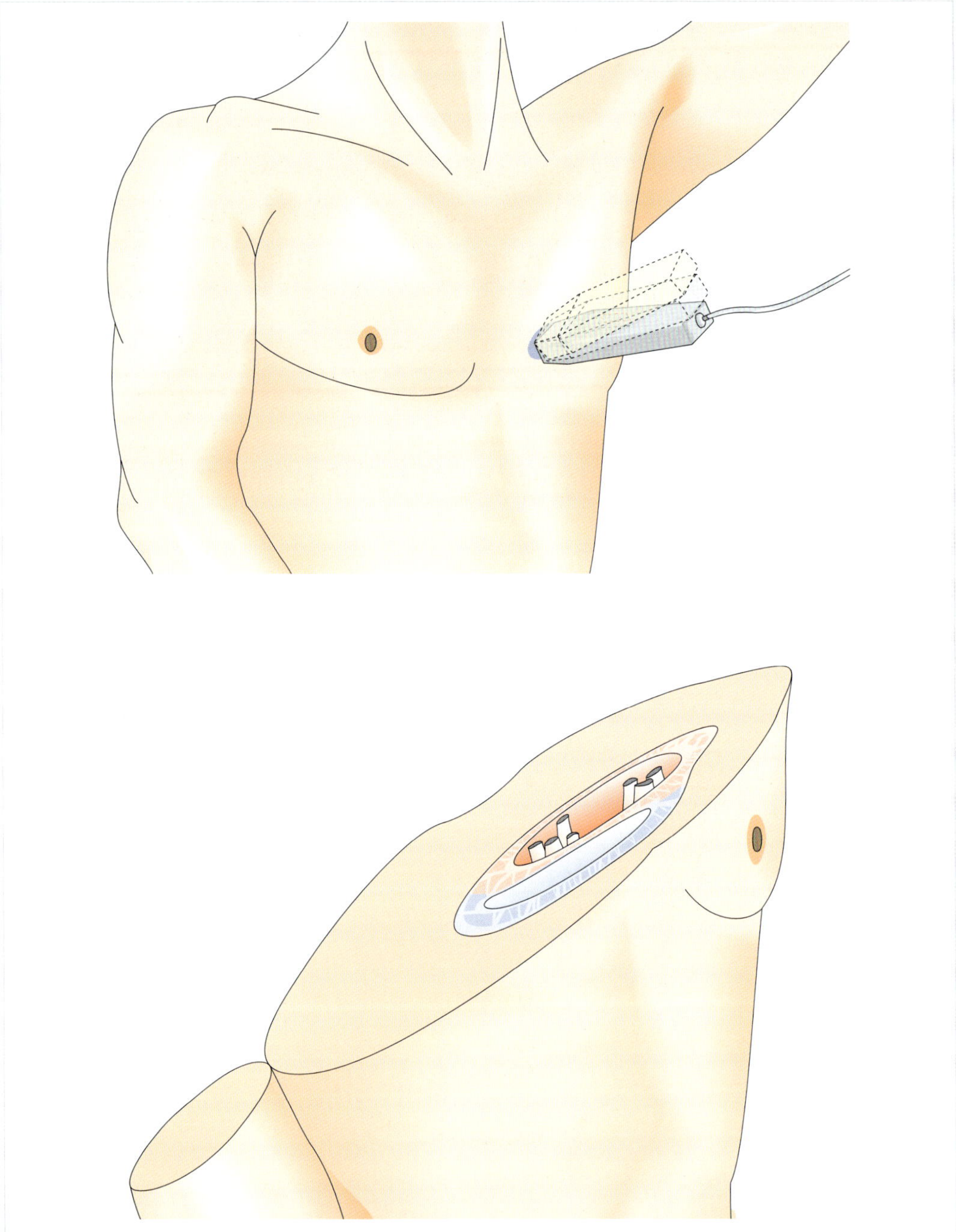

그림 3.9 ● 위 : 초음파 빔의 영상 단면을 머리 쪽으로 tilting하면 건삭(chordae tendinae)을 관찰할 수 있다. ● 아래 : 초음파 빔이 건삭을 가로지른다.

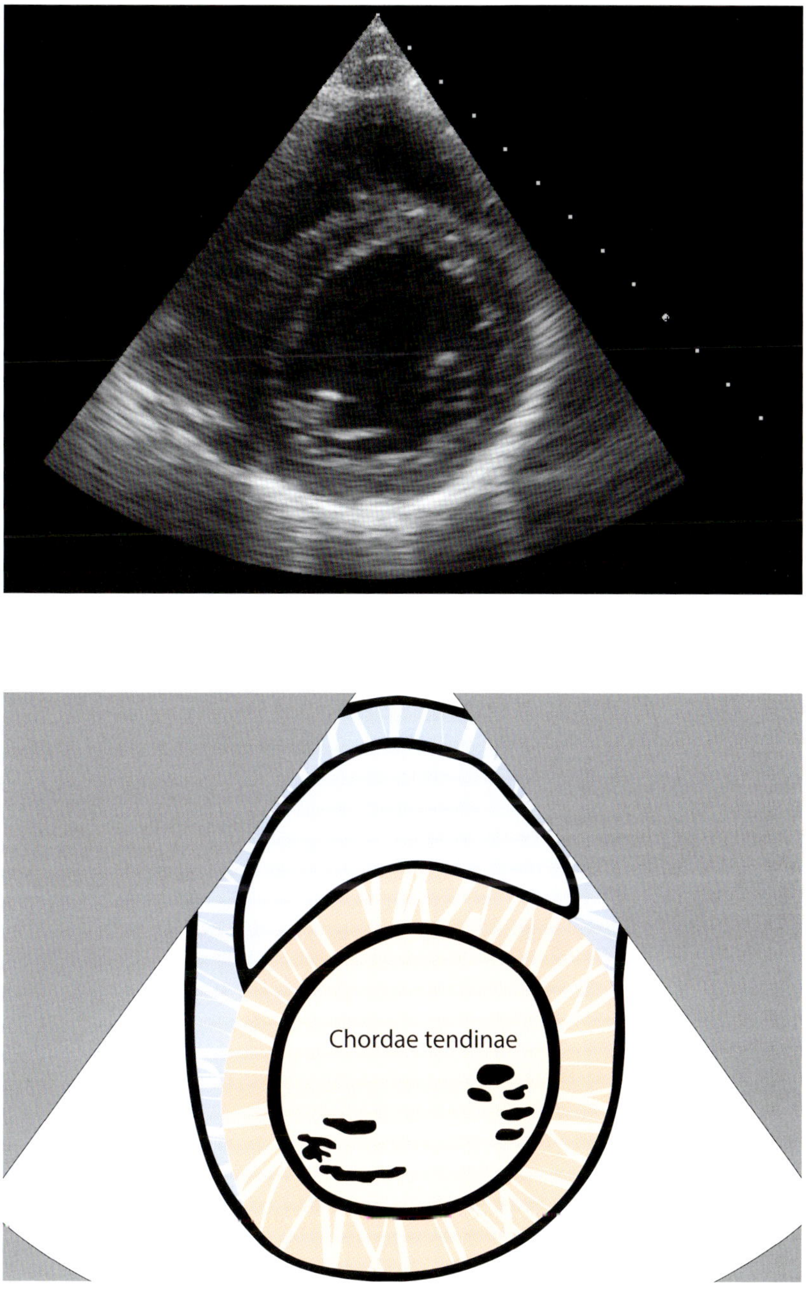

그림 3.10 ● 초음파 빔이 적절히 지나가면 LV는 완벽한 원으로 보이고, 이 단면에서 LV 기저분절(basal segment)의 수축기능을 평가할 수 있다.

3.6 유두근(papillary muscle)의 영상

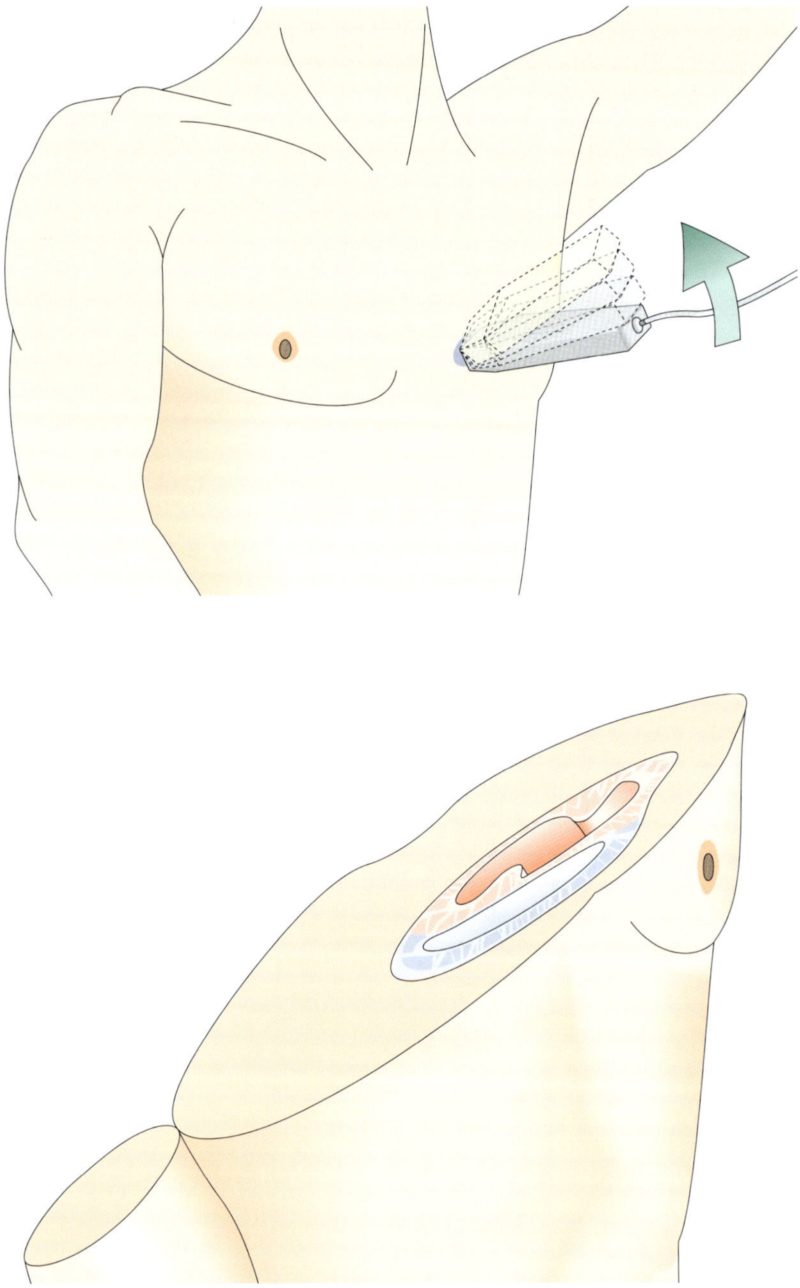

그림 3.11 • 위 : 초음파 빔을 머리 쪽으로 더 tilting하면 유두근(papillary muscle)의 단면을 얻을 수 있다. • 아래 : 유두근과 LV를 초음파 빔이 수직으로 지나간다.

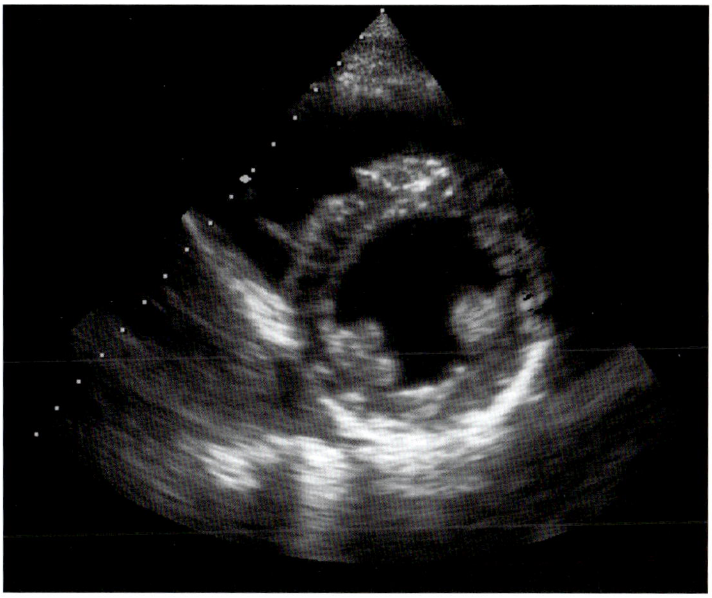

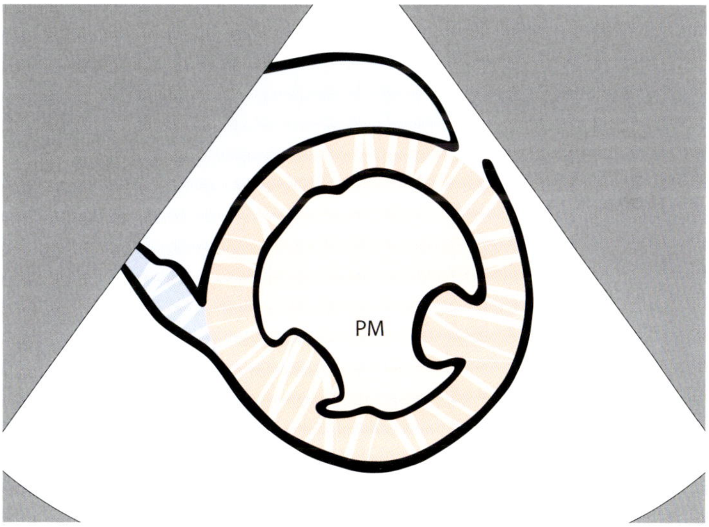

그림 3.12 ● 이 단면에서도 LV가 둥근 원 모양으로 보인다. 이 단면에서는 LV 중심분절(central segment)의 수축기능을 평가할 수 있다.

4 심첨부창(apical windows)

4.1 탐촉자의 위치와 영상 단면

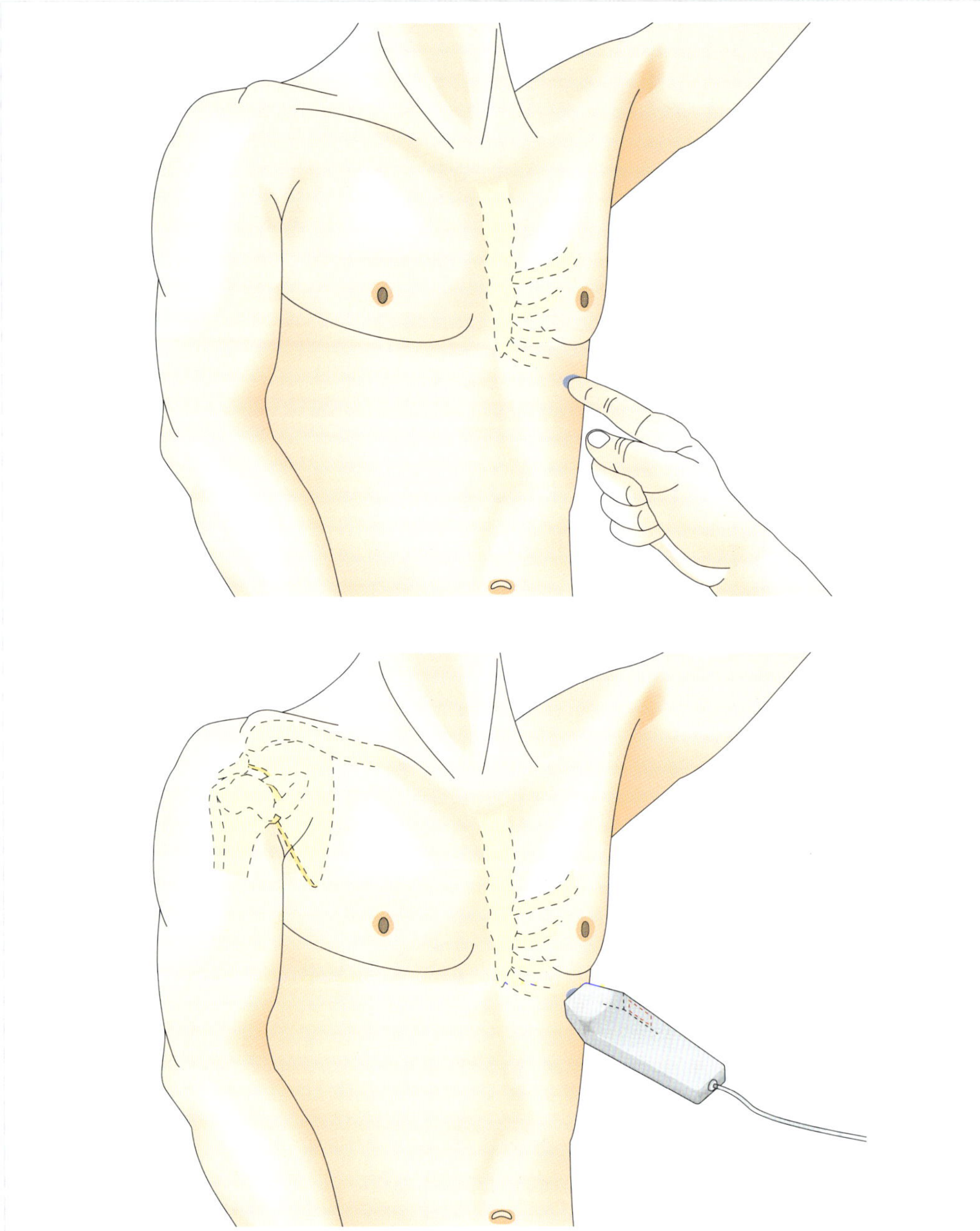

그림 4.1 ● Apical view를 얻기 위해 우선 심첨부 박동을 촉지한다. 탐촉자를 심첨부 박동에 두고 오른쪽 어깨 쪽을 향한다.

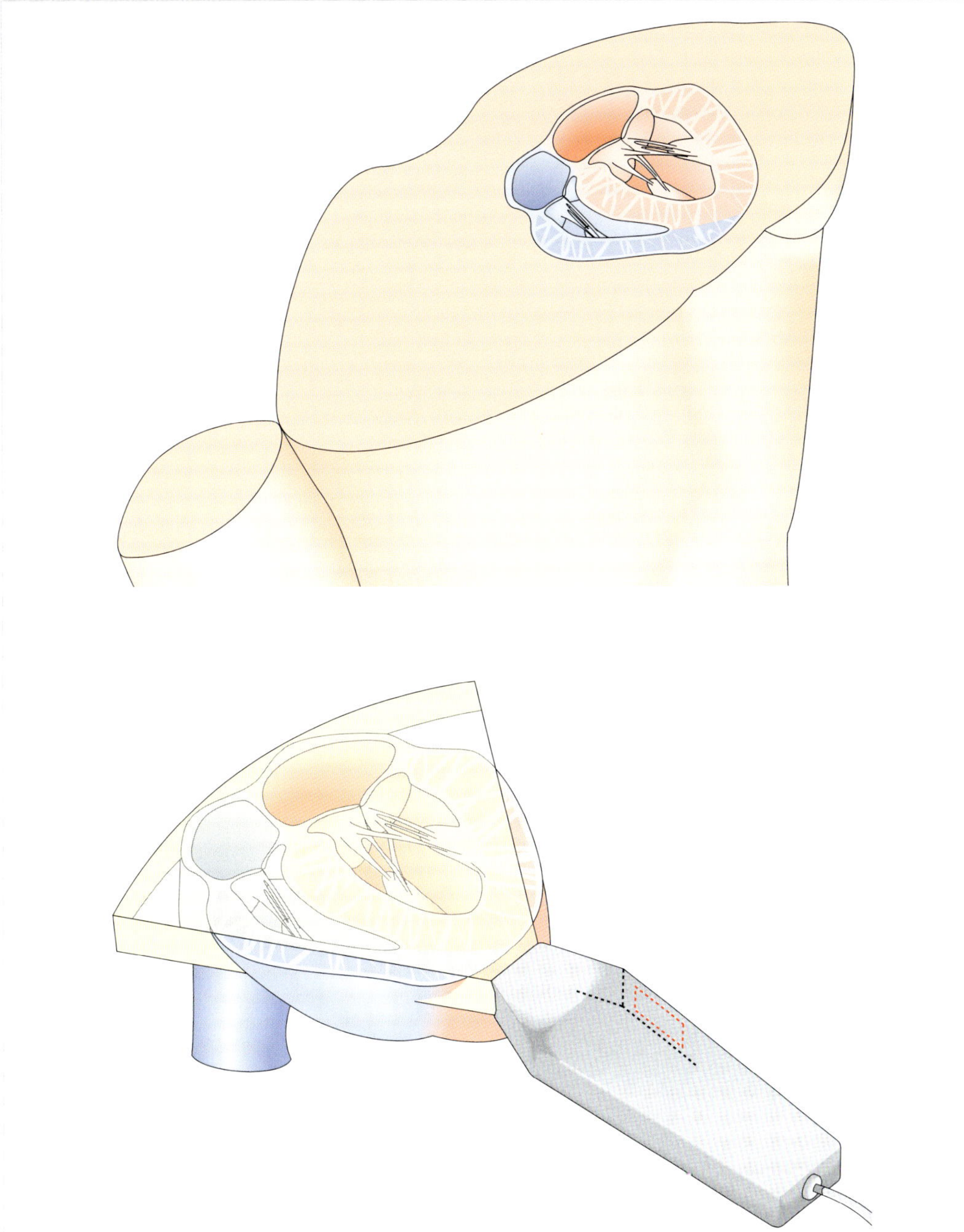

그림 4.2 ● 위 : 첫 영상 단면은 왼쪽 어깨뼈와 오른쪽 늑골궁 사이를 지나간다. 탐촉자의 방향표지자는 왼쪽 어깨뼈를 향한다. ● 아래 : 심첨부에서부터 양쪽 심실과 심방을 관찰할 수 있다.

4.2 심첨 4방도(apical 4 chamber view)

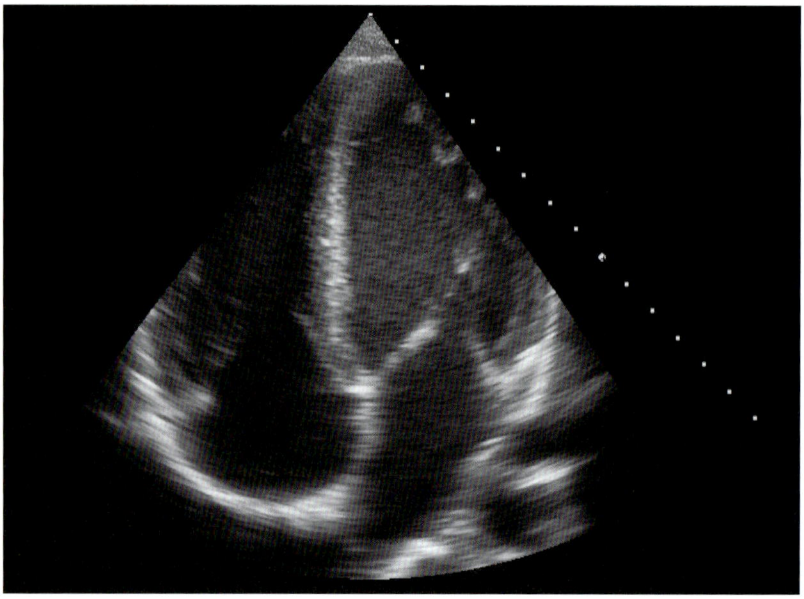

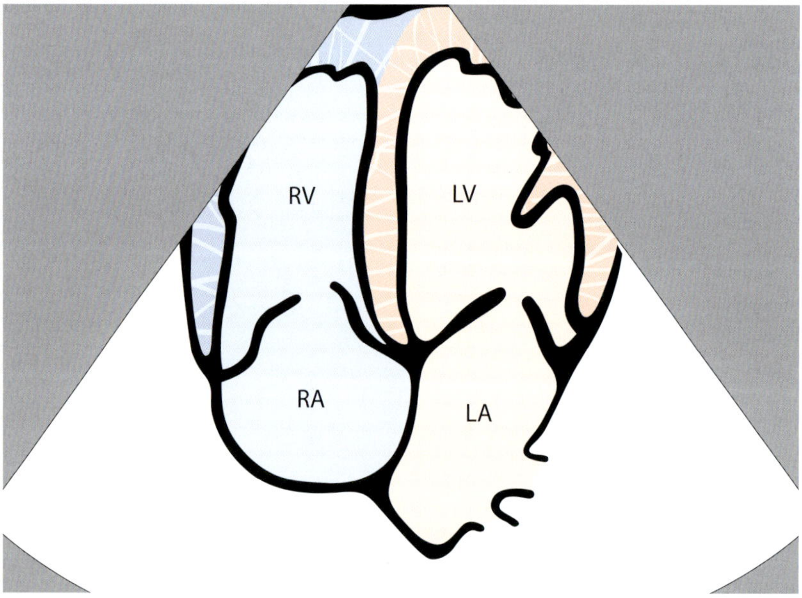

그림 4.3 ● 화면의 오른쪽에 왼쪽 심장이, 화면의 왼쪽에 오른쪽 심장이 위치한다. 화면의 위쪽은 양쪽 심실이고 그 아래에 RA와 LA가 있다. 심실과 심방은 MV와 TV로 구분된다.

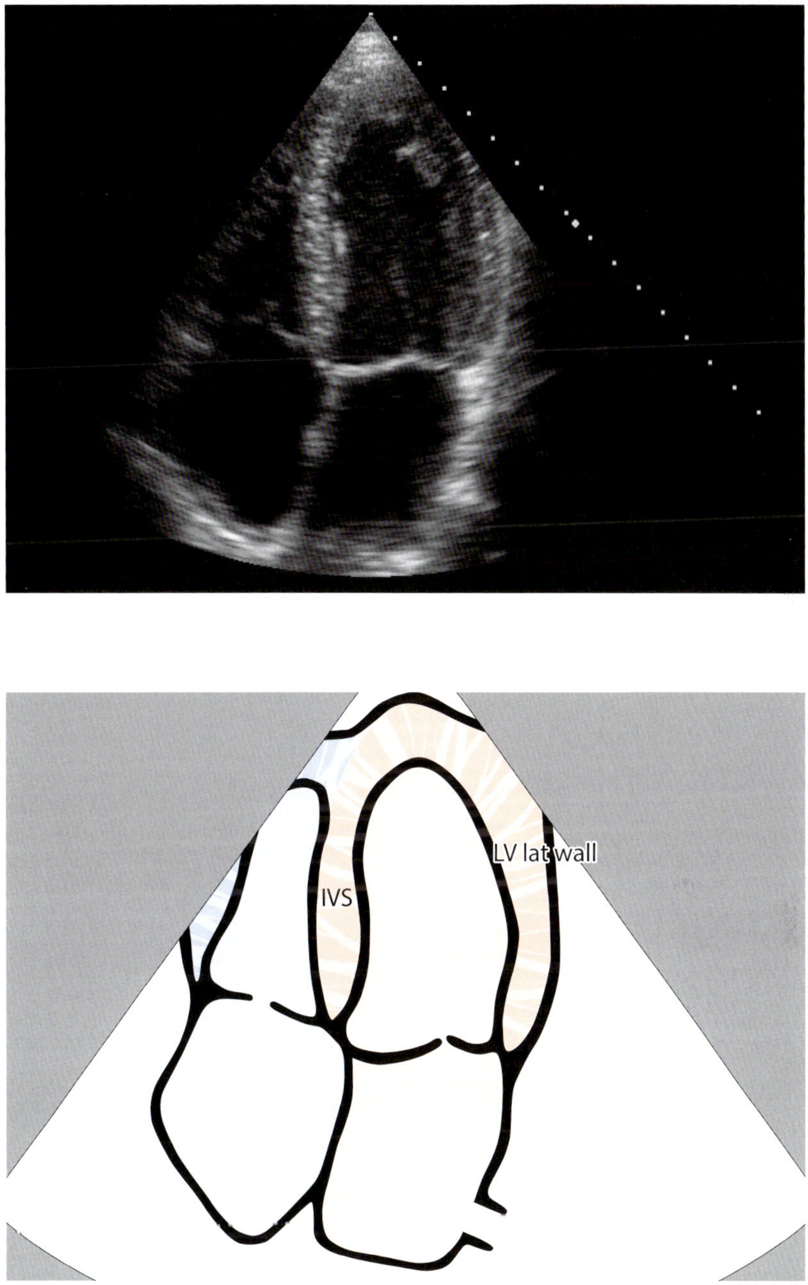

그림 4.4 ● 보통 오른쪽 심장은 왼쪽 심장보다 덜 세밀하게 보인다. 오른쪽에 LV lateral wall이, 중앙에 LV septal wall이 보인다.

4.3 심첨 2방도(apical 2 chamber view)

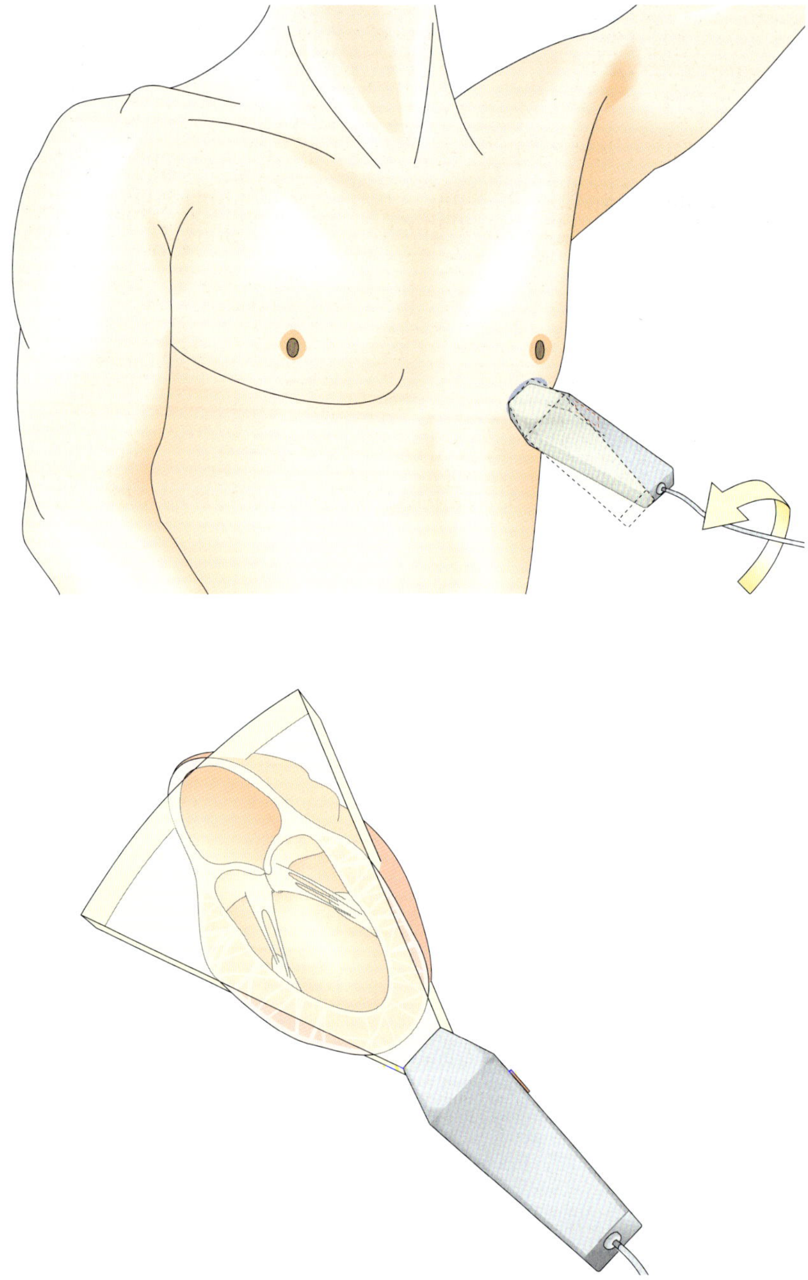

그림 4.5 • 위 : 탐촉자를 반시계방향으로 60° rotation하면 A2C가 보인다. • 아래 : 이 단면에서는 왼쪽 심장 구조물만 관찰할 수 있다.

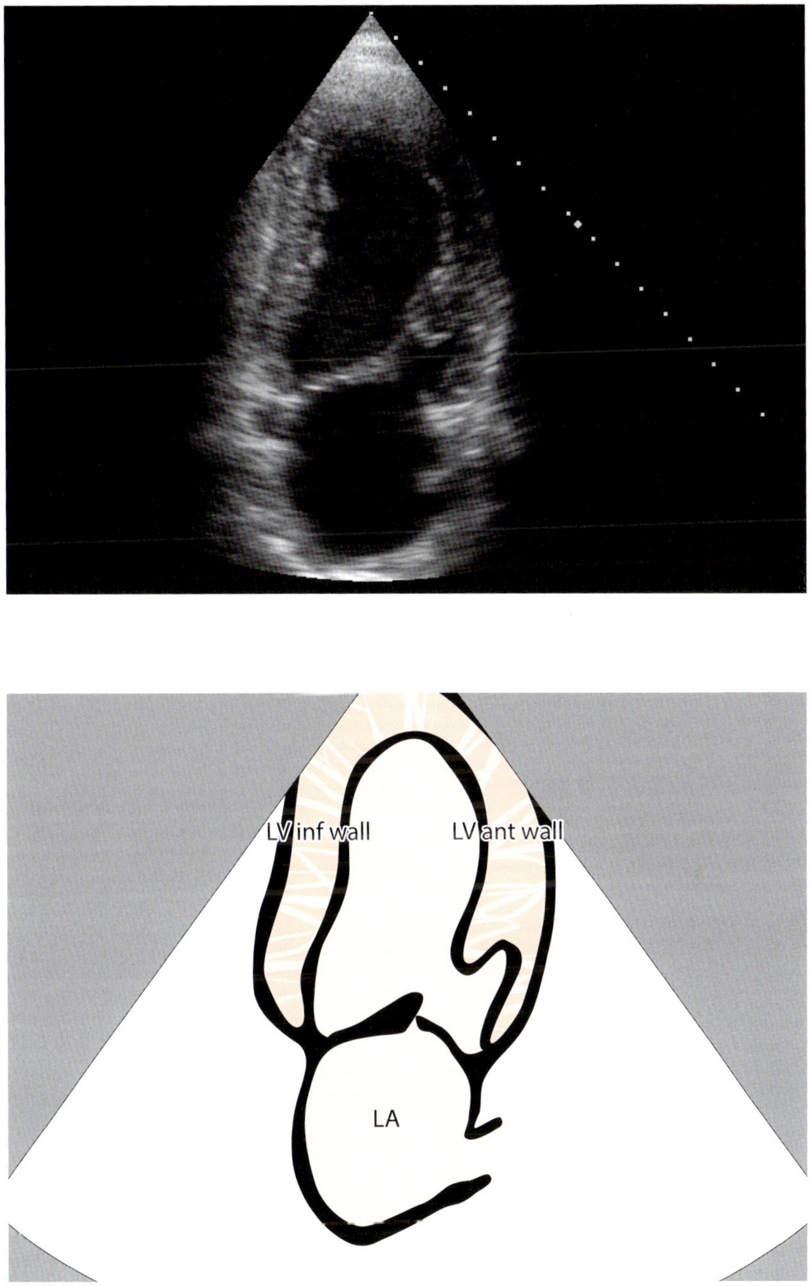

그림 4.6 ● 보통 이 단면에서 유두근이 잘 보인다. 오른쪽에 LV anterior wall이, 왼쪽에 LV inferior wall이 보인다.

I

4.4 심첨 3방도(apical 3 chamber view)

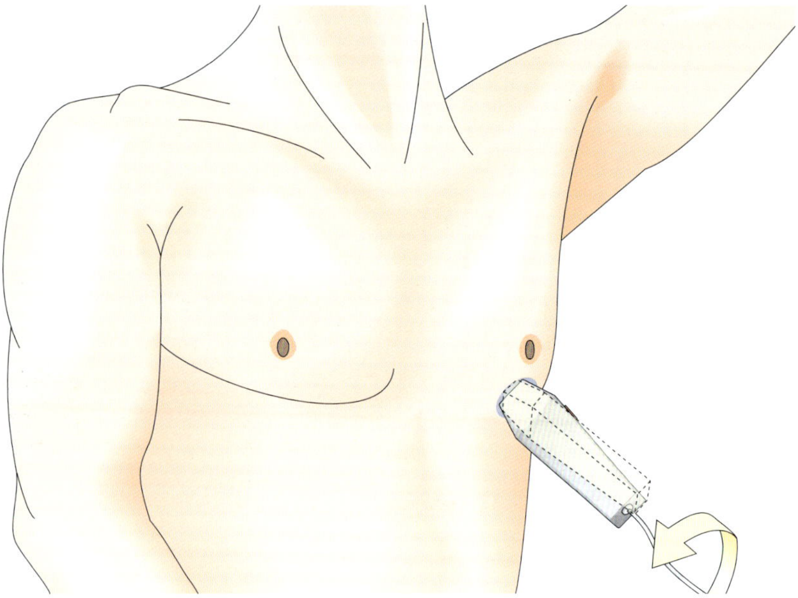

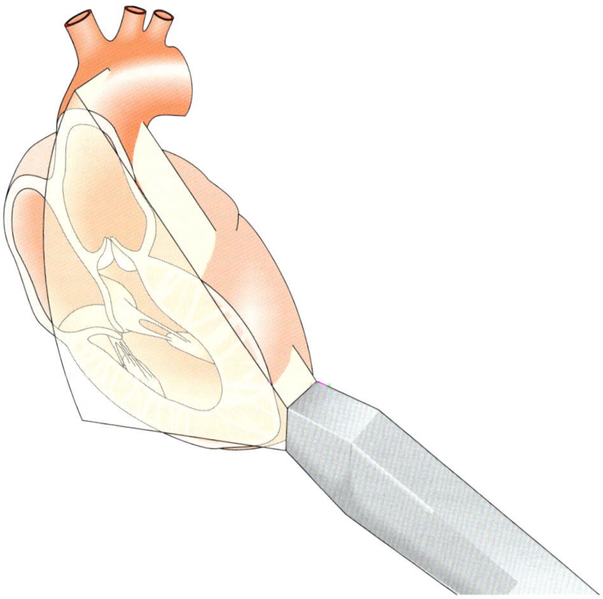

그림 4.7 ● 위 : 탐촉자를 반시계방향으로 60° 더 rotation하면 A3C가 보인다. ● 아래 : 이제 추가적으로 대동맥팽대가 영상에서 보인다.

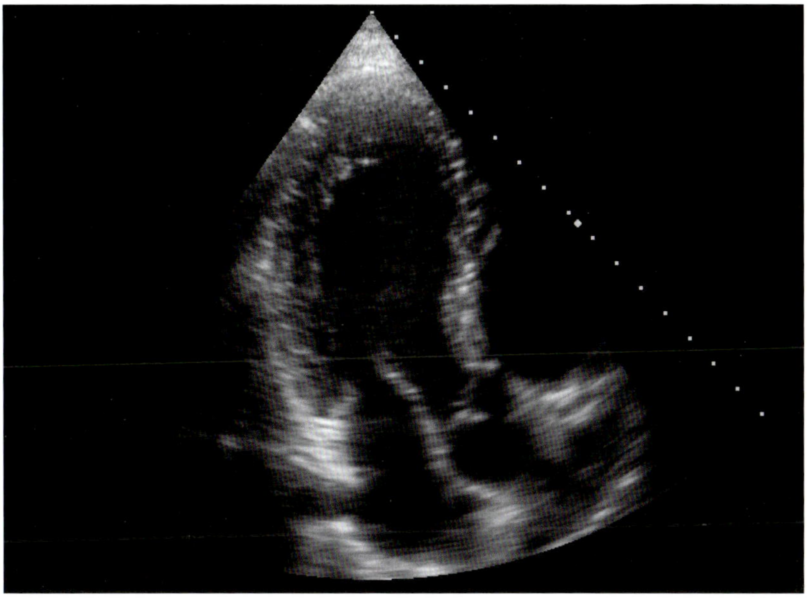

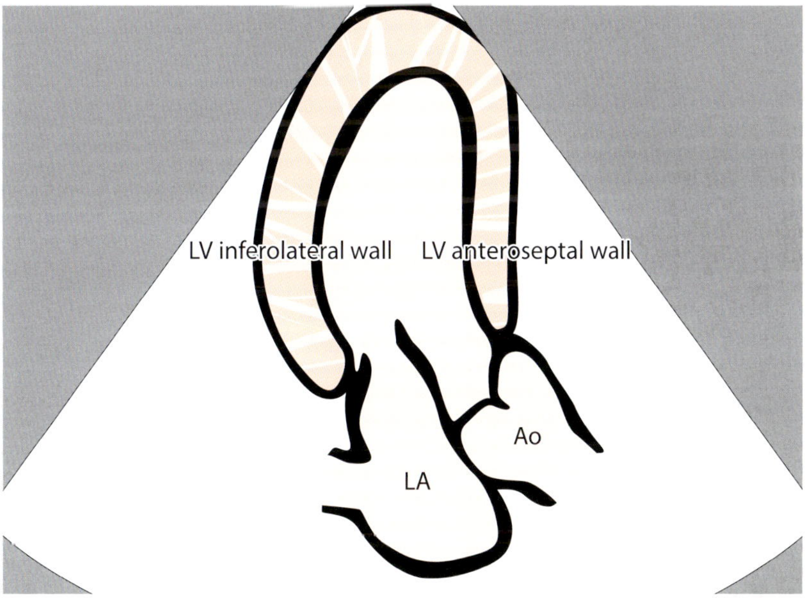

그림 4.8 ● 이 단면에서 LV의 inflow와 outflow를 잘 평가할 수 있다. 화면의 오른쪽에 LV anteroseptal wall이, 왼쪽에 LV inferolateral wall이 보인다.

4.5 심첨 5방도(apical 5 chamber view)

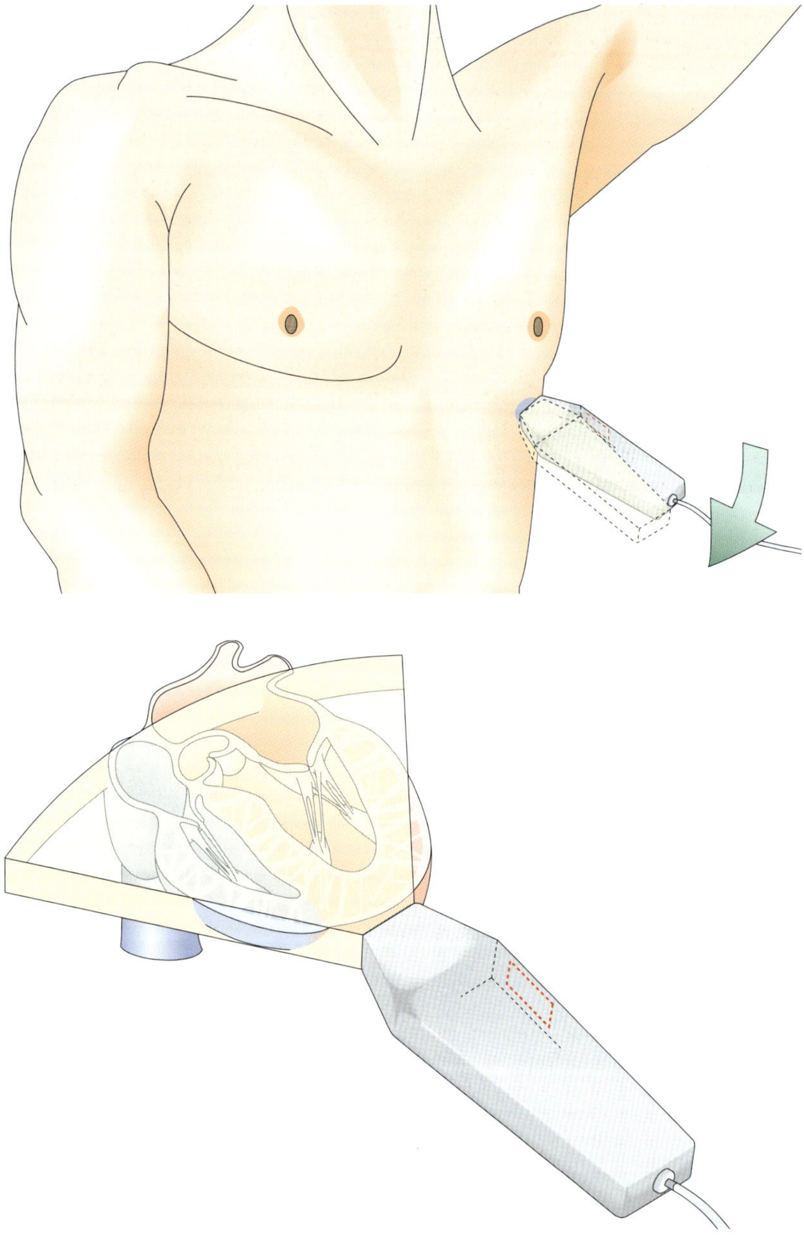

그림 4.9 ● 위 : 심장의 "5번째 방"을 보기 위해 A4C에서 탐촉자를 머리 쪽으로 약간 tilting한다. ● 아래 : A5C에서 양쪽 심방, 심실과 함께 심장의 "5번째 방"이라 할 수 있는 대동맥팽대를 볼 수 있다.

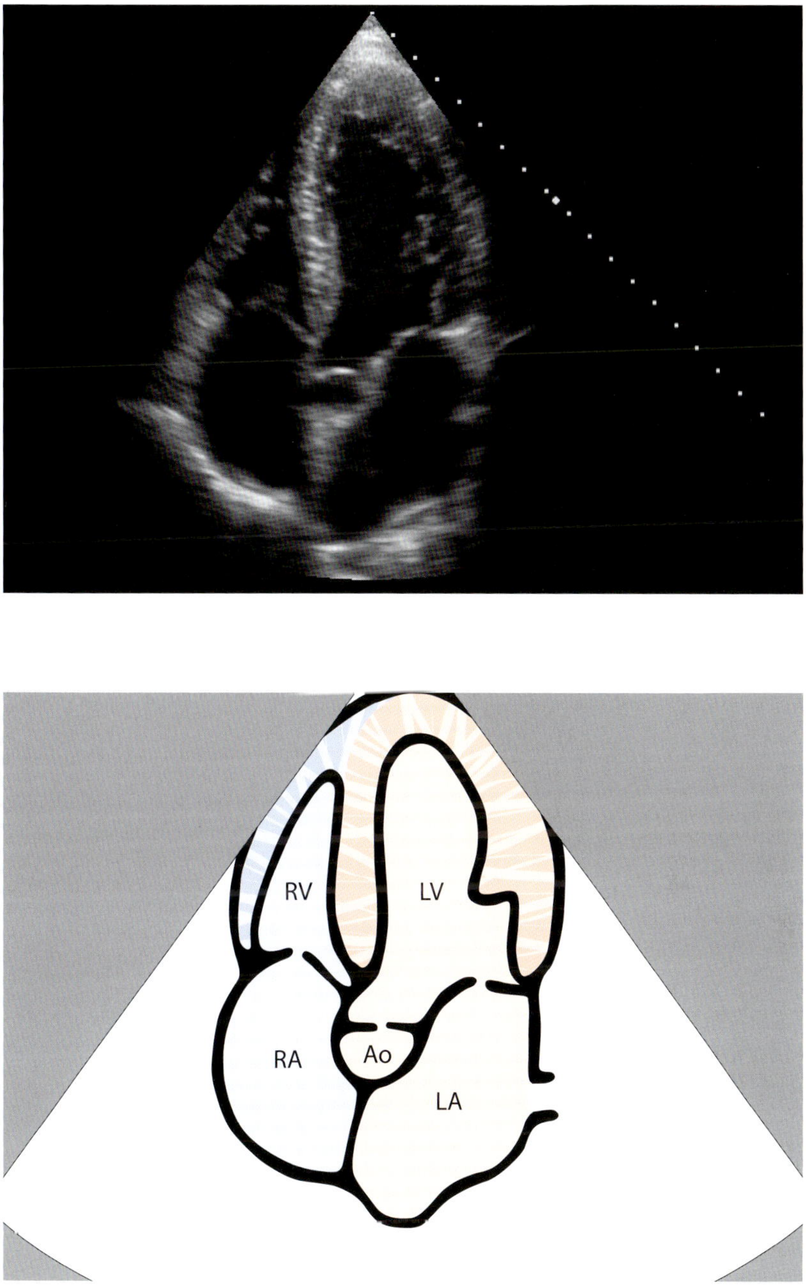

그림 4.10 ● 위 : 이 단면에서 AV를 통과하는 LV outflow를 잘 평가할 수 있다. ● 아래 : A5C에서 주요 심장 구조물의 개요를 볼 수 있다.

5 흉골상부창(suprasternal window)

5.1 탐촉자의 위치

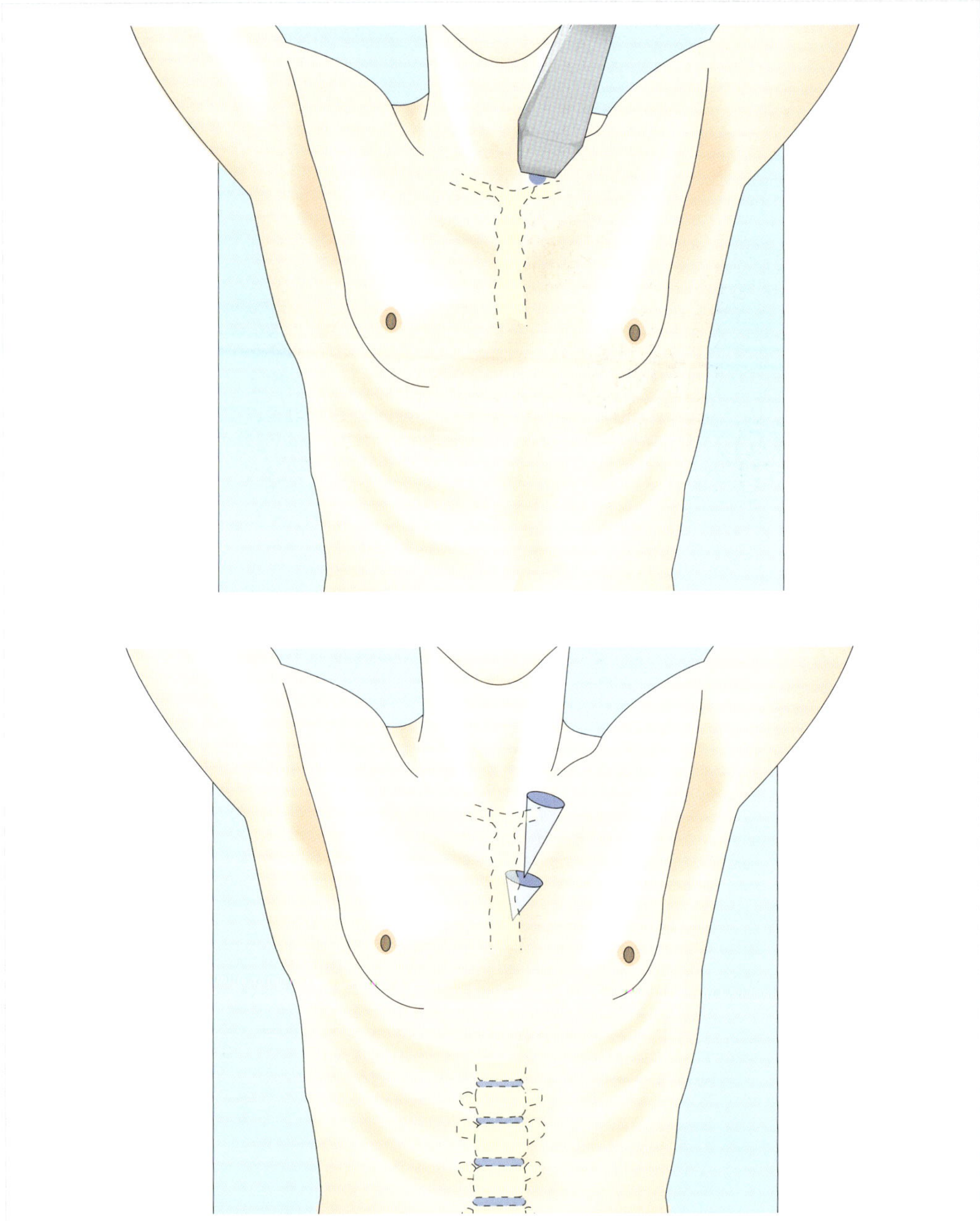

그림 5.1 ● Suprasternal view에서 탐촉자를 흉골상절흔 또는 좌상흉골연(upper left sternal border) 바로 위에 위치한다. 초음파 빔은 요추 쪽을 향한다.

5.2 해부학적 구조

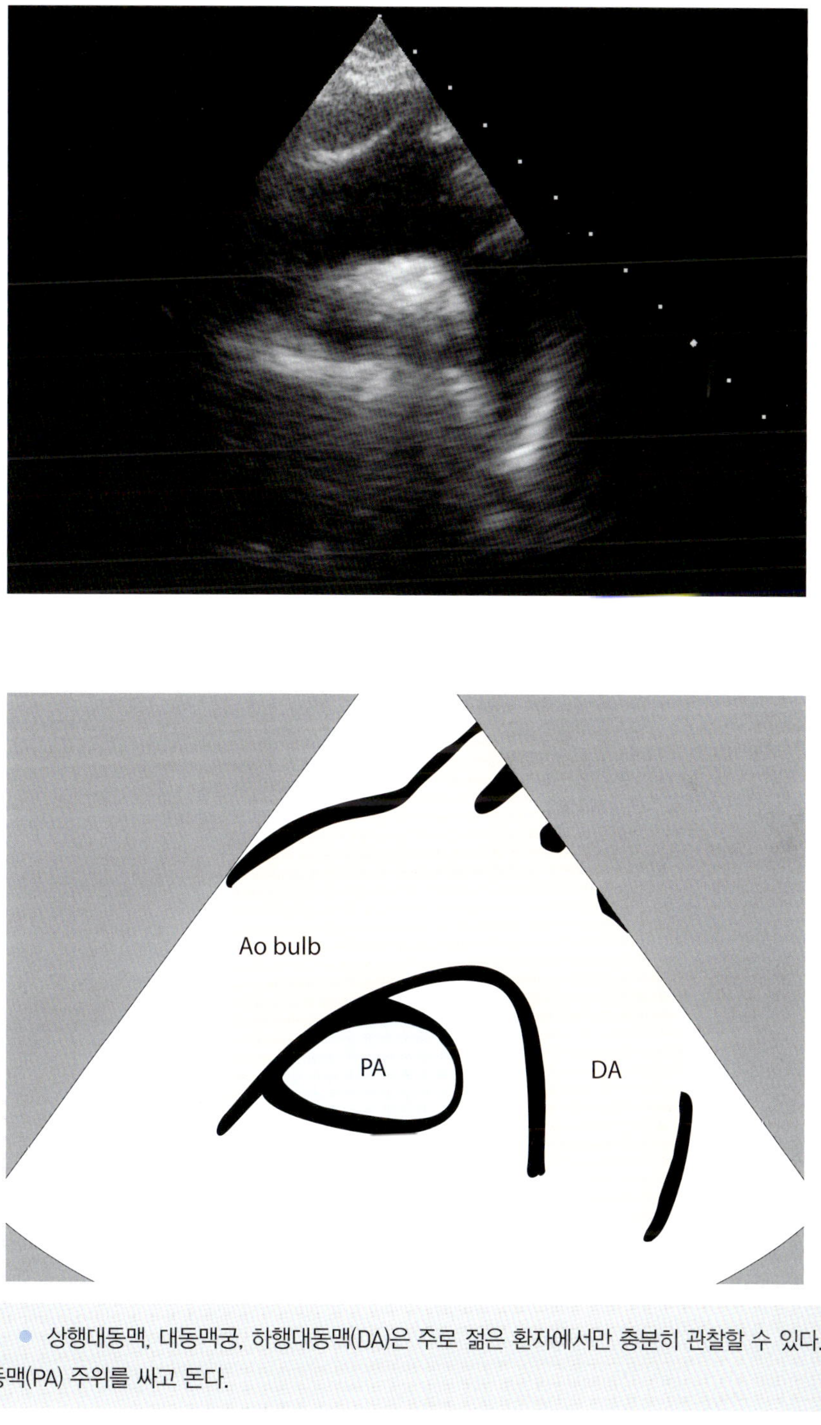

그림 5.2 ● 상행대동맥, 대동맥궁, 하행대동맥(DA)은 주로 젊은 환자에서만 충분히 관찰할 수 있다. 대동맥궁은 폐동맥(PA) 주위를 싸고 돈다.

5.3 상행대동맥(ascending aorta)의 영상

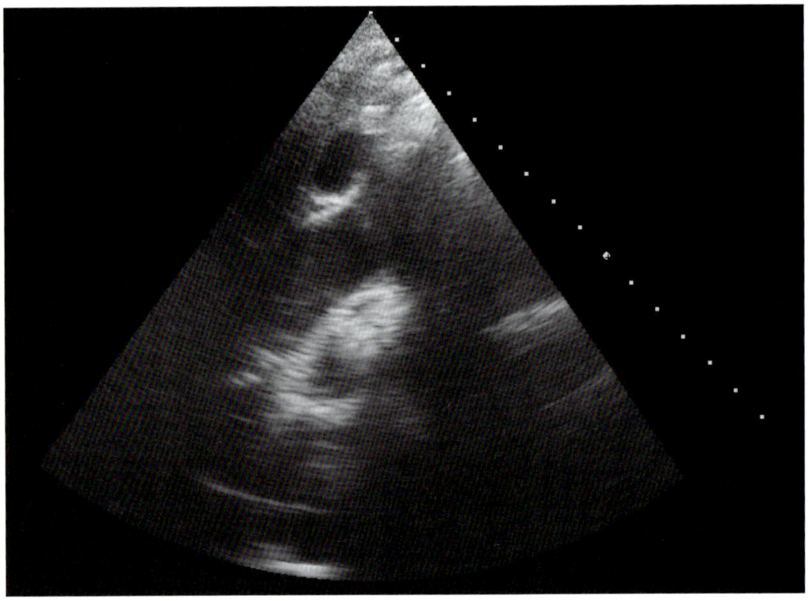

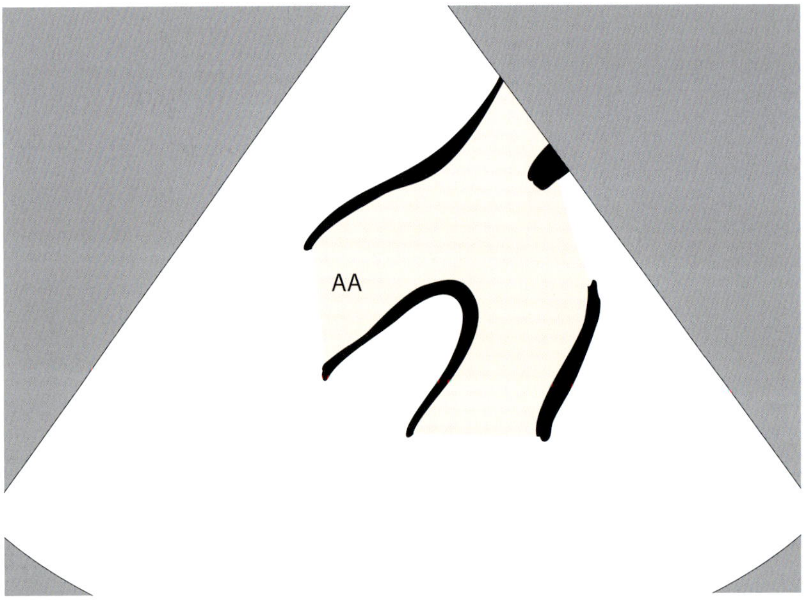

그림 5.3 ● 탐촉자를 tilting하고 rotation하면 상행대동맥(AA)과 대동맥궁이 보인다. AV는 거의 보이지 않는다.

5.4 하행대동맥(descending aorta)의 영상

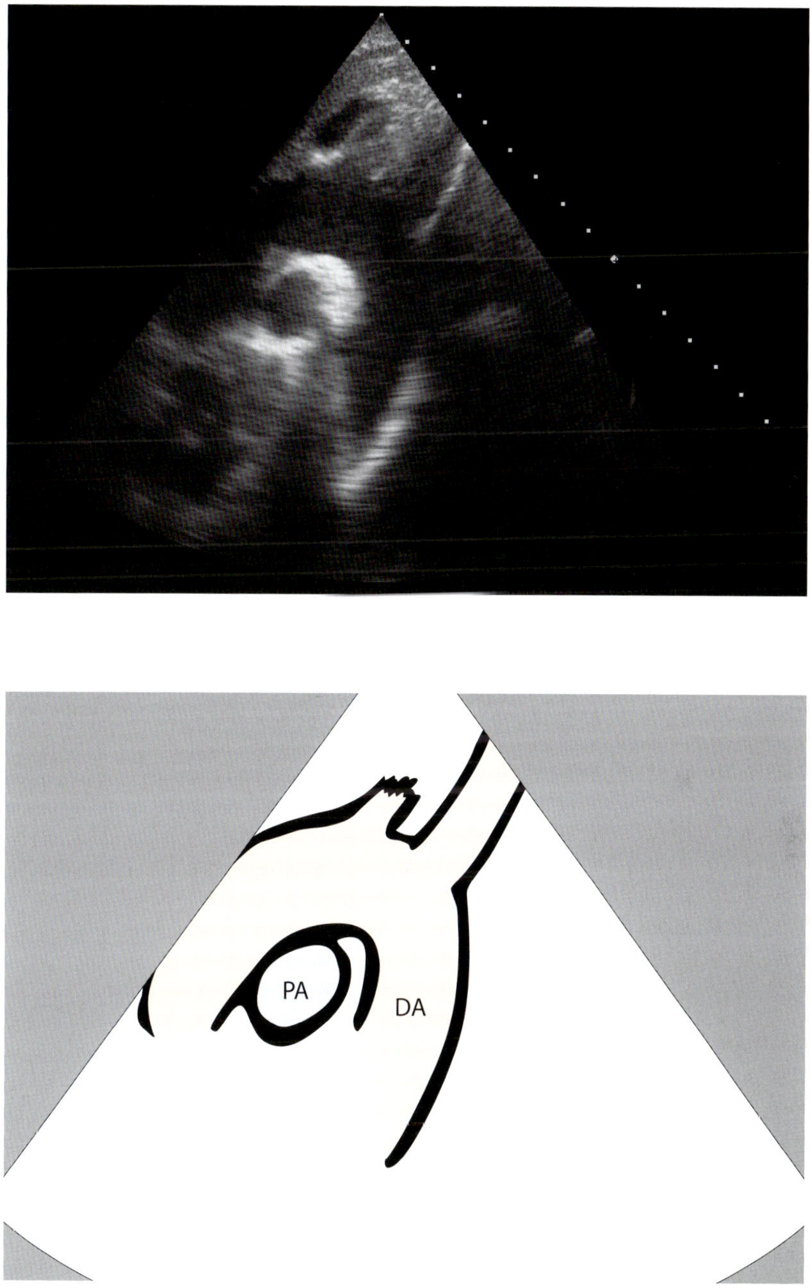

그림 5.4 ● 대동맥궁 상부 동맥(supraaortic artery)은 특징적으로 오른쪽 위로 비스듬히 지나간다. 왼쪽 쇄골하동맥(subclavian artery)은 보통 쉽게 구별할 수 있다. 대동맥협부(aortic isthmus)는 왼쪽 쇄골하동맥의 원위부에 위치한다.

I

6 늑골하부창(subcostal window)

6.1 탐촉자의 위치

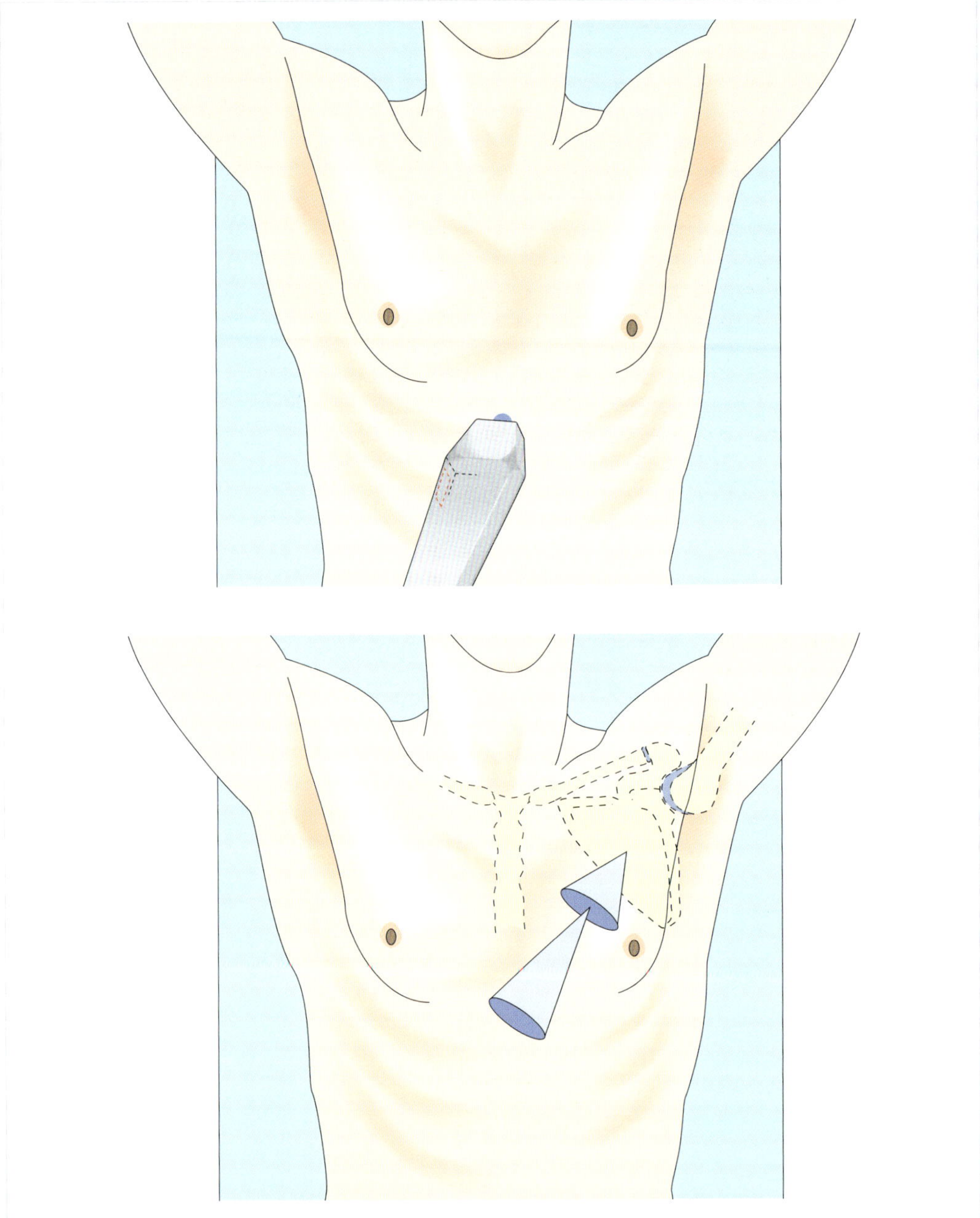

그림 6.1 ● 위 : Subcostal view에서 탐촉자를 흉골의 검상돌기(xyphoid) 또는 왼쪽 늑골하 영역의 아래에 둔다. ● 아래 : 초음파 빔은 왼쪽 어깨를 향한다.

6.2 해부학적 구조

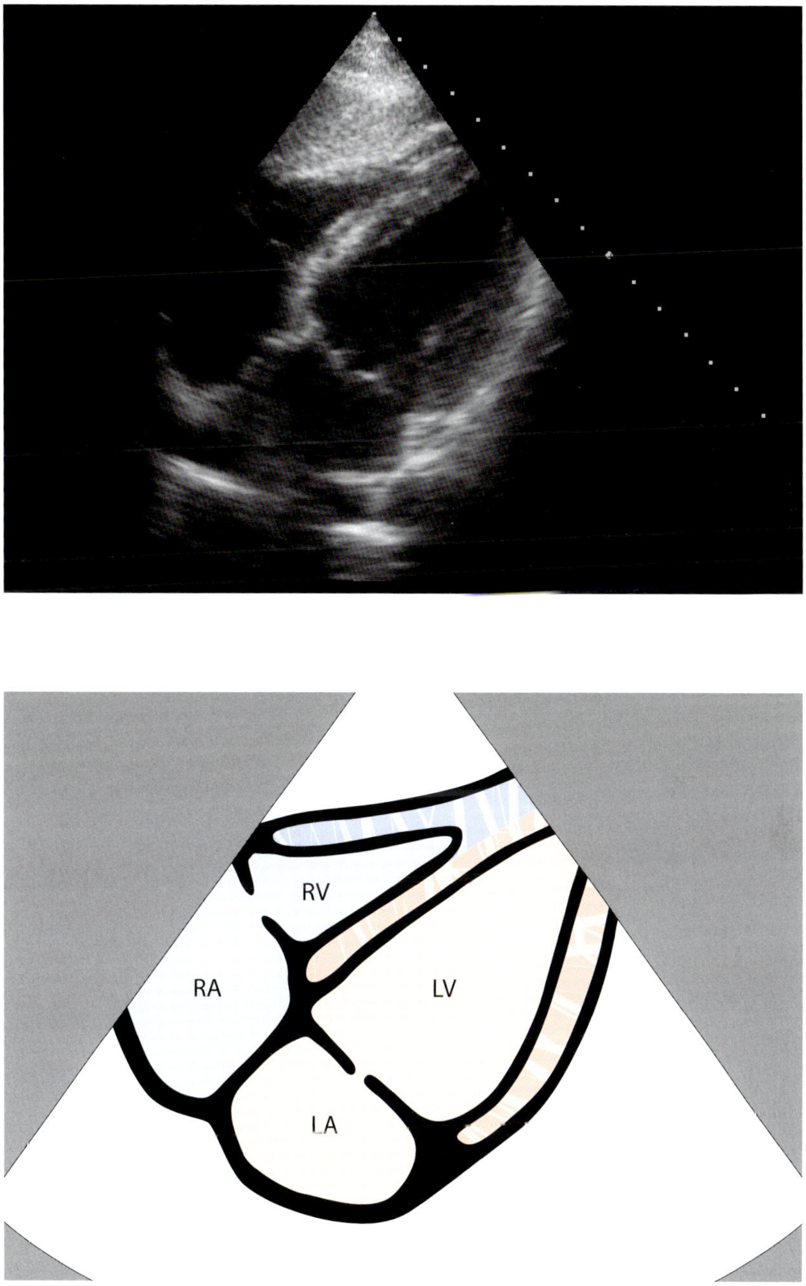

그림 6.2 • A4C를 오른쪽으로 tilting했다. RA와 RV가 탐촉자 가까이에서 보인다.

Part II
M형(M-mode) 심초음파와 도플러(Doppler) 심초음파

II

7 M형 심초음파

7.1 M형 심초음파의 원리

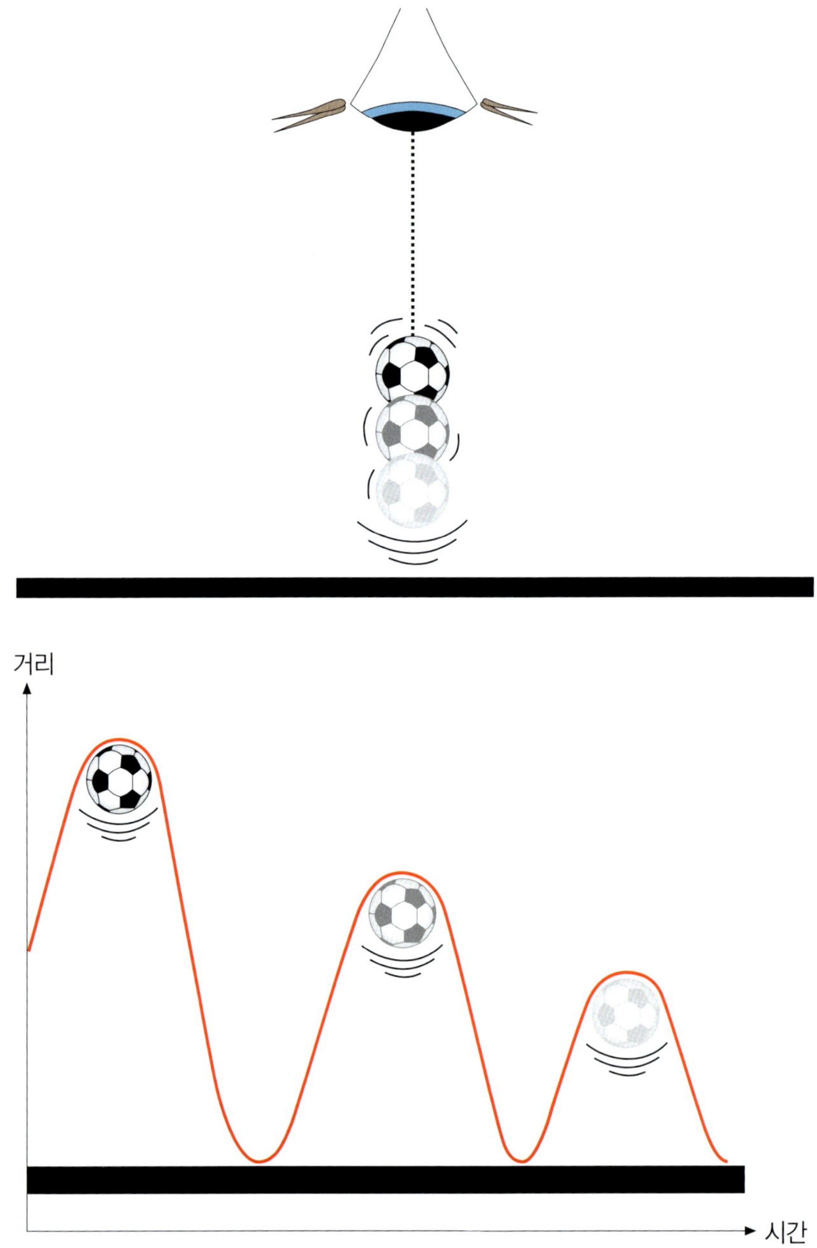

그림 7.1 ● M형 심초음파는 시간이 지남에 따라 움직이는 피사체에 대한 1차원적인 영상 정보를 제공한다. 축구공의 최고점만 감지되고 시간이 지남에 따라 위치가 표시된다.

7.2 대동맥판(aortic valve)

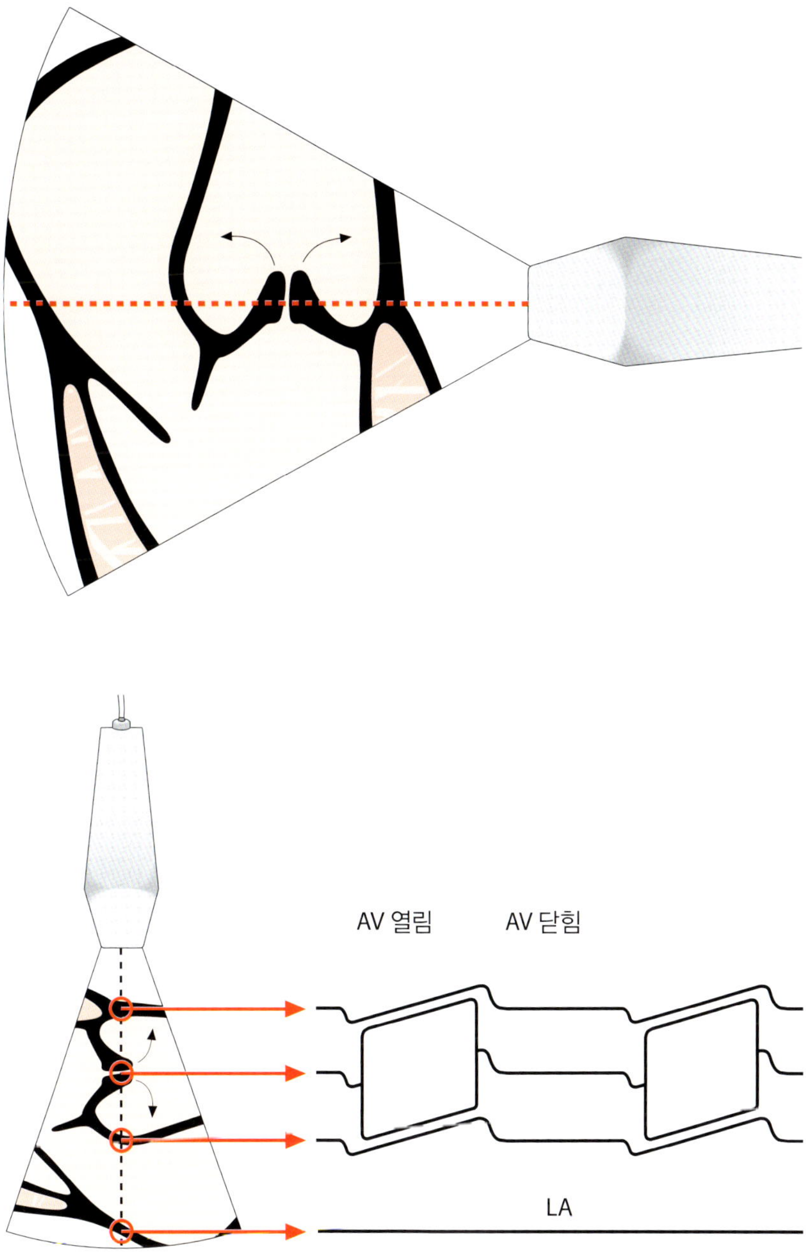

그림 7.2 ● 위 : M형 심초음파에서 RCC와 NCC, 그 아래에 있는 LA의 특징적인 에코를 볼 수 있다(parasternal view). ● 아래 : 수축기에 AV 개방을 보여주는 특징적인 그래프이다. 이완기에 판막의 가장자리가 강하게 반사되는 선으로 보인다.

7.3 승모판(mitral valve)

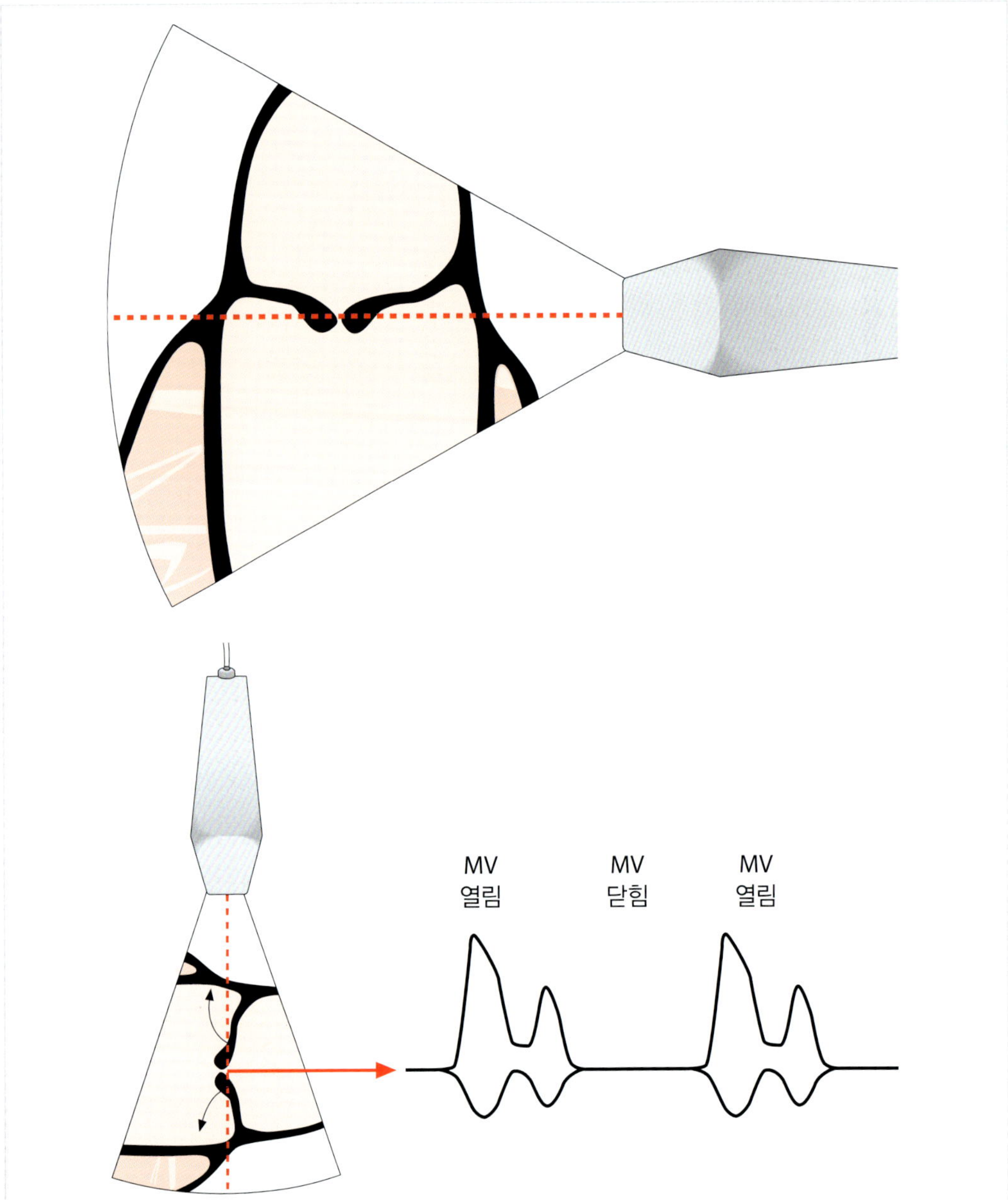

그림 7.3 ● 위 : 초음파 빔으로 MV 개방 운동(1차 파형 : 심실이완, 2차 파형 : 심방수축)의 특징적인 이상성 양상(biphasic pattern)을 추적한다. ● 아래 : 화면 위쪽에 AML은 M자 형태로 움직이고, 아래쪽에 PML은 작은 W자 형태로 움직이는 것이 보인다.

7.4 좌심실(left ventricle)

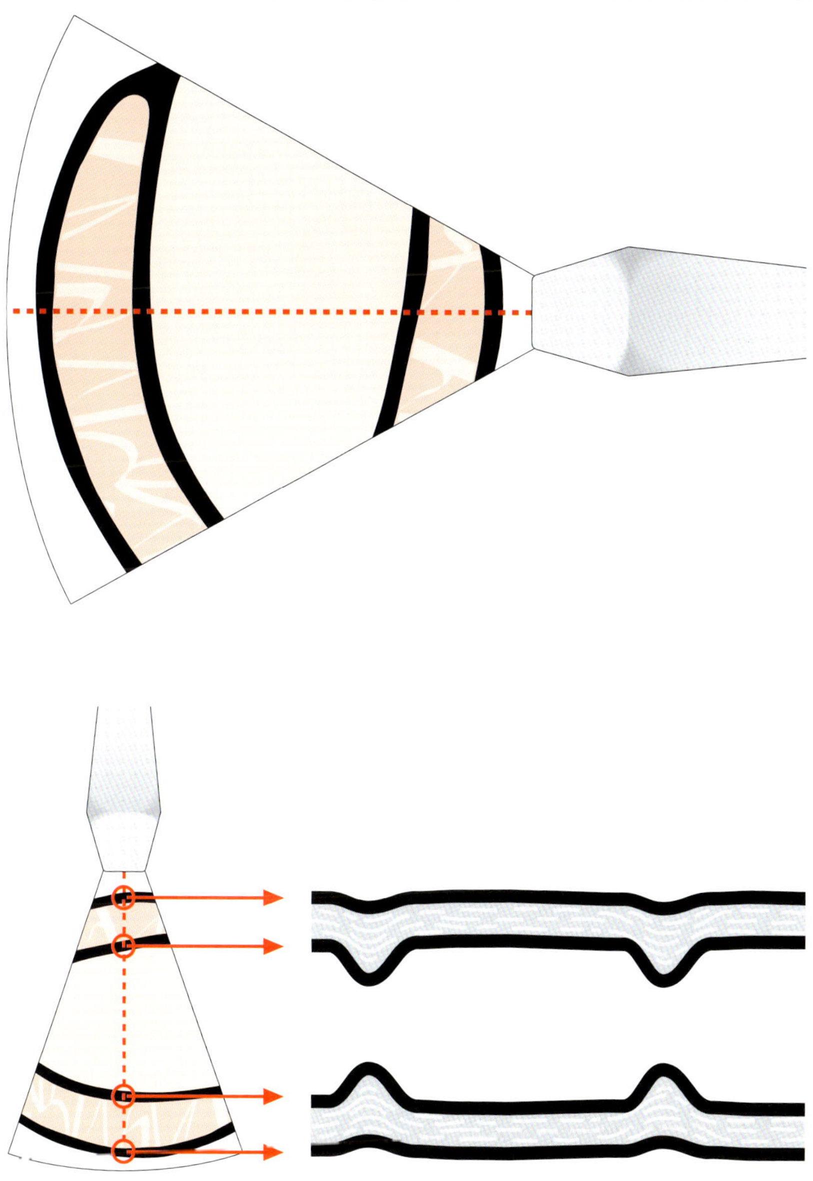

그림 7.4 ● 위 : Parasternal view에서 심실의 직경과 벽두께를 기록할 수 있다. ● 아래 : 수축기에 심근이 특징적으로 두꺼워지고 내강 안쪽으로 움직이는 것을 볼 수 있다.

8 도플러 심초음파

8.1 도플러 효과

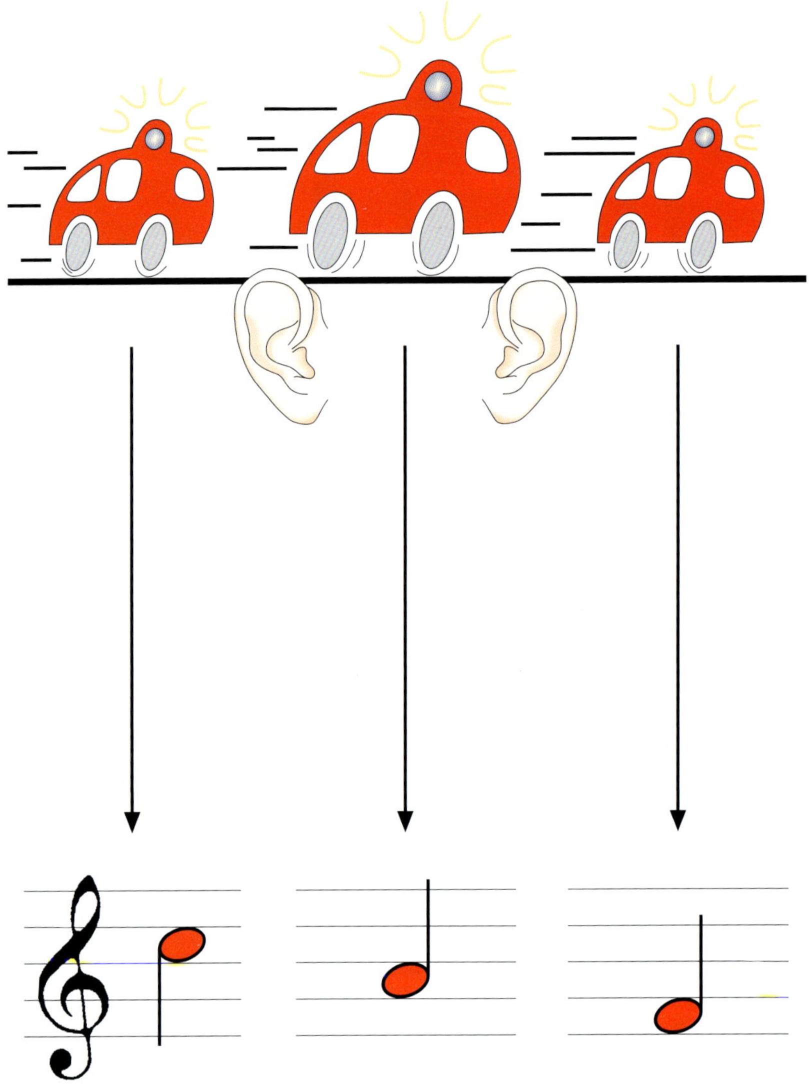

그림 8.1 ● Doppler 효과는 움직이는 음원에서 주파수가 변하는 것을 말한다. 다가오는 구급차 소리는 멀어지는 구급차 소리보다 높은 음정(pitch)으로 들린다. 속도는 이 주파수의 변화 정도를 이용해 계산할 수 있다.

8.2 혈류(blood flow) 영상

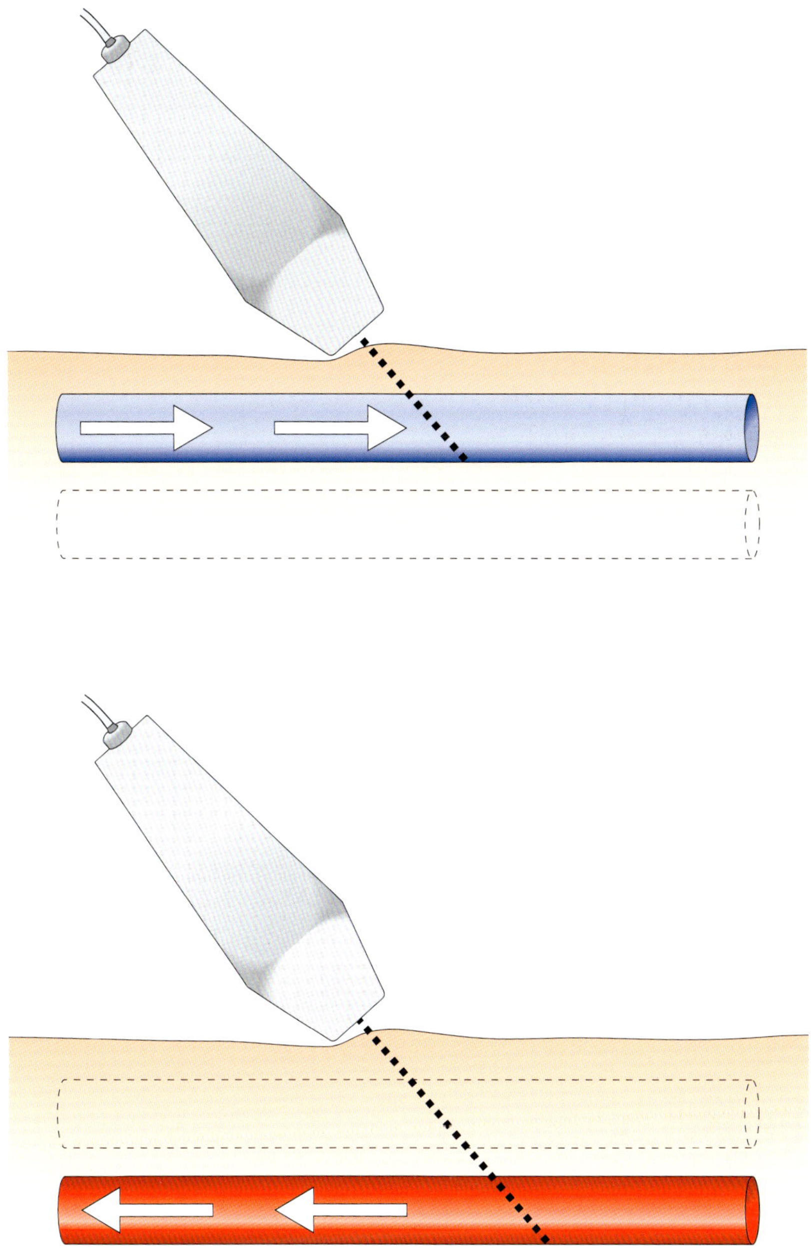

그림 8.2 Doppler 원리를 이용하면 혈류의 속도와 방향을 영상으로 볼 수 있다.

8.3 모니터 화면에 보이는 도플러 스펙트럼 영상

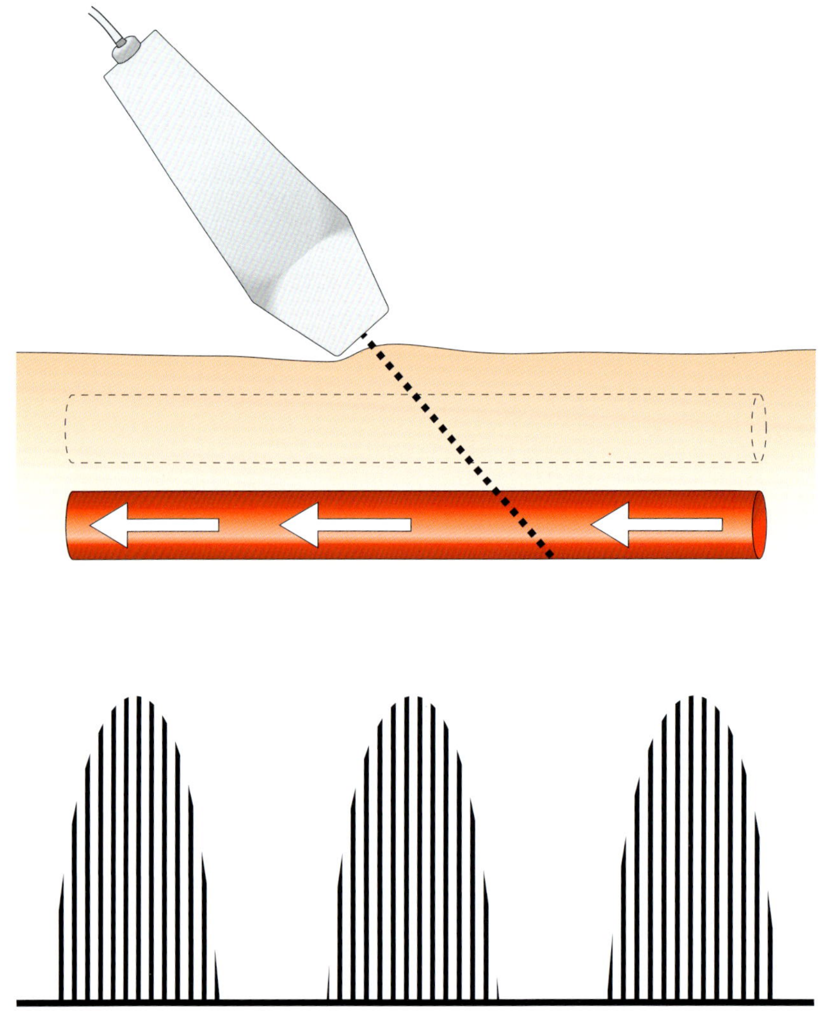

그림 8.3 • 위 : 그림과 같이 탐촉자를 대고 각을 낮추면 혈류의 방향은 탐촉자의 머리 쪽을 향한다. • 아래 : 탐촉자로 다가오는 움직임은 화면에서 기저선(zero baseline) 위쪽에 그려진다.

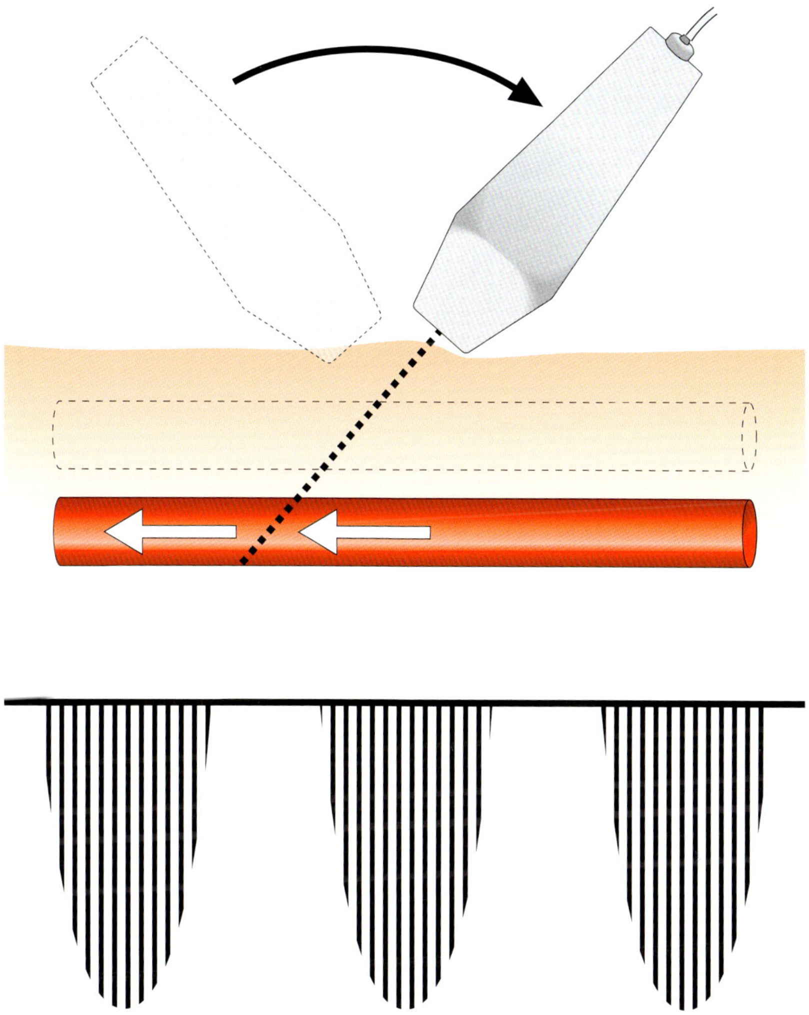

그림 8.4 ● 위 : 탐촉자를 반대 방향으로 tilting하면 Doppler 신호는 탐촉자로부터 멀어지는 혈류의 움직임을 기록한다. ● 아래 : 탐촉자로부터 멀어지는 움직임은 화면에서 기저선 아래쪽에 그려진다.

8.4 연속파형(continuous wave, CW) 도플러 모드

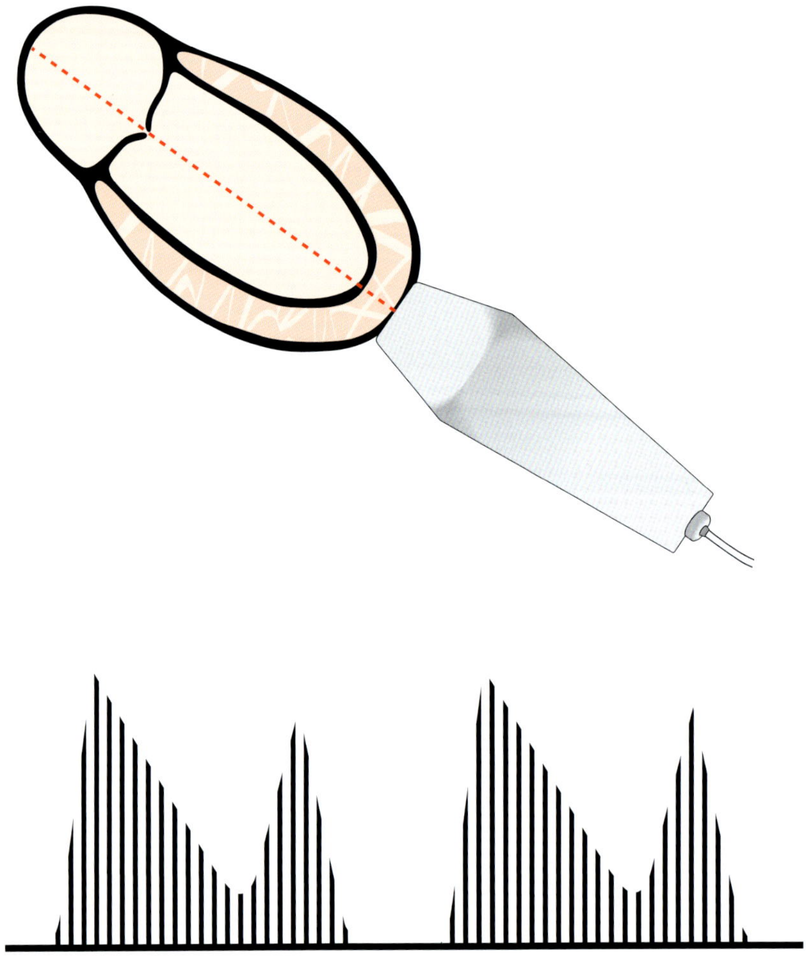

그림 8.5 ● 위 : CW Doppler는 1차원 초음파 빔 위의 모든 Doppler 펄스를 기록한다. ● 아래 : CW Doppler로 transmitral flow를 기록한 것이다. LV로 향하는 혈류는 탐촉자로 가까이 다가오므로 기저선 위쪽에 그려진다.

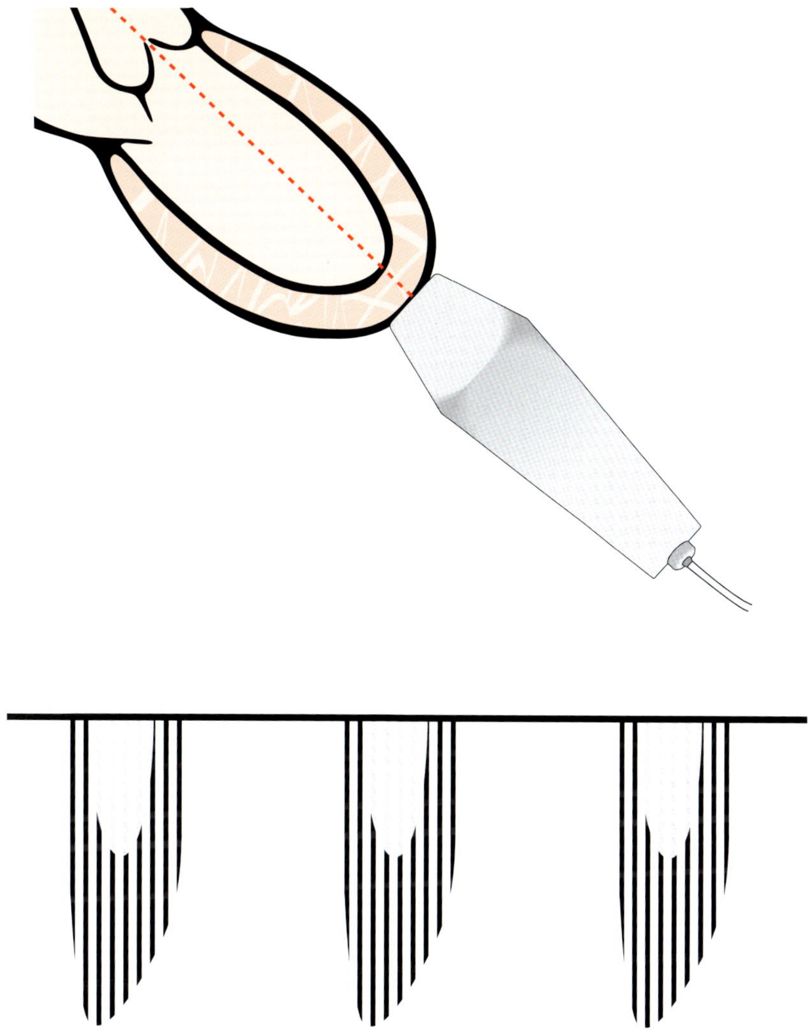

그림 8.6 Aortic outflow : 혈류는 탐촉자로부터 멀어지고(위) 기저선 아래쪽에 그려진다(아래).

8.5 간헐파형(pulsed wave, PW) 도플러 모드

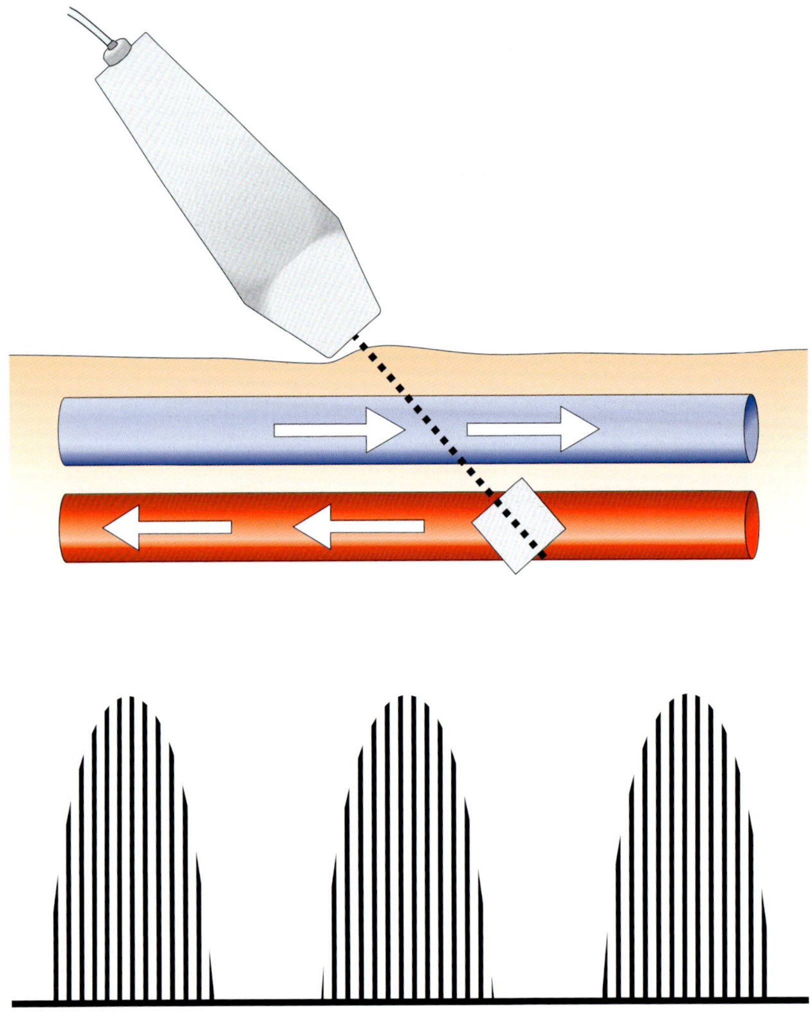

그림 8.7 ● 위 : PW Doppler에서 특정 지점의 속도를 영상으로 볼 수 있다. ● 아래 : CW Doppler와 같이 탐촉자로 가까이 다가오는 혈류는 기저선 위쪽에 그려진다.

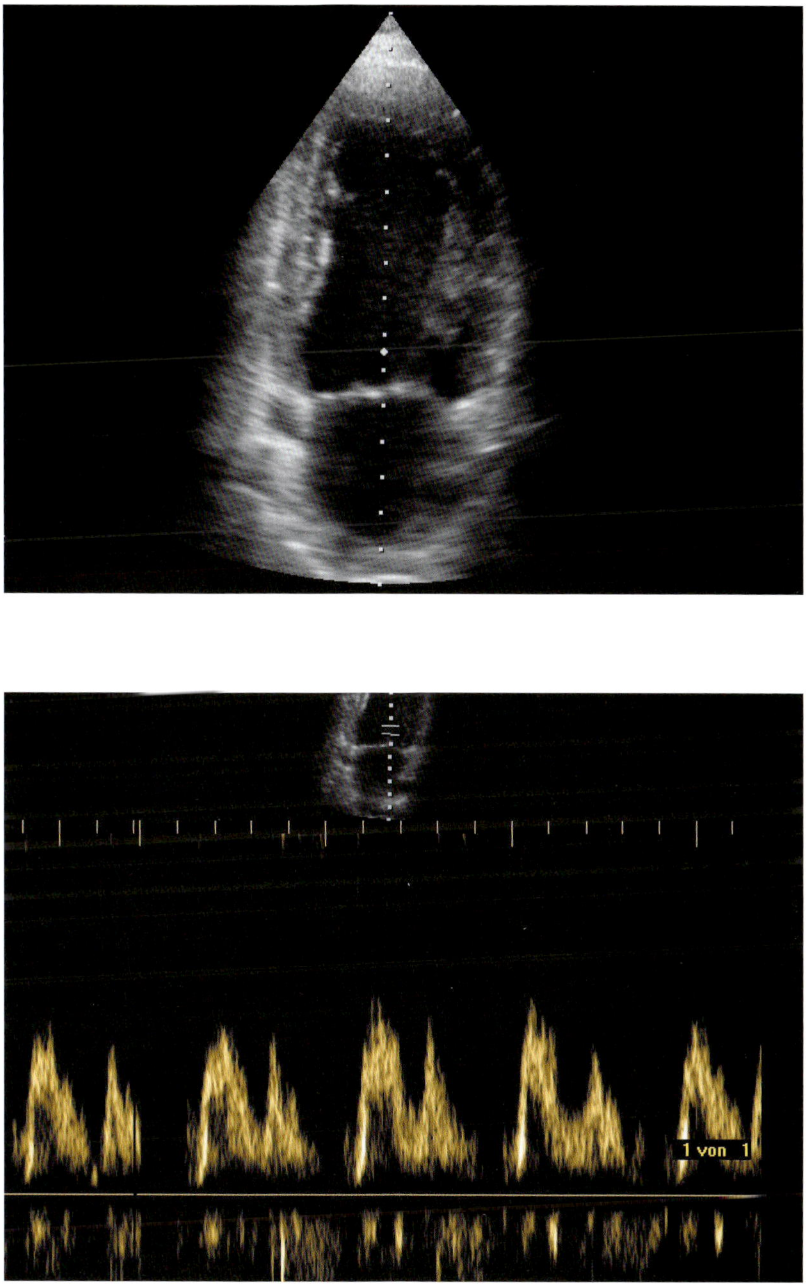

그림 8.8 ● 위 : PW Doppler는 A2C에서 transmitral inflow를 평가하는데 적합하다. ● 아래 : Doppler는 transmitral inflow의 특징적인 M자 형태로 그려진다.

8.6 색도플러(color Doppler) 영상의 원리

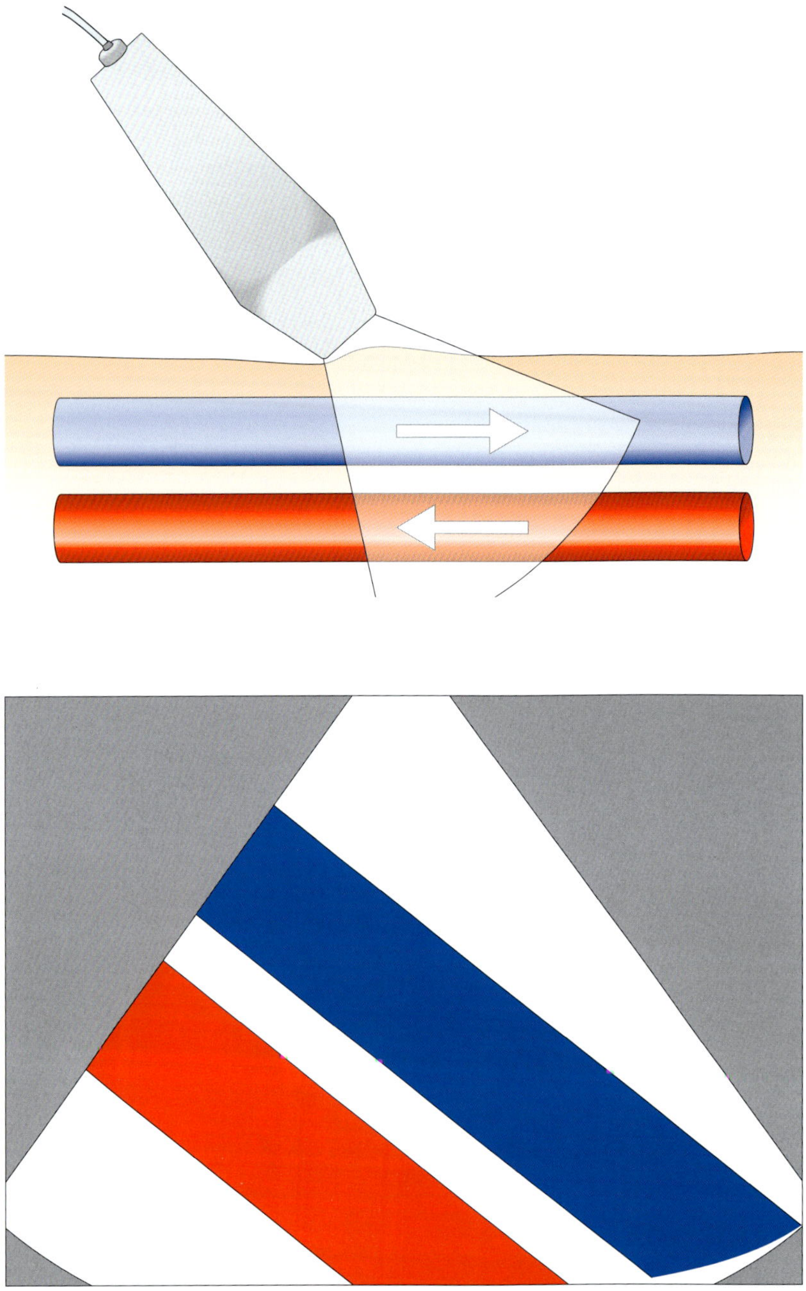

그림 8.9 ● Color Doppler로 선택한 부채꼴 영역의 모든 혈류를 볼 수 있다. 탐촉자로 가까이 다가오는 혈류는 빨간색으로, 탐촉자로부터 멀어지는 혈류는 파란색으로 보인다.

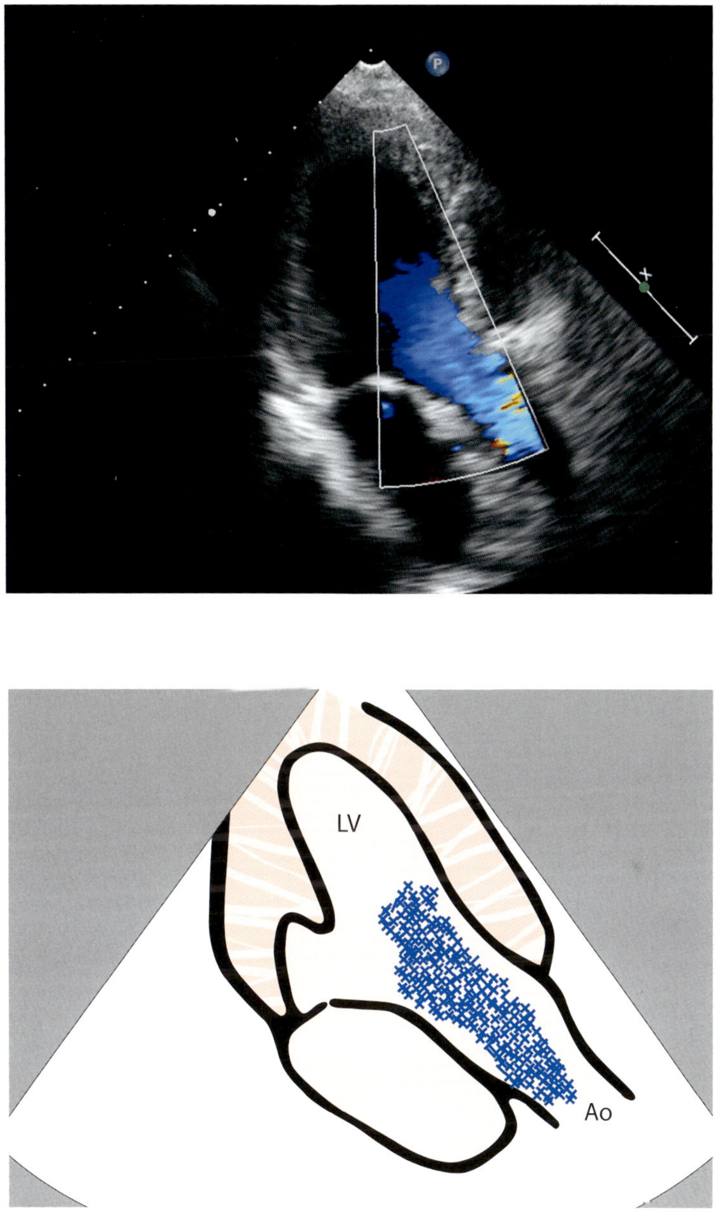

그림 8.10 ● 이면성(2D) 심초음파에서 선택한 부채꼴 영역의 모든 혈류는 색으로 분석되어 나타난다. 실시간으로 LV outflow를 볼 수 있는 color Doppler : 탐촉자로부터 혈류가 멀어지기 때문에 파란색으로 보인다.

8.7 신호 뒤바뀜(aliasing)

II

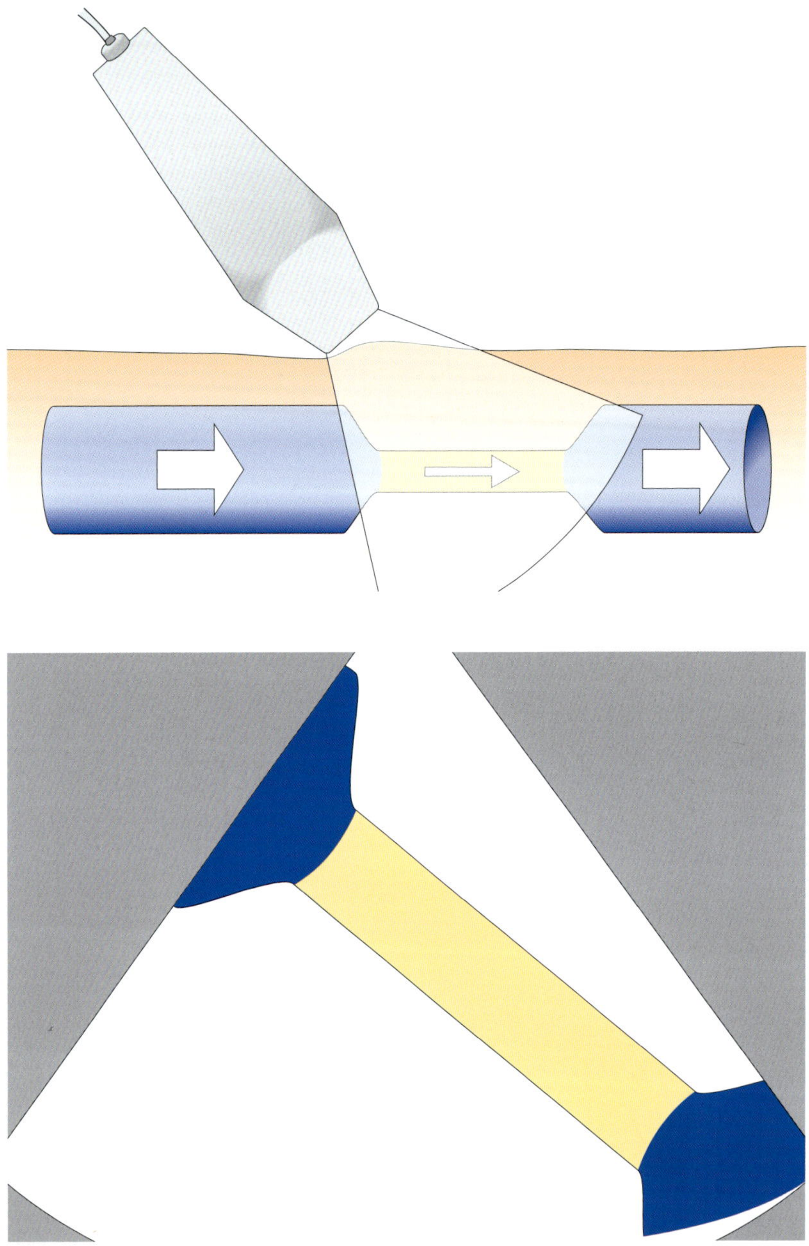

그림 8.11 ● 위 : 높은 속도에서는(일반적으로 1 m/s 이상) 혈류가 황백색(yellow–white)으로 나타나서 혈류 방향을 구별할 수 없다. ● 아래 : 혈관이 좁아진 곳에서 혈류속도 상승은 황백색으로 나타난다.

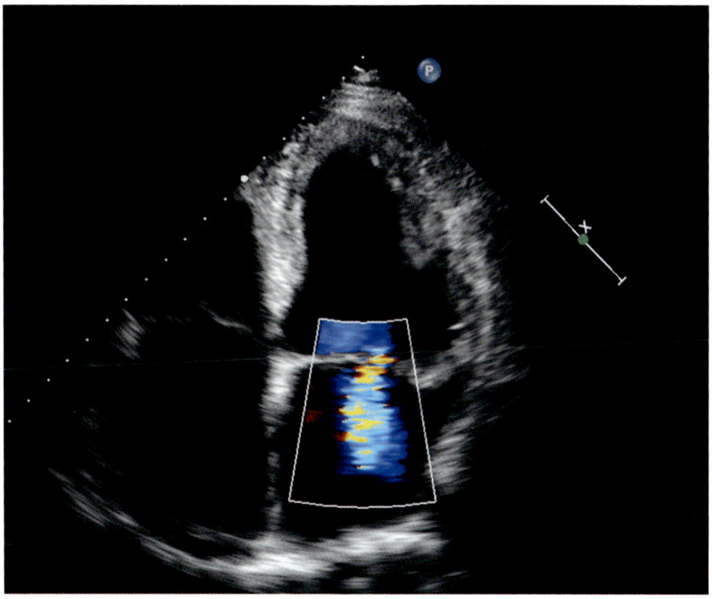

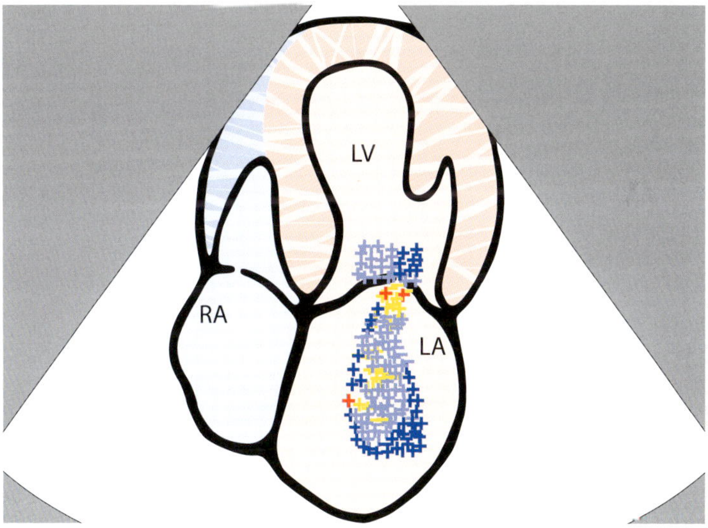

그림 8.12 ● 위 : A4C에서 MR의 예 : 수축기에 폐쇄부전인 MV를 통과하는 retrograde flow가 보인다. ● 아래 : LV와 LA 사이의 압력차로 인해 속도는 4 m/s보다 높고 황백색으로 보인다.

8.8 흉골연 단축단면도에서 삼첨판(tricuspid valve) 영상

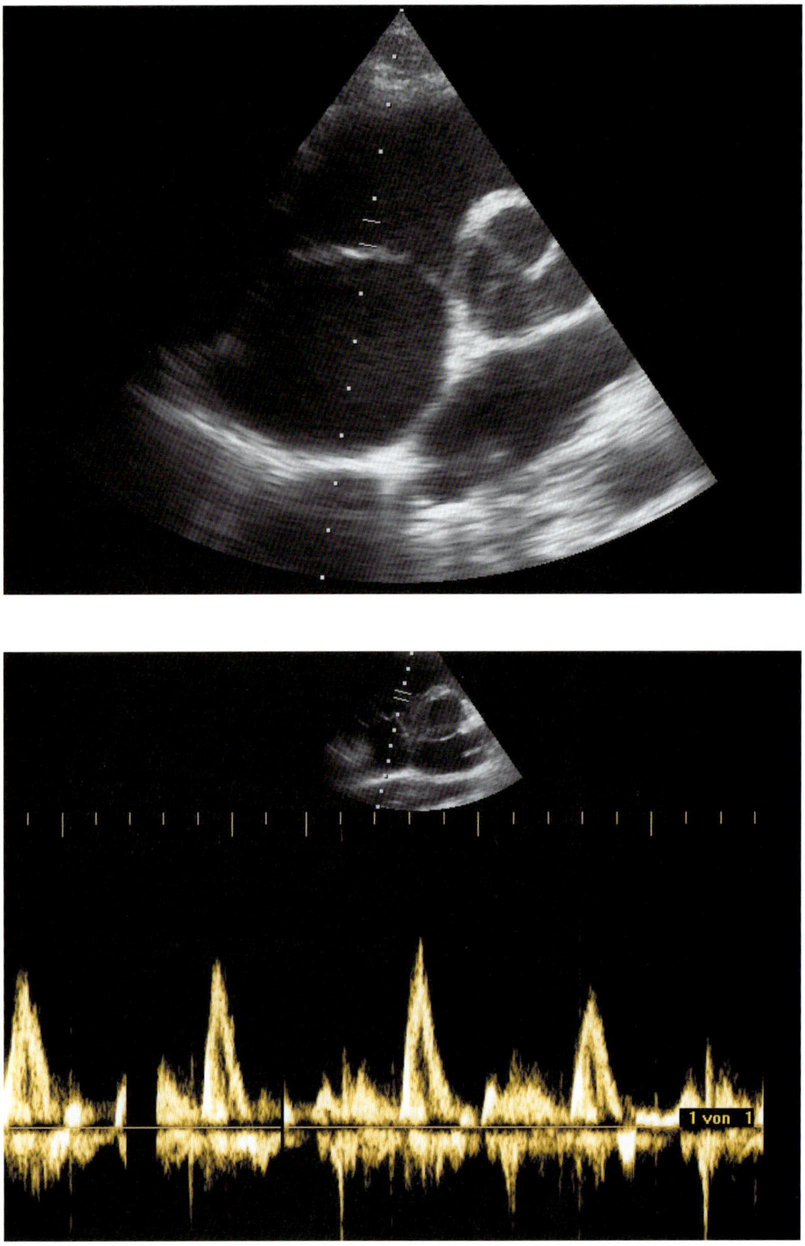

그림 8.13 • 위 : PSAX에서 PW Doppler를 TV에 위치한다. • 아래 : Doppler는 이상성, M자 형태로 그려진다.

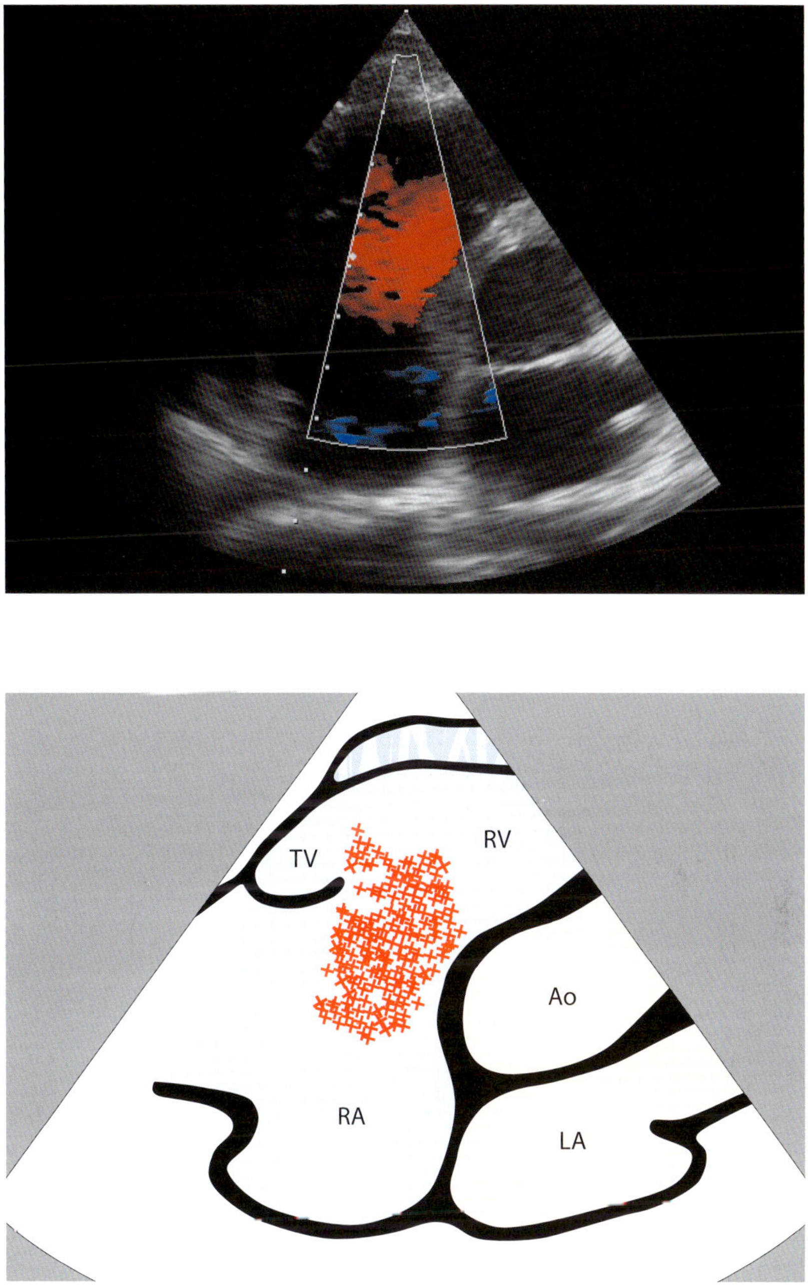

그림 8.14 ● Color Doppler에서도 tricuspid inflow를 볼 수 있다(PSAX). RV에서 보이는 유입혈류(탐촉자로 가까이 다가오는 혈류)는 빨간색으로 보인다.

8.9 흉골연 단축단면도에서 폐동맥판(pulmonary valve) 영상

II

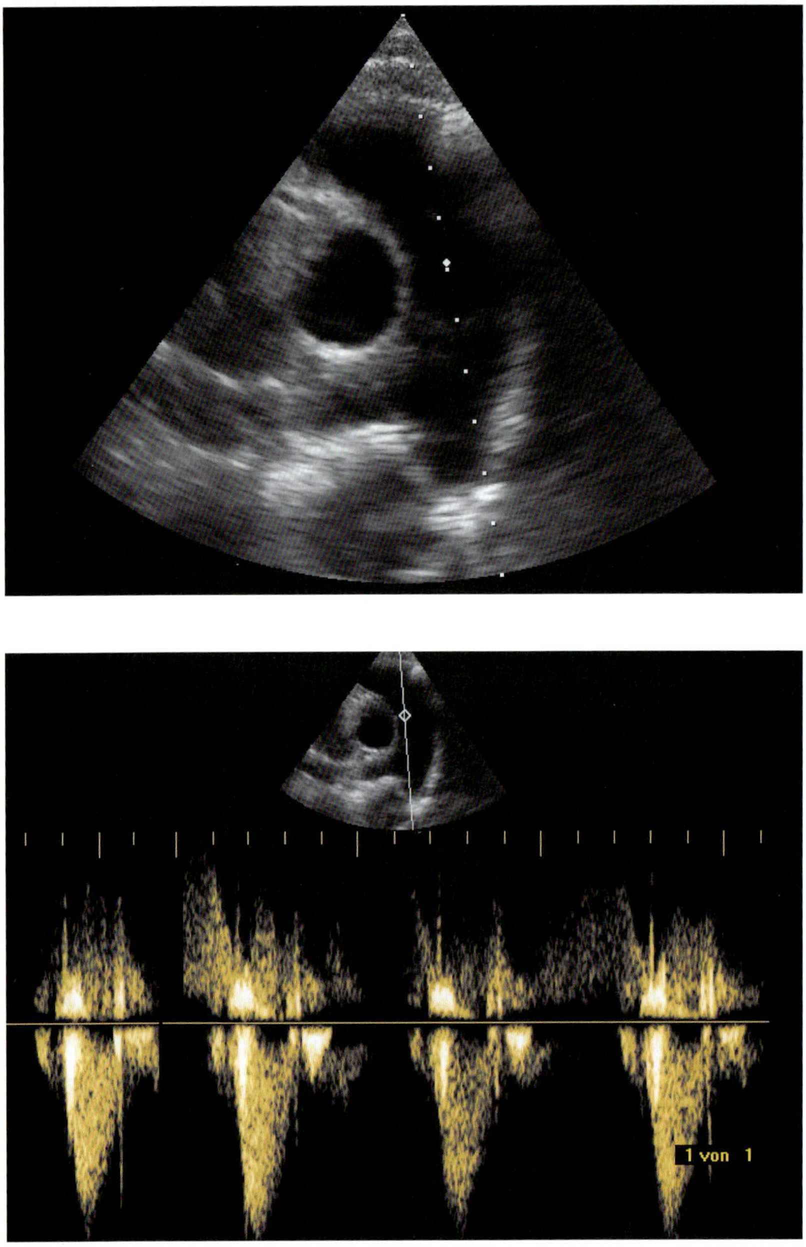

그림 8.15 • 위 : PSAX에서 CW Doppler를 폐동맥(PA)에 위치한다. • 아래 : 탐촉자로부터 멀어지는 혈류는 기저선 아래에 V자 형태로 그려진다.

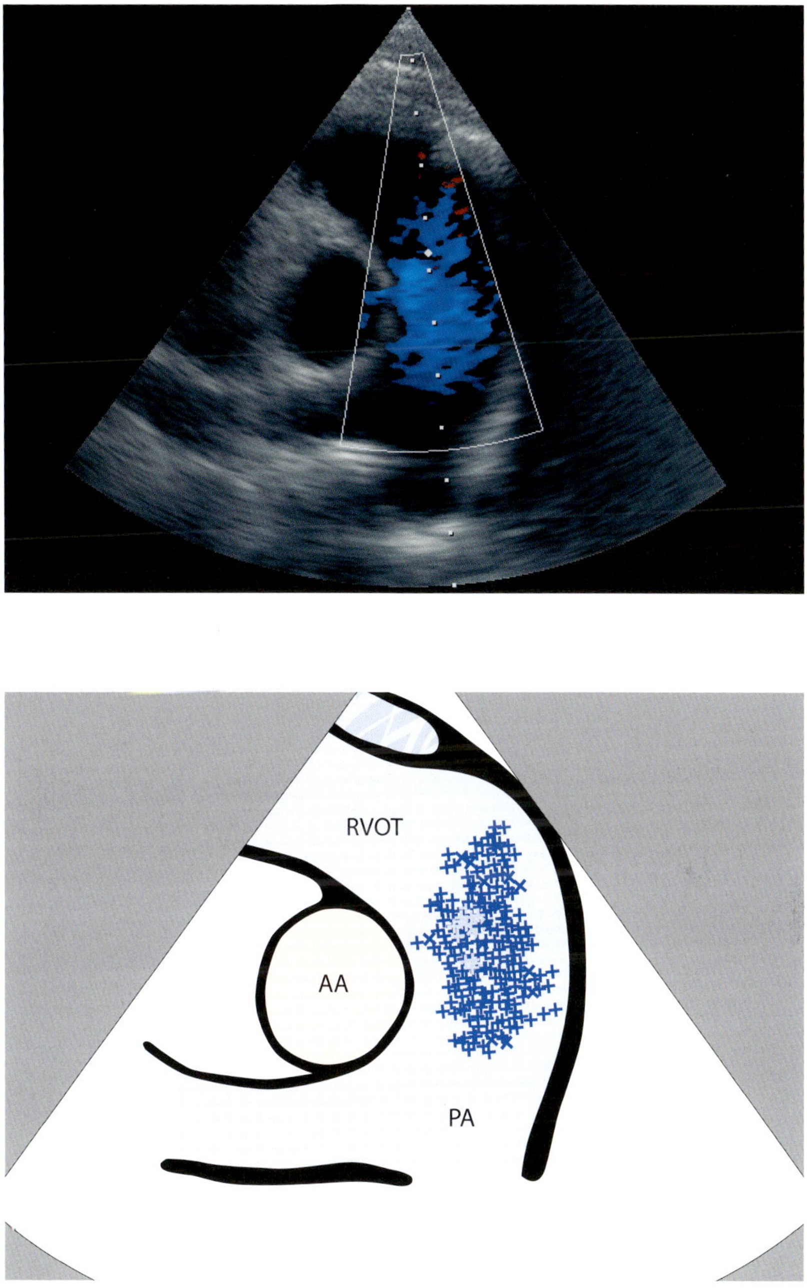

그림 8.16 ● 위 : 폐동맥 분지로 가는 pulmonary outflow는 보통 젊은 환자에서만 충분히 나타난다. ● 아래 : 탐촉자로부터 멀어지는 혈류는 파란색으로 보인다.

8.10 심첨 2방도에서 승모판 영상

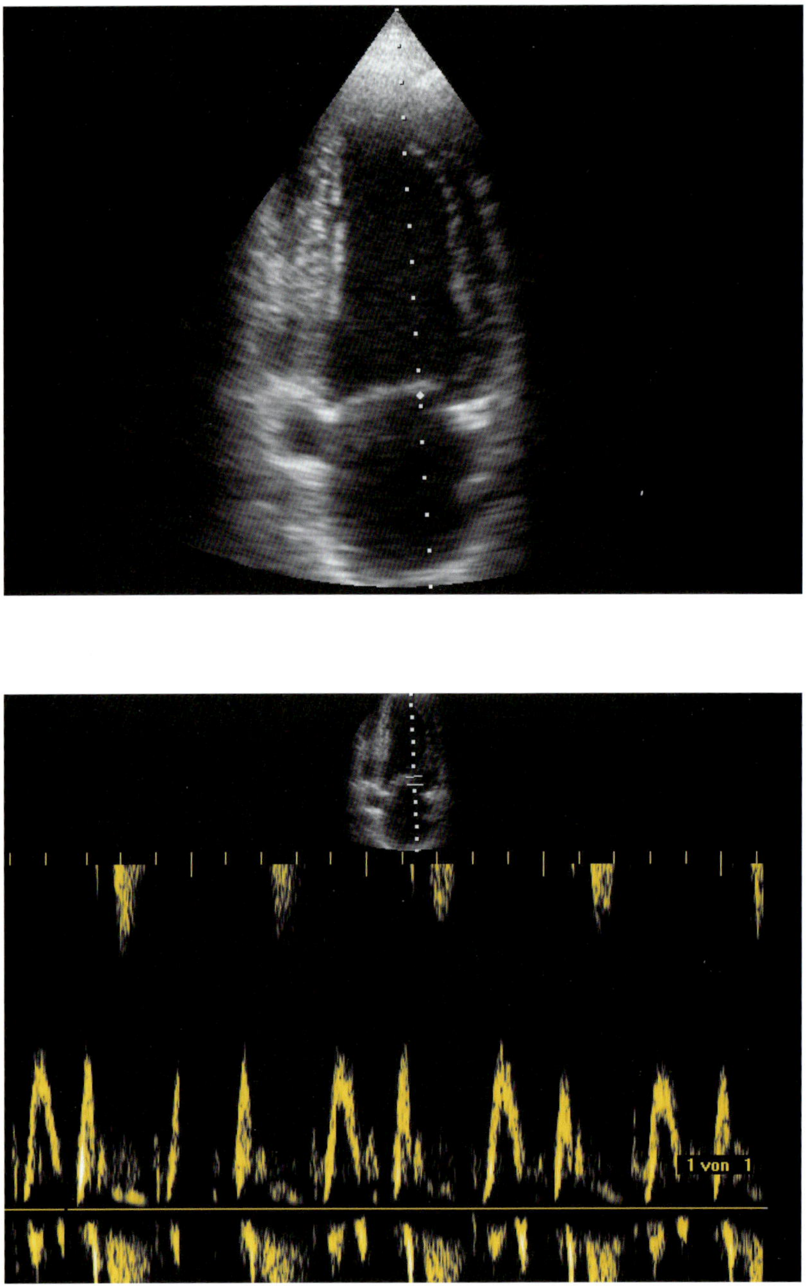

그림 8.17 ● 위 : PW Doppler에서 표본용적을 MV의 가장자리에 위치한다. ● 아래 : Doppler는 mitral inflow의 특징적인 M자 형태로 그려진다.

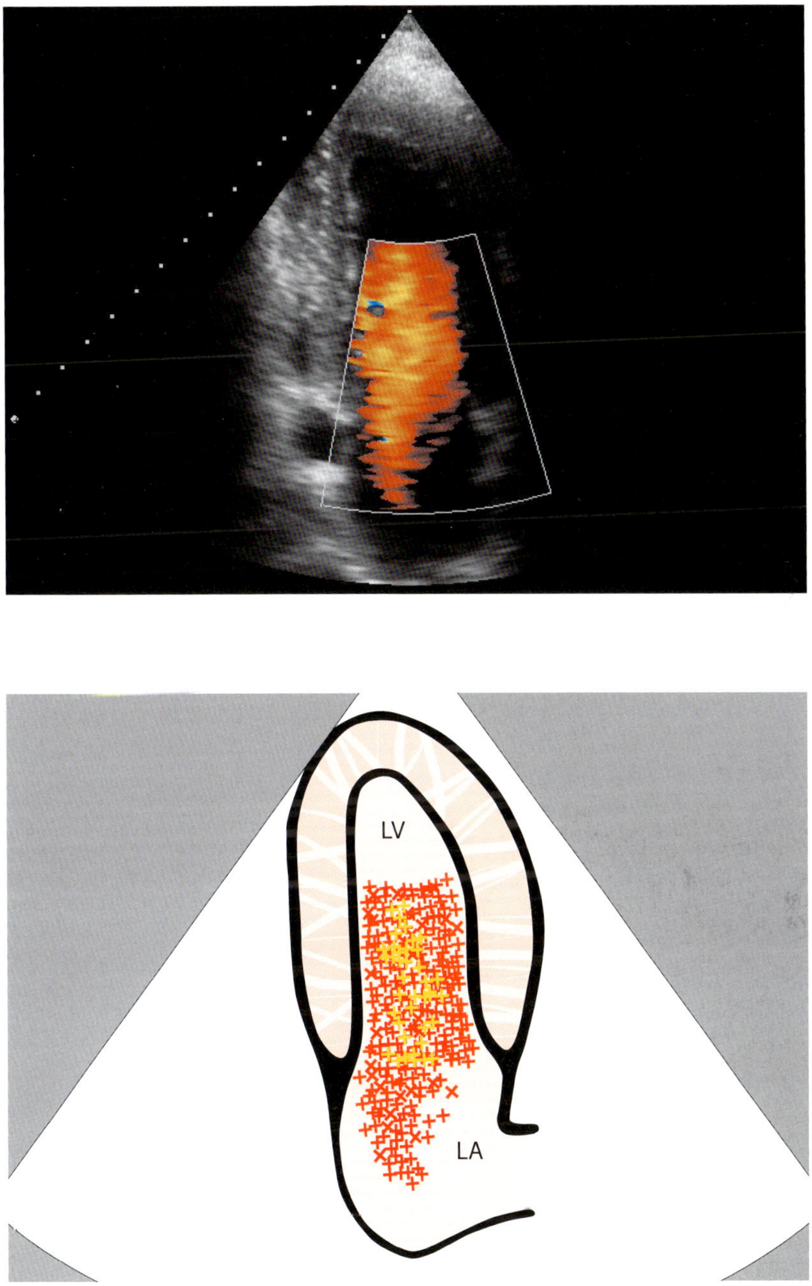

그림 8.18 ● 위 : Color Doppler에서 LV에 넓은 mitral inflow를 볼 수 있다. ● 아래 : 탐촉자로 가까이 다가오는 혈류는 빨간색으로 보인다.

8.11 심첨 3방도에서 대동맥판 영상

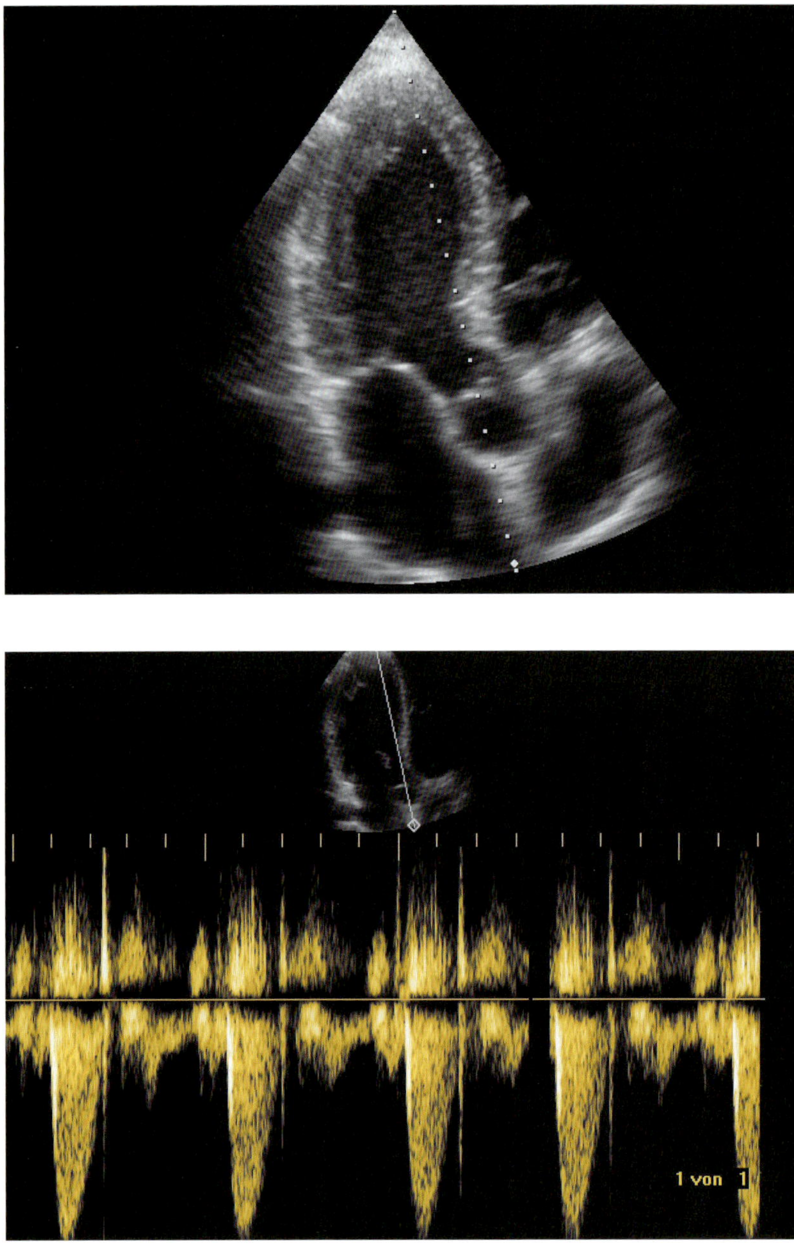

그림 8.19 ● 위 : A3C에서 CW Doppler를 LVOT에 위치한다. ● 아래 : 탐촉자로부터 멀어지는 혈류가 PV에서 보는 것과 유사하게 V자 형태로 그려진다.

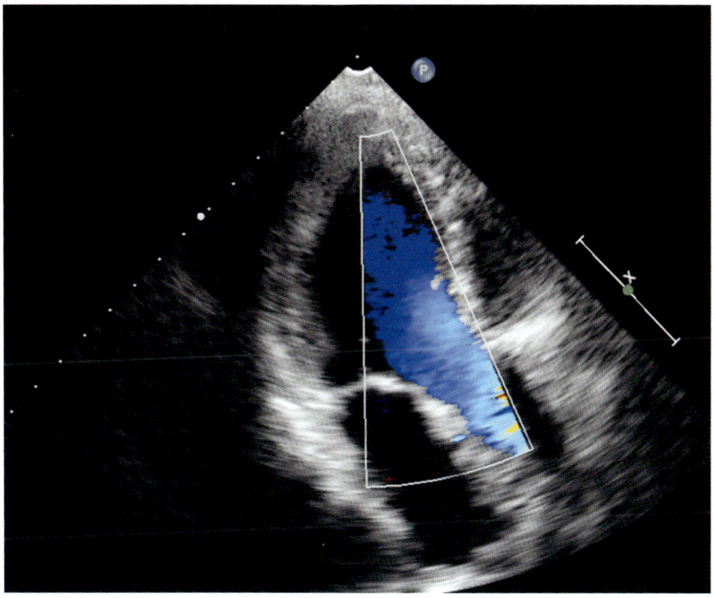

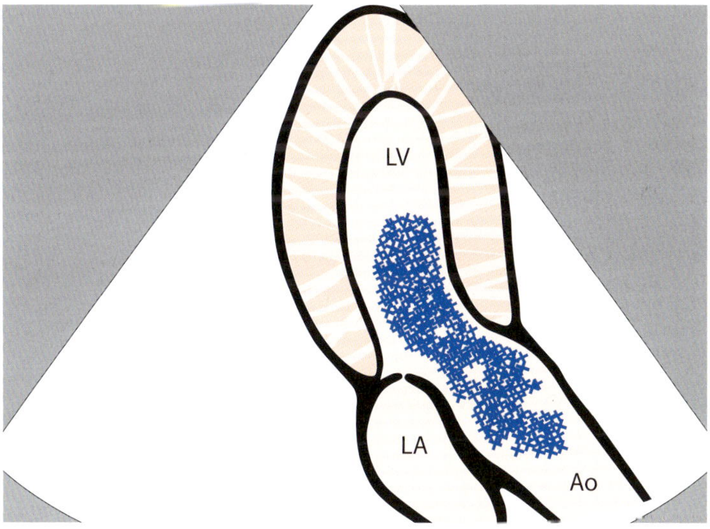

그림 8.20 ● 위 : Color Doppler에서 상행대동맥으로 LV outflow를 볼 수 있다. ● 아래 : 혈류속도 상승만 있는 경우는 노란색으로 나타나며 반드시 임상적으로 의미 있는 AS를 시사하는 징후는 아니다.

8

8.12 심첨 4방도에서 삼첨판 영상

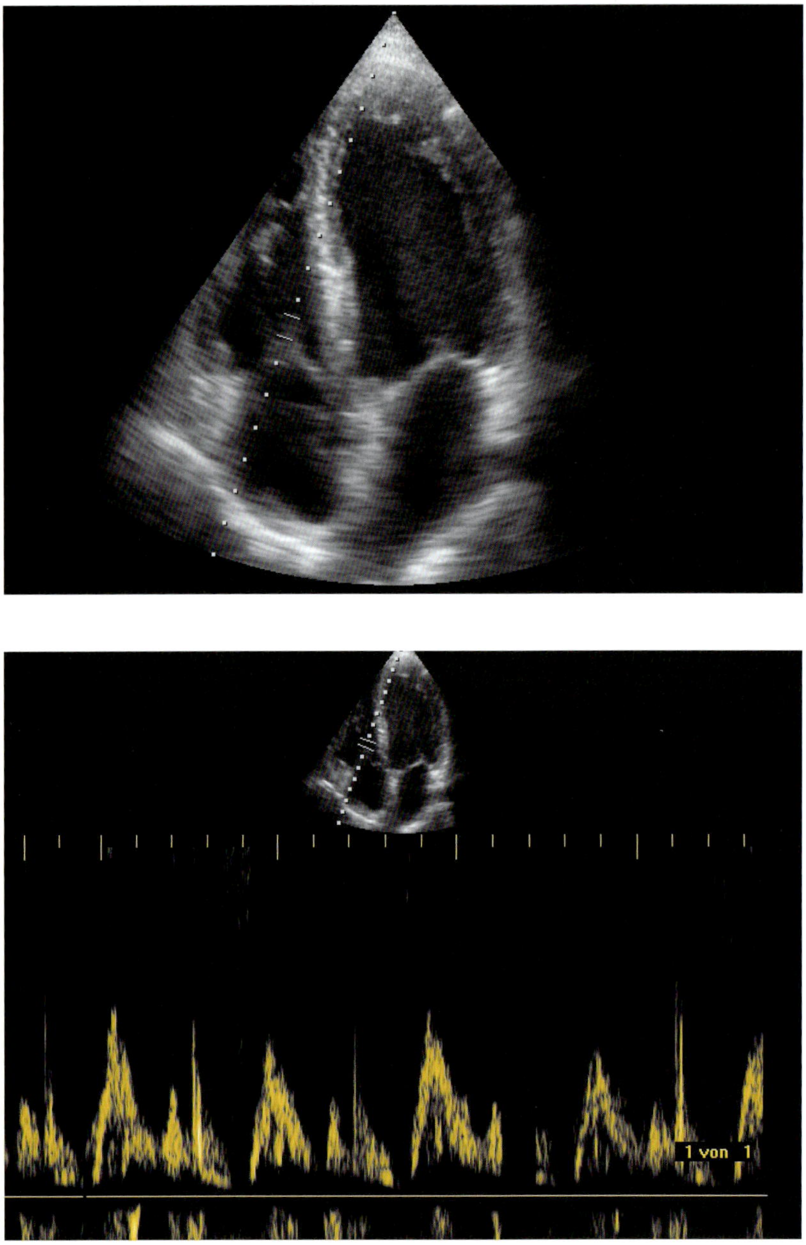

그림 8.21 ● 위 : Parasternal view에서 tricuspid inflow가 잘 보이지 않으면 A4C에서도 평가할 수 있다. ● 아래 : Doppler는 기저선 위에 이상성 혈류 양상으로 나타난다.

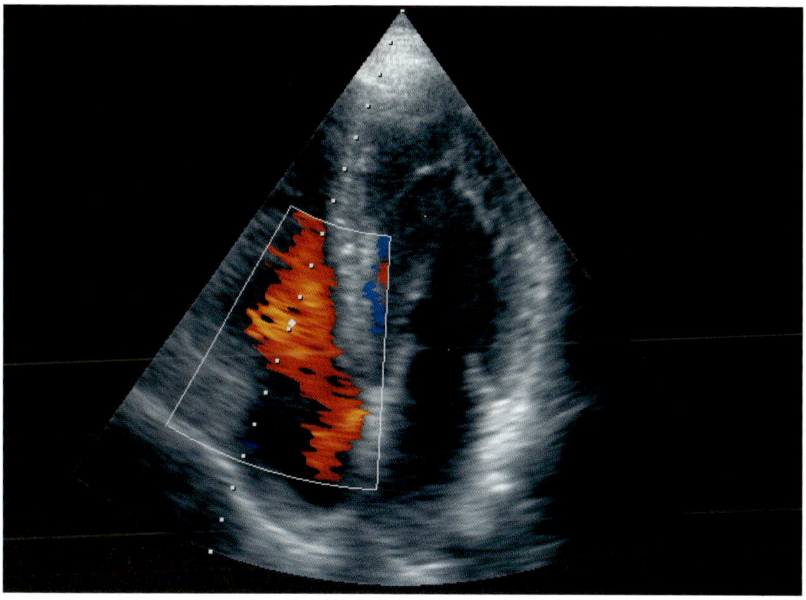

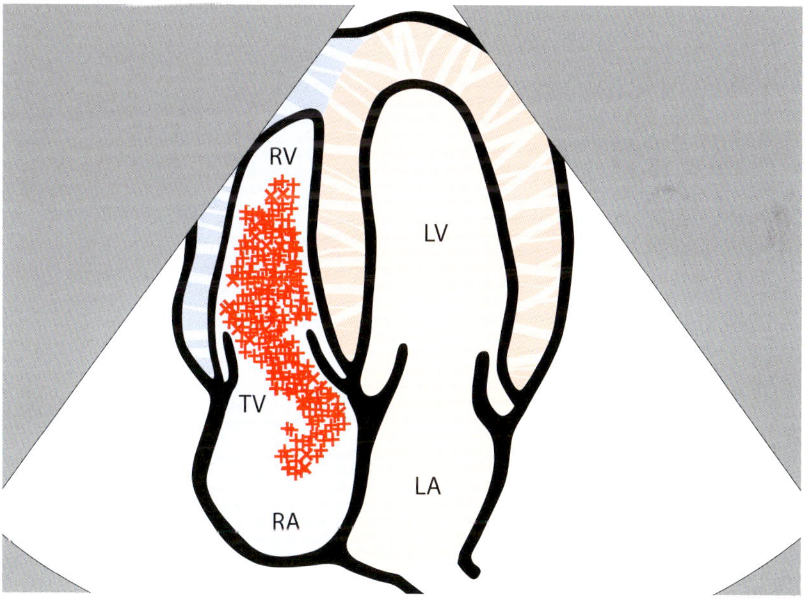

그림 8.22 ● 위 : Color Doppler 영상에서 오른쪽 심장의 혈류는 왼쪽 심장의 혈류보다 덜 강하게 보인다. ● 아래 : 탐촉자로 가까이 다가오는 tricuspid inflow는 빨간색으로 보인다.

8.13 심첨 5방도에서 대동맥판 영상

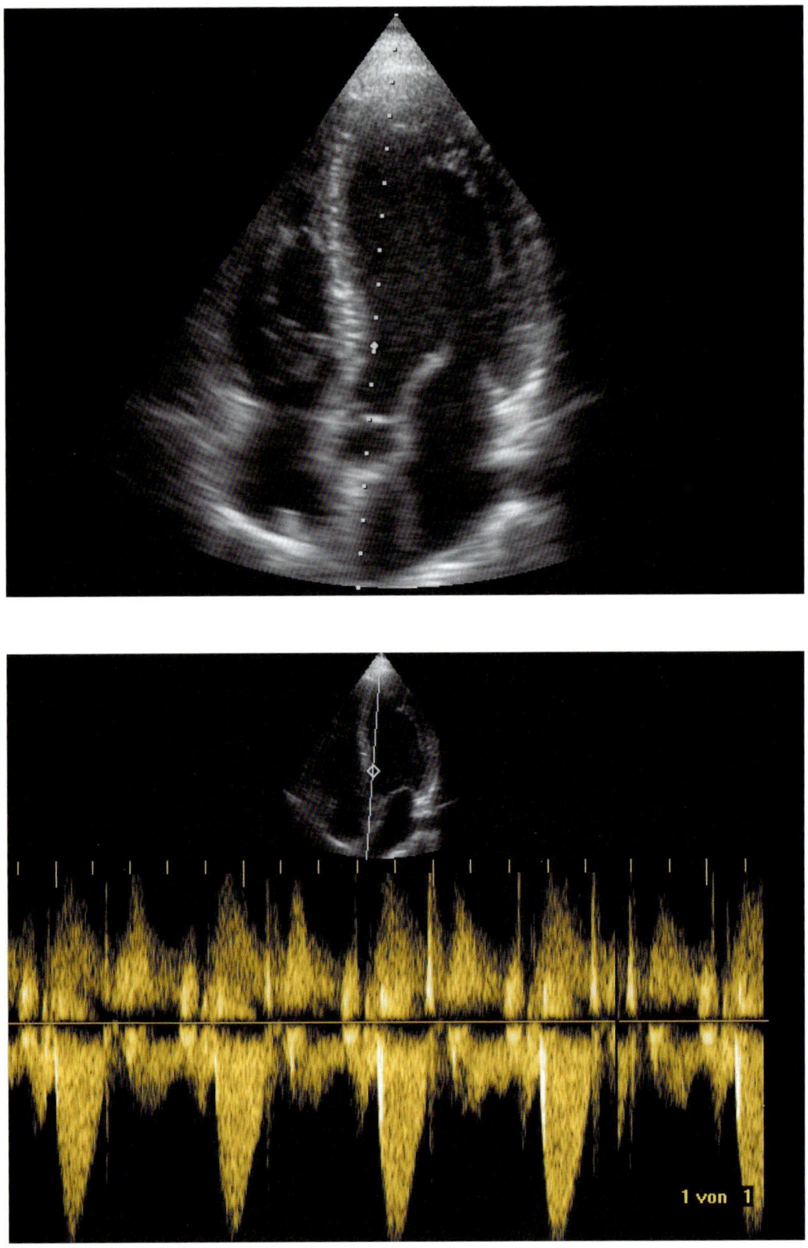

그림 8.23 ● 위 : A3C 또는 A5C에서 aortic outflow를 볼 수 있다. ● 아래 : V자 형태로 나타나는 혈류 양상은 A3C에서 보이는 Doppler와 다르지 않다.

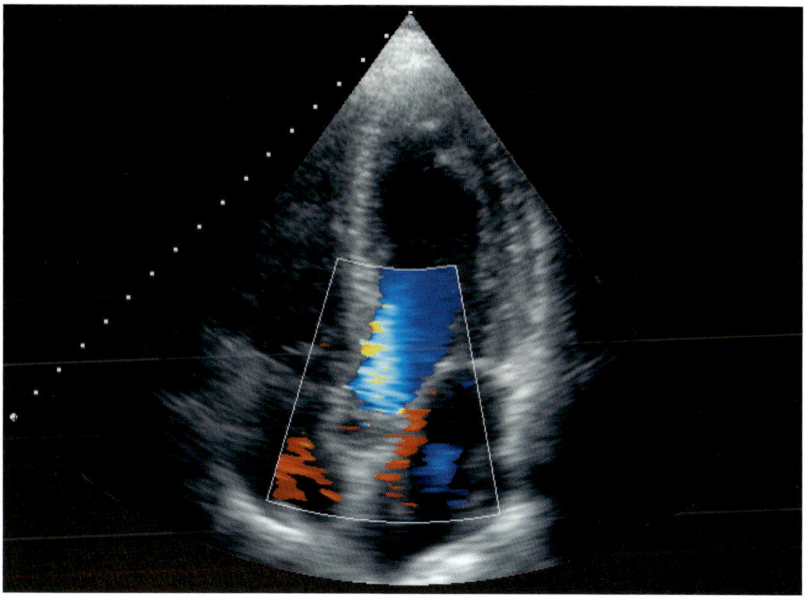

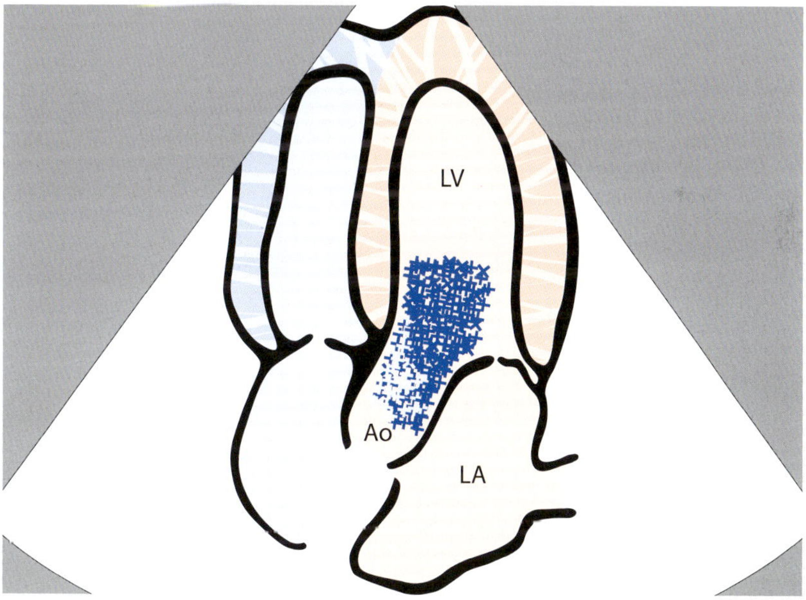

그림 8.24 ● 위 : 부채꼴 영역에서 LVOT의 파란색 혈류를 볼 수 있다. ● 아래 : 주로 A5C에서는 상행대동맥을 볼 수 없다. 이 경우 A3C가 더 적절하다.

8.14 흉골상부창에서 대동맥 영상

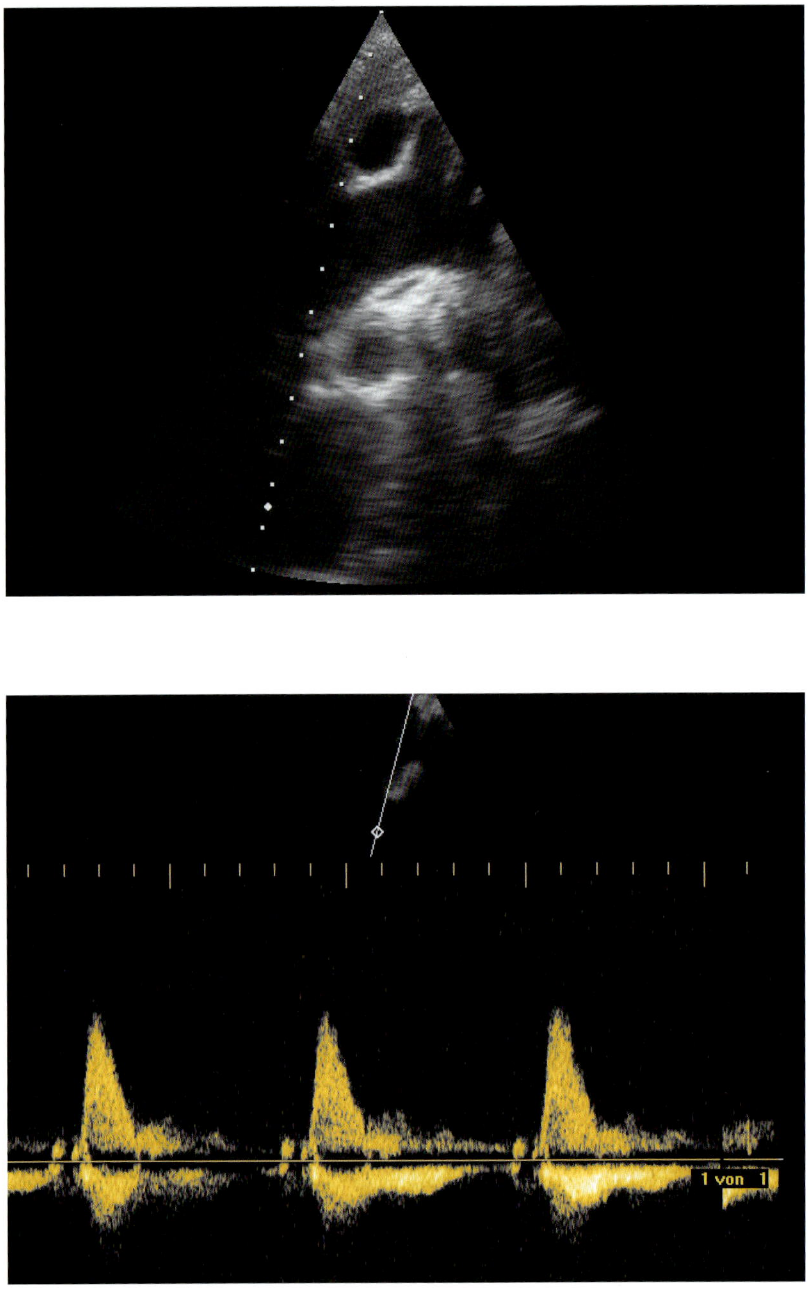

그림 8.25 ● 위 : Suprasternal view에서 CW Doppler를 시행해 초음파 빔을 상행대동맥에 위치한다. ● 아래 : 탐촉자로 가까이 다가오는 혈류는 기저선 위쪽에 그려진다.

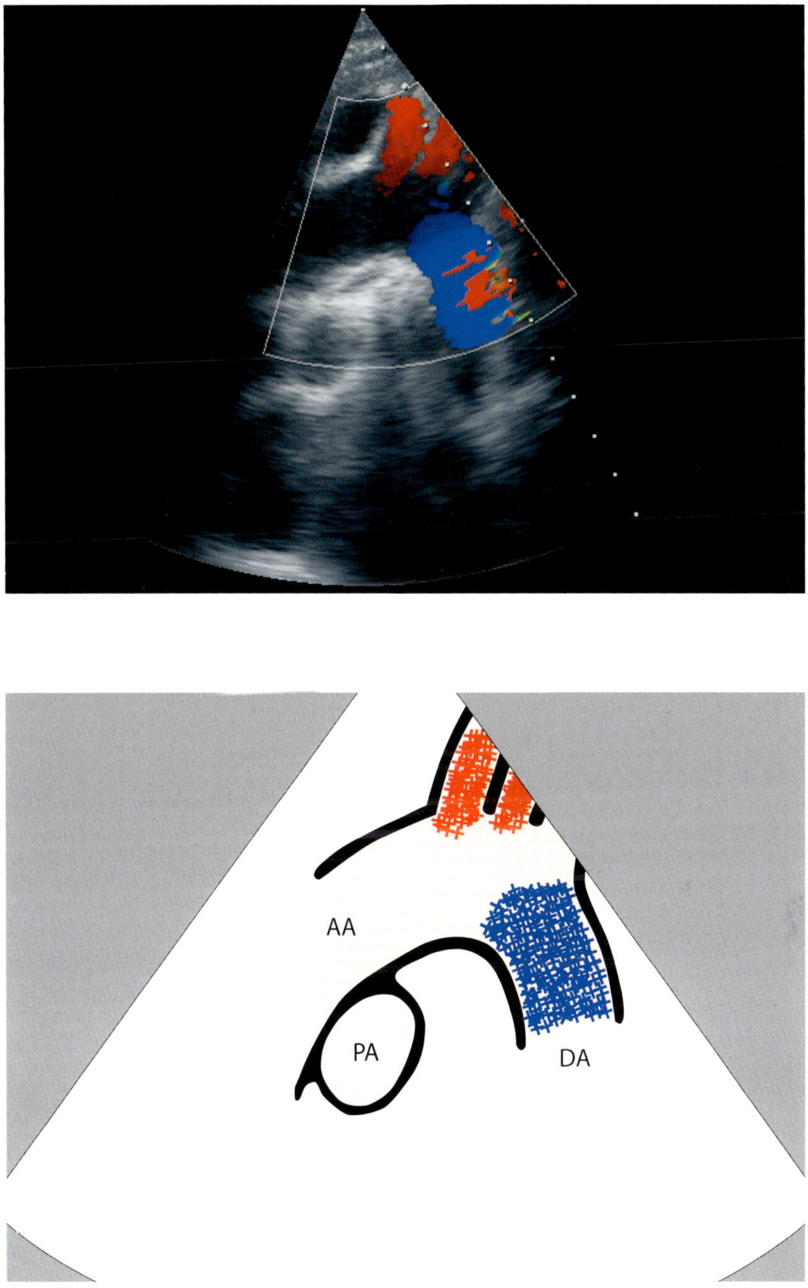

그림 8.26 ● 위 : 대동맥궁에서 color Doppler로 쇄골하동맥 또는 대동맥협부의 협착(stenosis)을 평가할 수 있다. ● 아래 : 탐촉자로부터 멀어지는 하행대동맥(DA)의 혈류는 파란색으로 보인다. 대동맥궁 상부 동맥의 혈류는 빨간색으로 보인다.

8.15 늑골하부창에서 심방(atrium) 영상

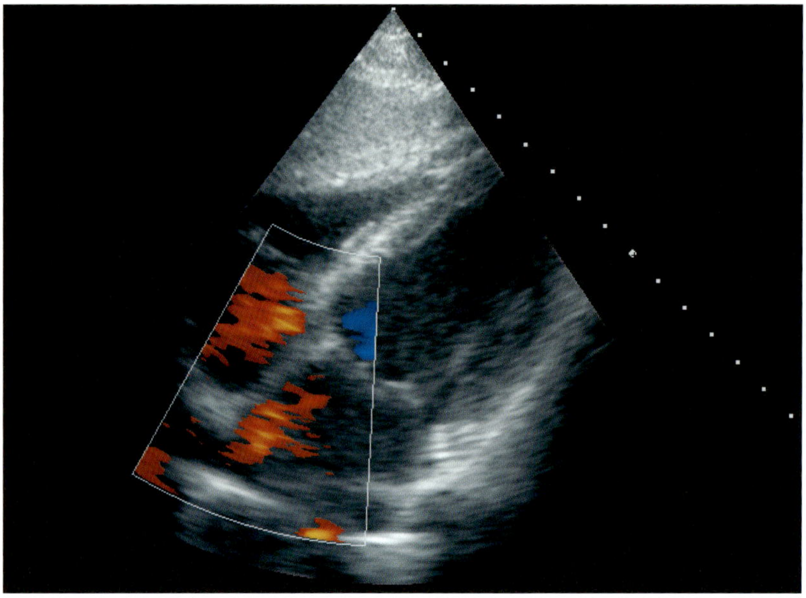

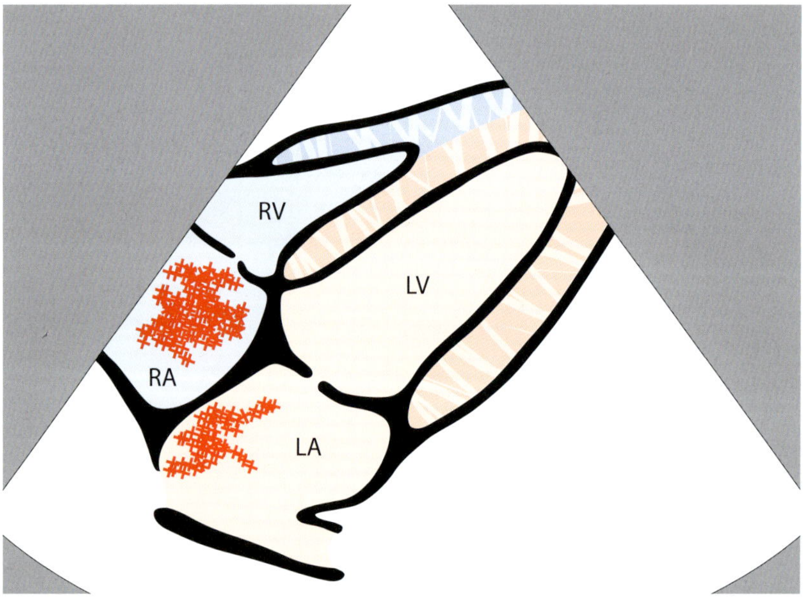

그림 8.27 • 위 : Color Doppler는 주로 A4C보다 subcostal view에서 심방의 혈류상태를 더 잘 볼 수 있다. • 아래 : 이 단면에서 심방중격도 잘 구분된다.

8.16 늑골하부창에서 승모판 영상

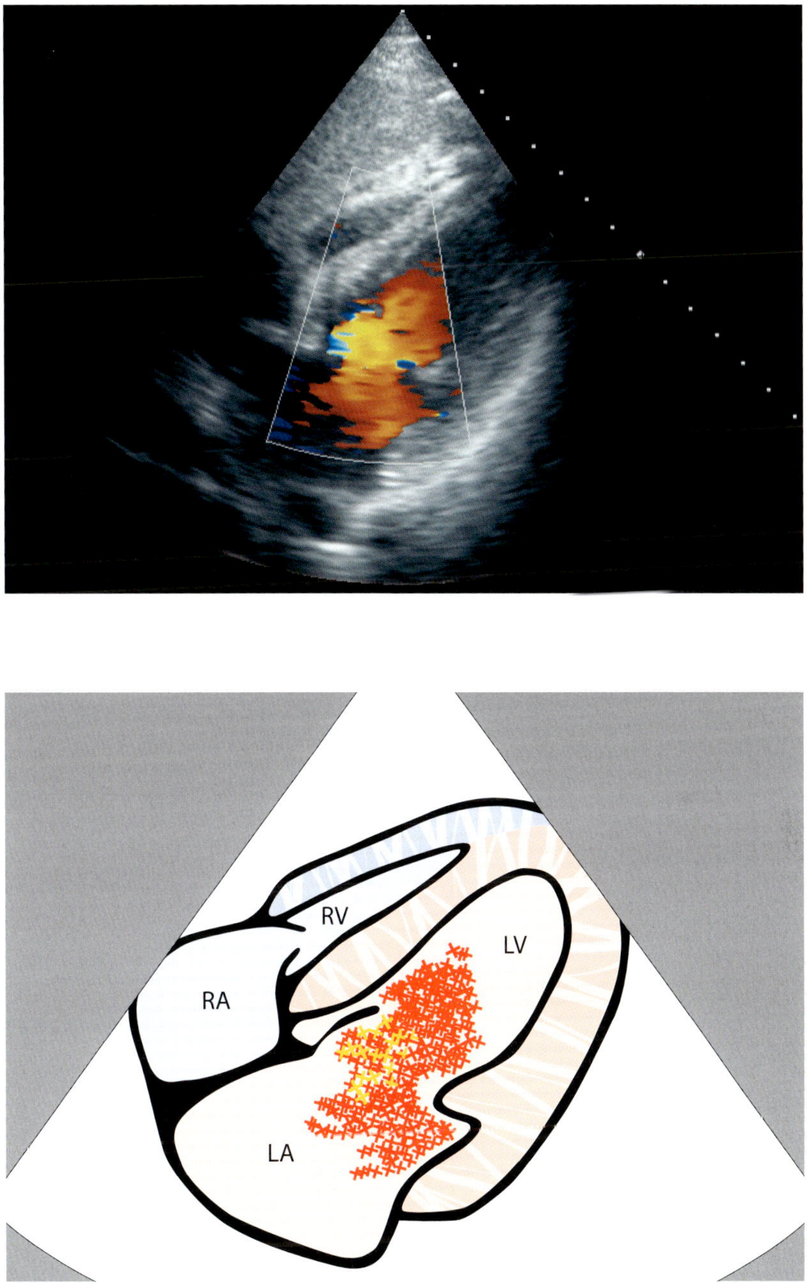

그림 8.28 • 위 : Transmitral inflow는 빨간색으로 보인다. • 아래 : 혈류속도 상승만 있는 경우 노란색으로 나타나며 정상 MV에서도 볼 수 있다.

Part III
심장의 이상

III

9 심장판막질환(valvular heart disease)

9.1 대동맥판 협착(aortic stenosis)

9.1.1 대동맥판 협착의 개요

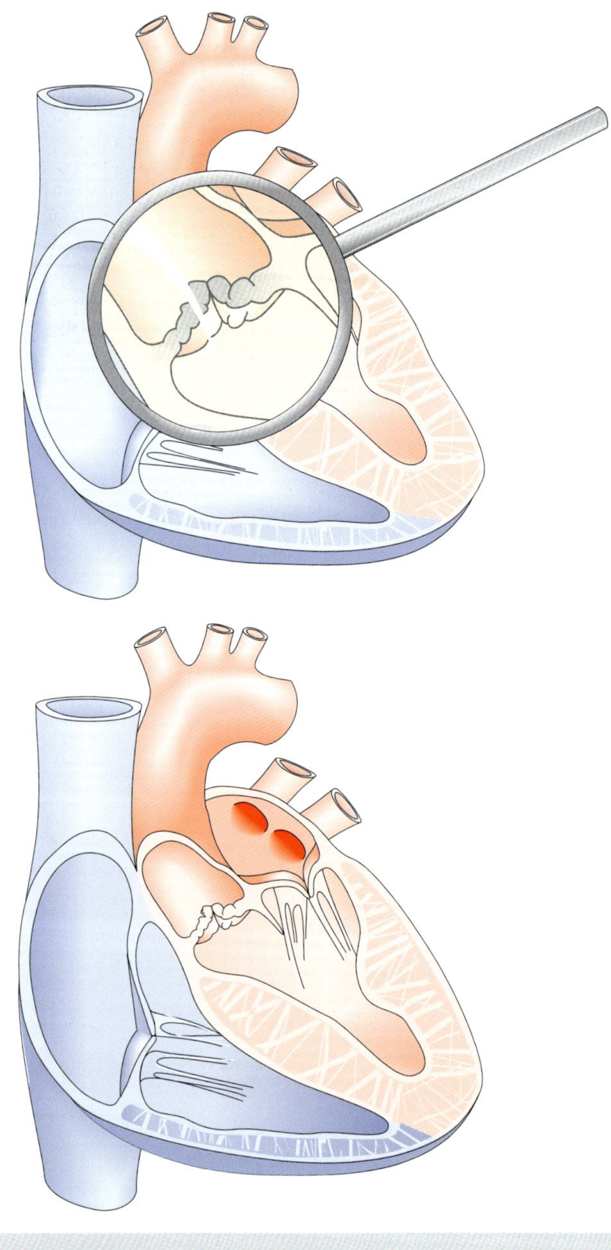

그림 9.1 • 위 : AS에서 반월첨판(semilunar cusp)의 석회화 • 아래 : 압력과부하(pressure overload)는 concentric LVH를 유발한다.

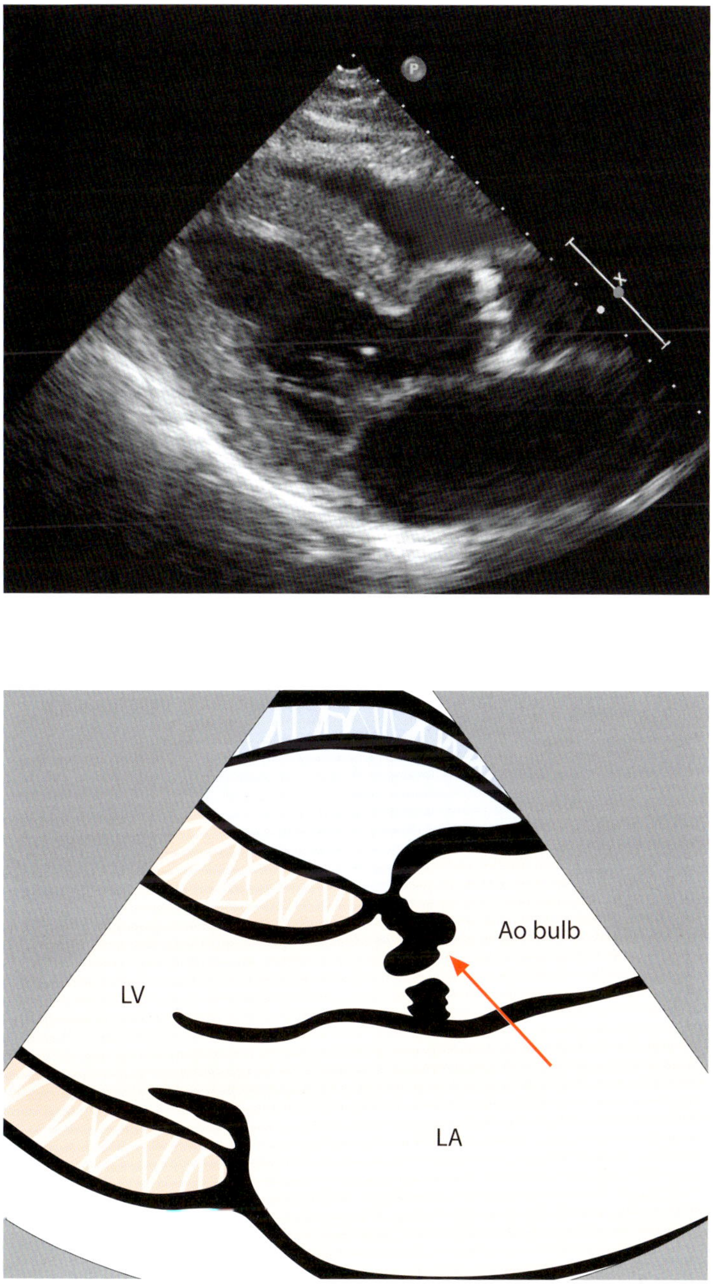

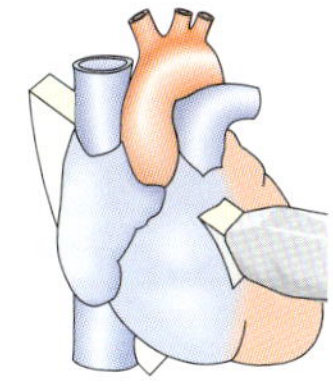

그림 9.2 ● Parasternal view는 AV의 개방 운동 감소를 보는데 매우 적합하다. 그러나, AV가 분리되면서 개방되는 정도로 AS의 정도를 예측할 수 없다.

III

M형 영상

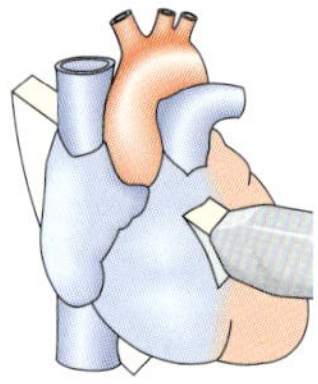

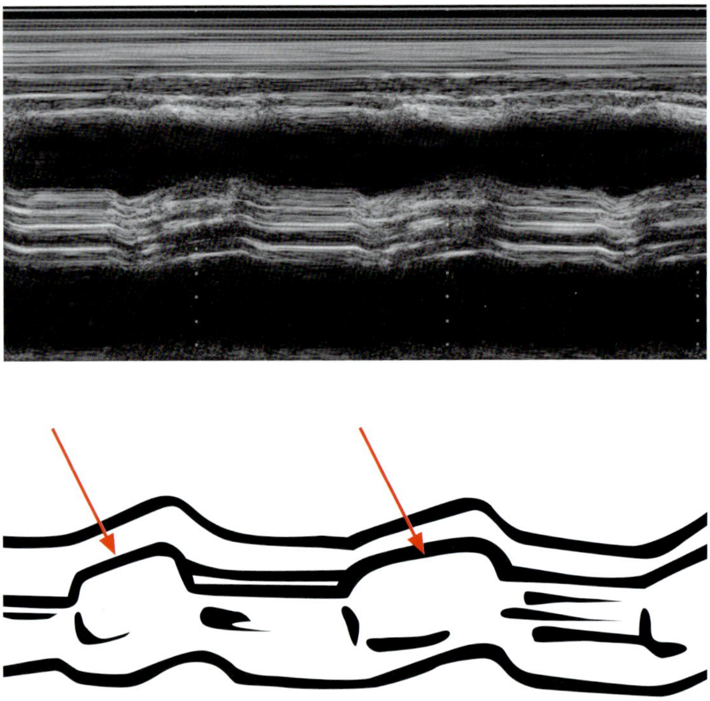

그림 9.3 ● M형 심초음파에서 AV 석회화와 개방 운동 감소가 고에코성 띠(band) 형태로 반사되어 보인다. AV가 분리되면서 개방되는 것을 충분히 볼 수 없는데 AS의 정도를 나타내지 않는다.

도플러 영상

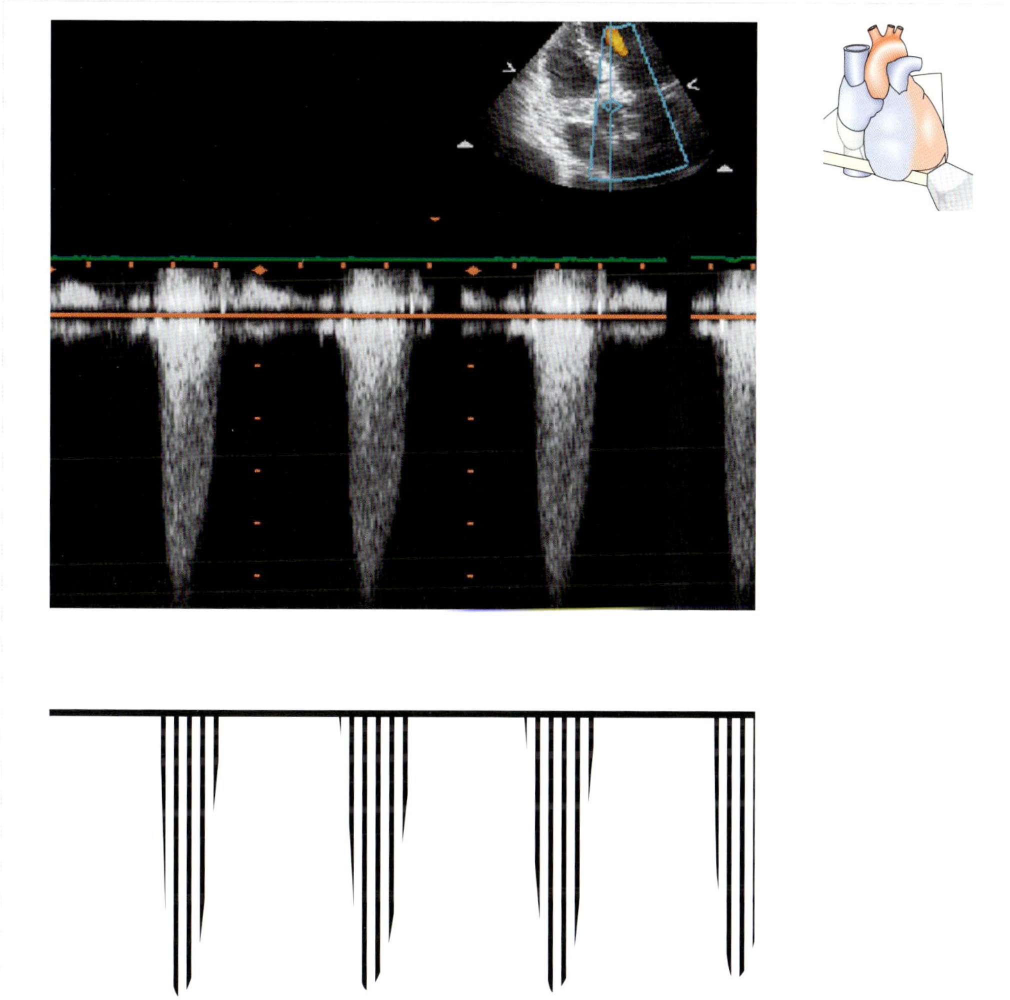

그림 9.4 ● AV를 통한 outflow의 가속은 CW Doppler에서 V자 형태의 속도 상승으로 나타난다. 속도(stroke volume 등)는 정량화하는데 사용된다.

색도플러 영상

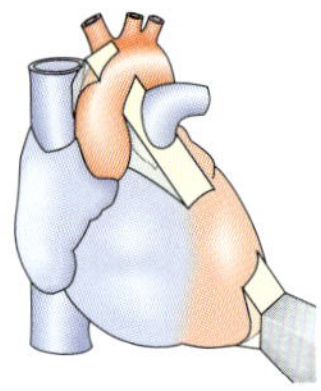

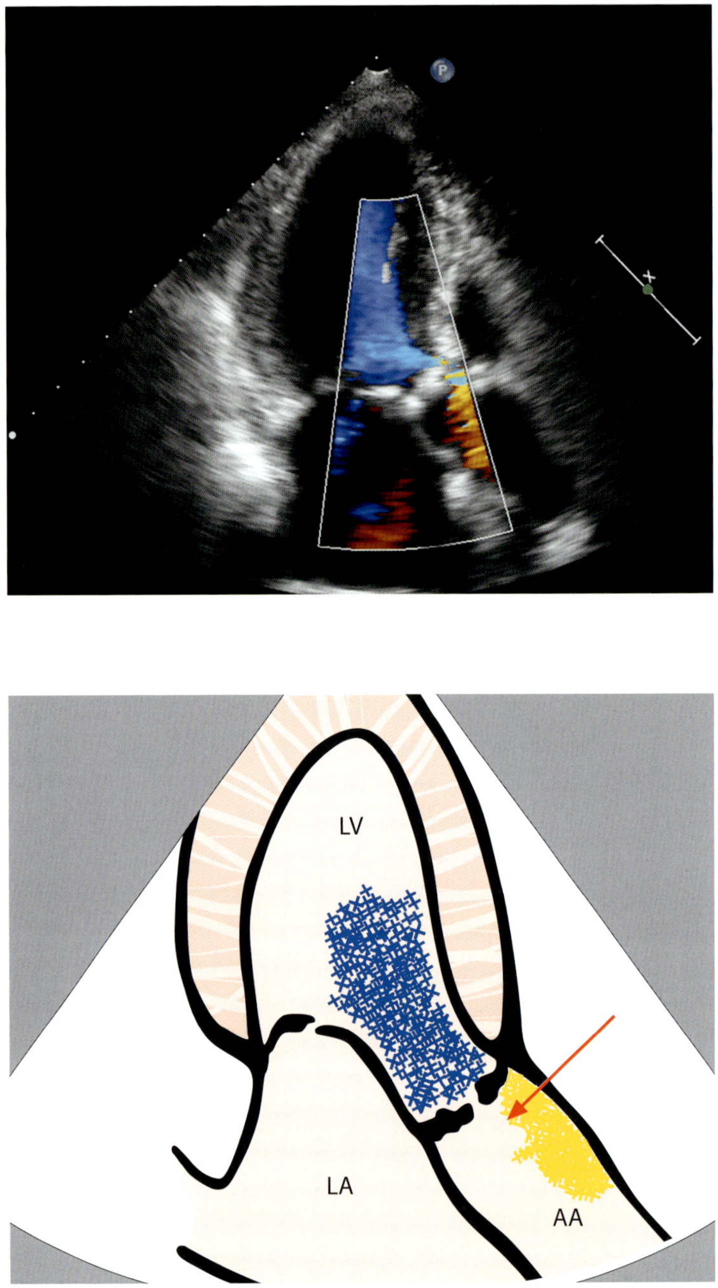

그림 9.5 ● AS가 있으면 혈류속도가 상승하고 AV 위의 색이 변한다.

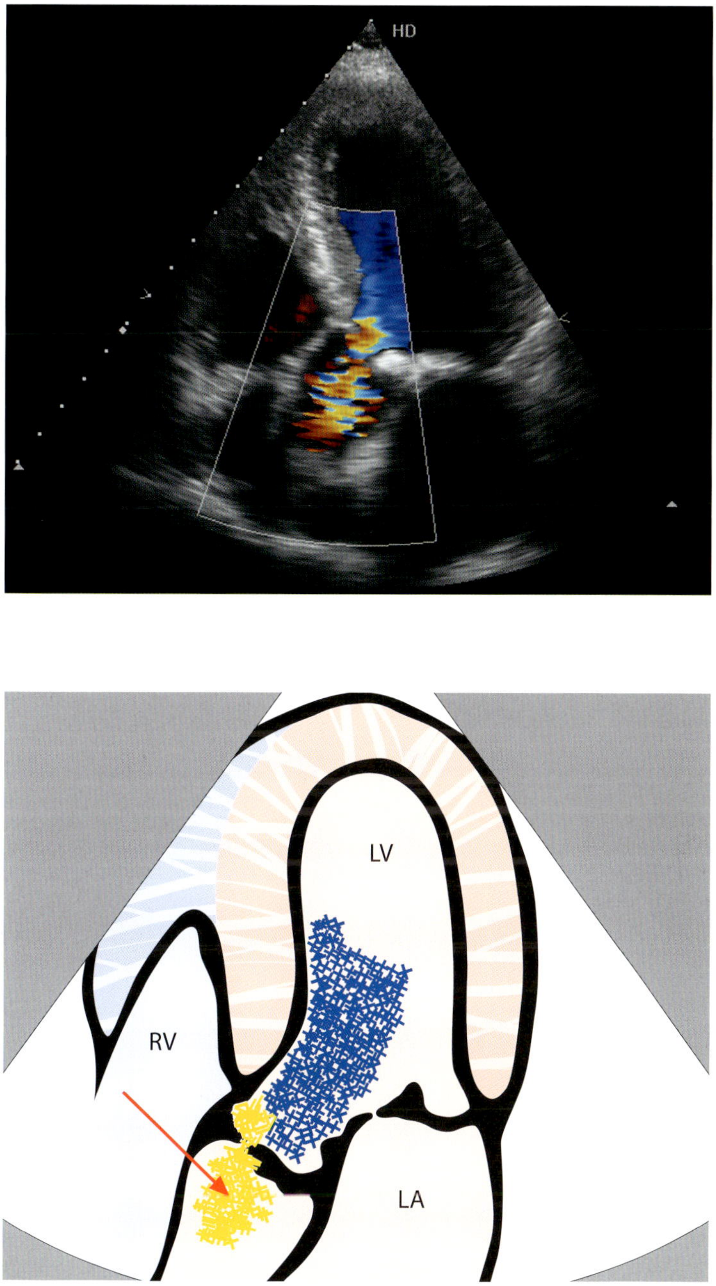

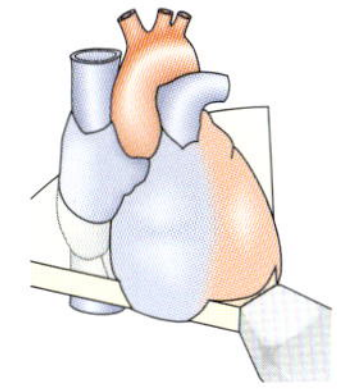

그림 9.6 ● A5C에서 AV로 나가는 혈류의 증가를 쉽게 볼 수 있다.

9.1.2 중등도(medium-grade) 대동맥판 협착

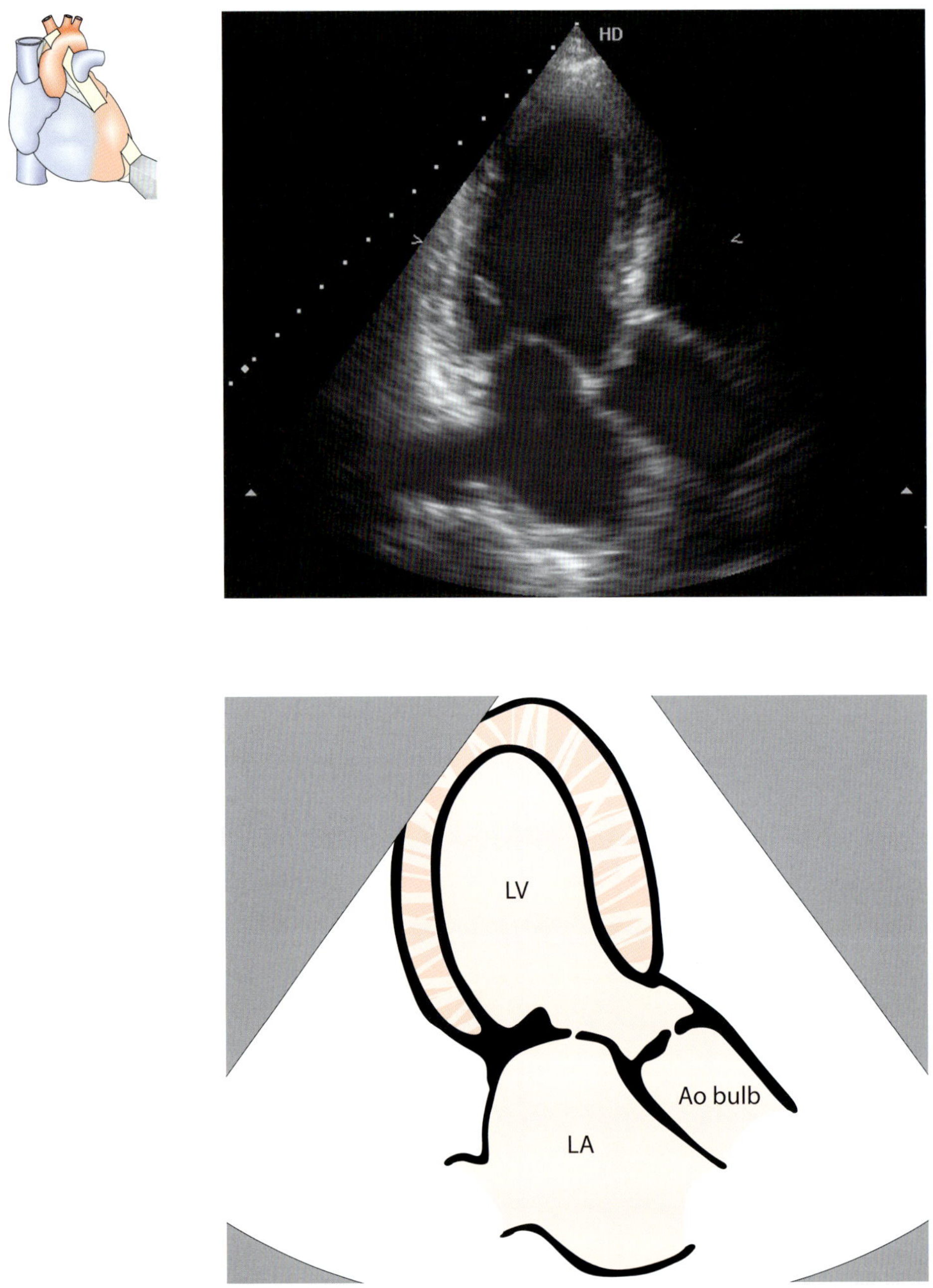

그림 9.7 ● Moderate AS에서 AV의 중등도 석회화가 보인다. 압력차(pressure gradient)의 중등도 상승은 LVH를 일으키지 않았다.

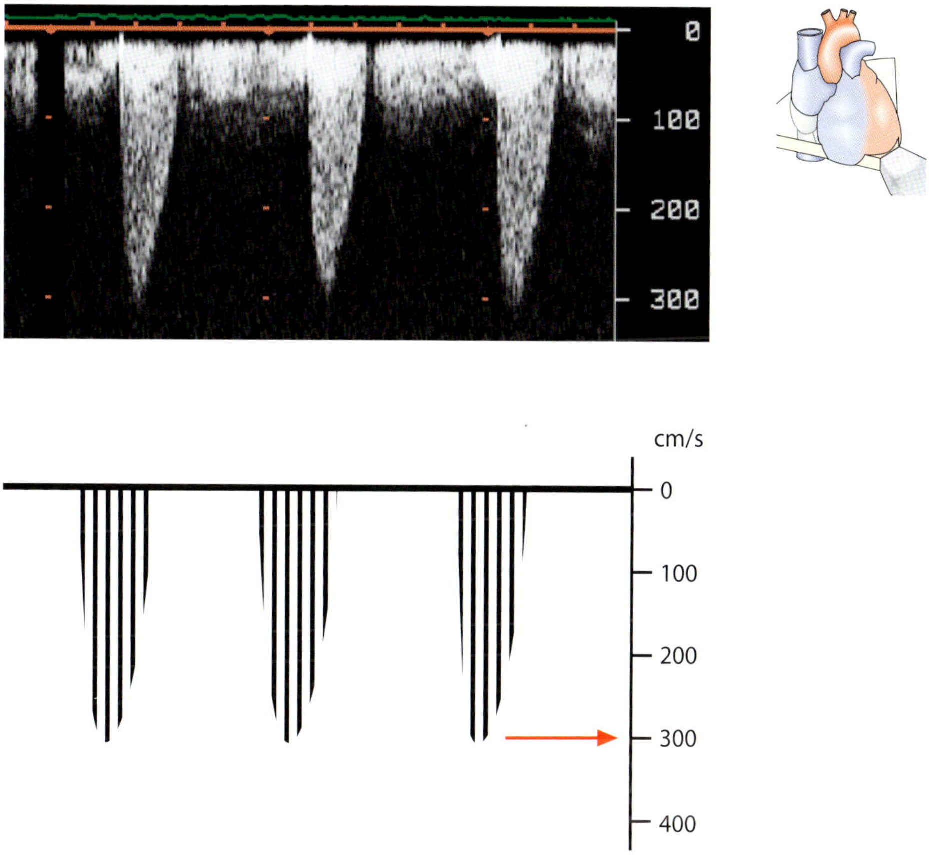

그림 9.8 ● CW Doppler에서 혈류속도가 약 3 m/s까지 중등도로 상승했다. 컴퓨터로 계산한 결과 최대압력차는 36 mmHg이다.

9.1.3 중증(high-grade) 대동맥판 협착

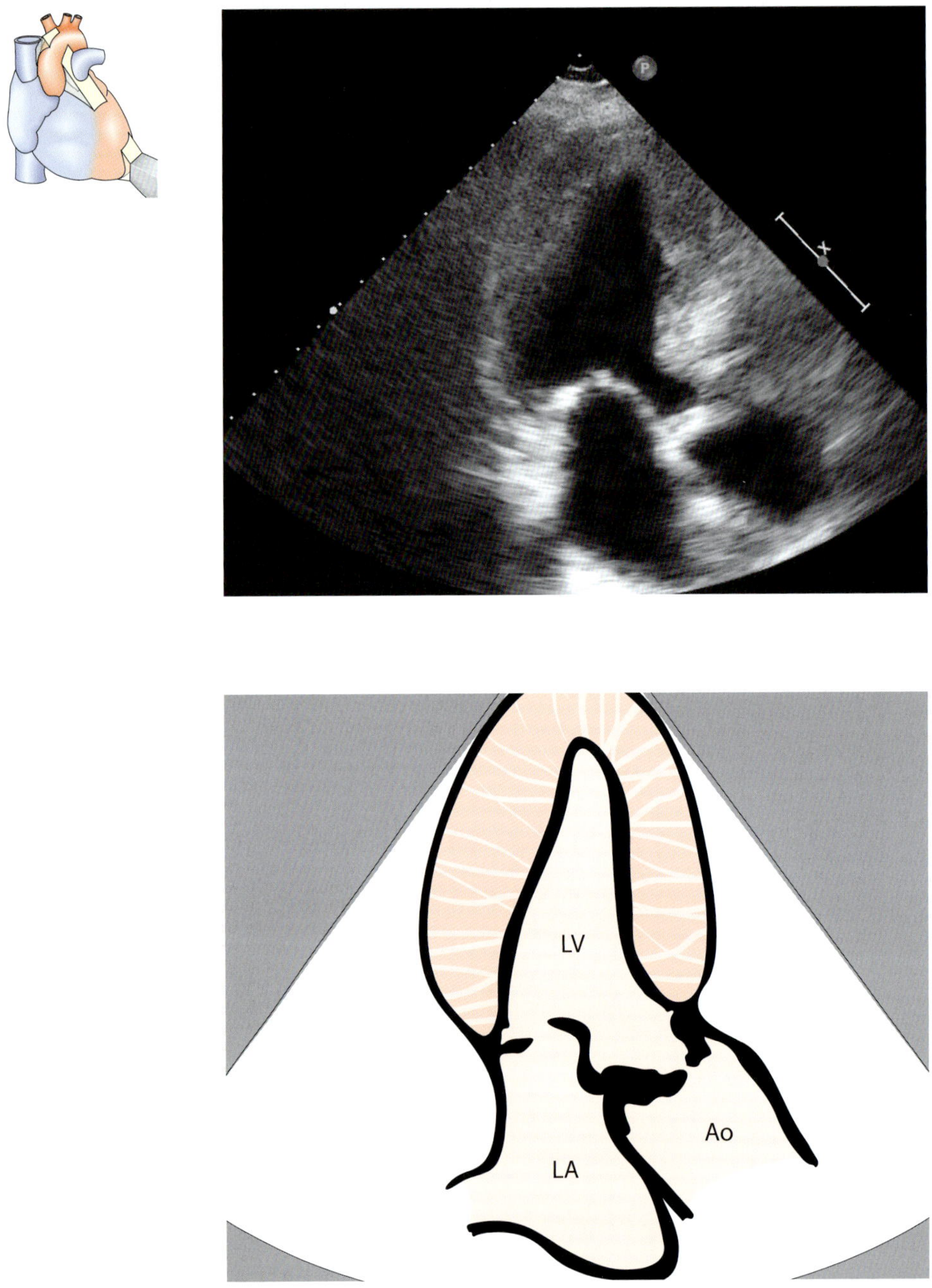

그림 9.9 AV에 심한 석회화가 있다. Concentric LVH가 관찰된다.

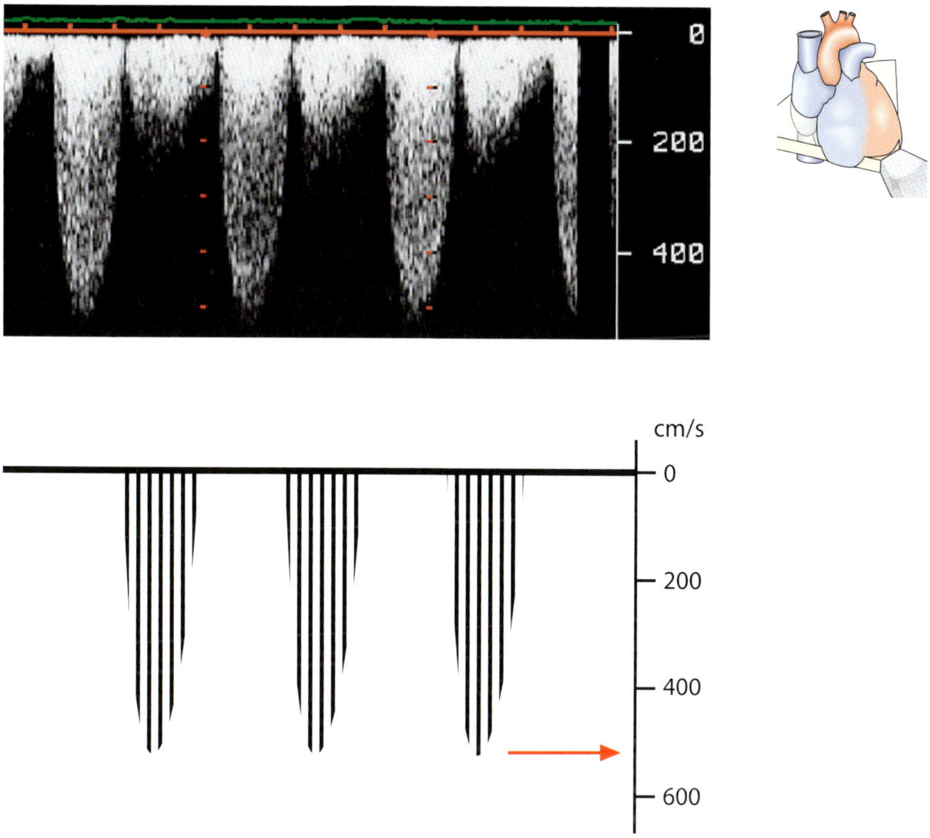

그림 9.10 ● CW Doppler에서 혈류속도는 약 5 m/s까지 상승하였고 최대압력차는 100 mmHg이다. Transaortic flow에서 CW Doppler로 분석하려면 인내와 시간이 요구된다.

III

9.2 승모판 협착(mitral stenosis)

9.2.1 승모판 협착의 개요

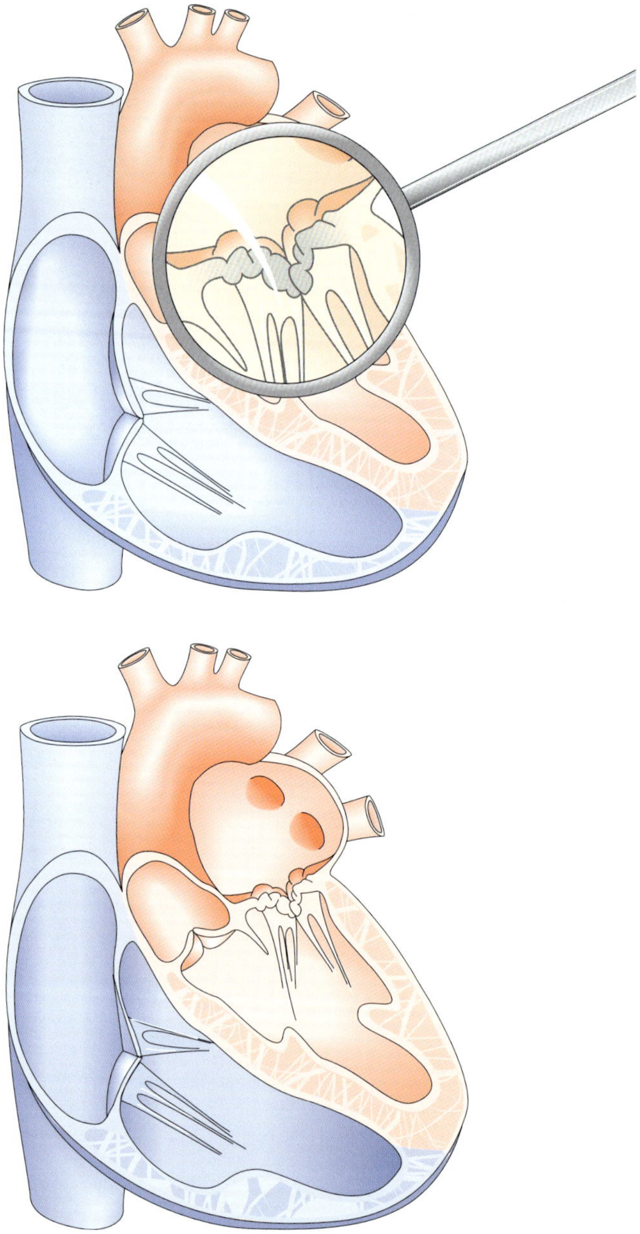

그림 9.11 • 위 : MS에서 MV의 석회화. • 아래 : 압력과부하로 인해 LA와 오른쪽 심장이 확장되었다.

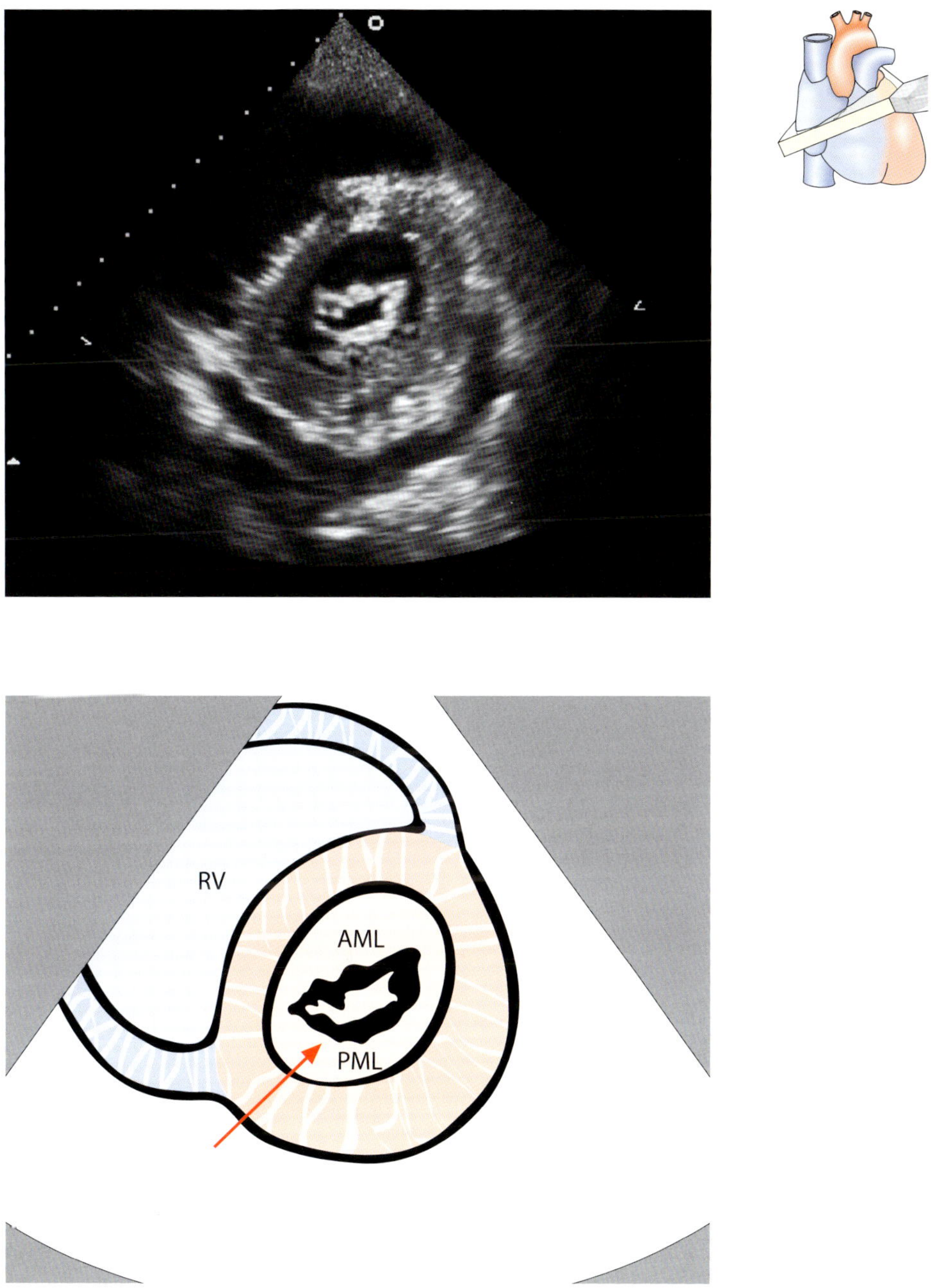

그림 9.12 ● PSAX에서 MV의 판구면적(orifice area)을 직접 볼 수 있고 컴퓨터로 면적을 측정할 수 있다. 잘 보일 경우 수치를 정량화에 사용할 수 있다.

M형 영상

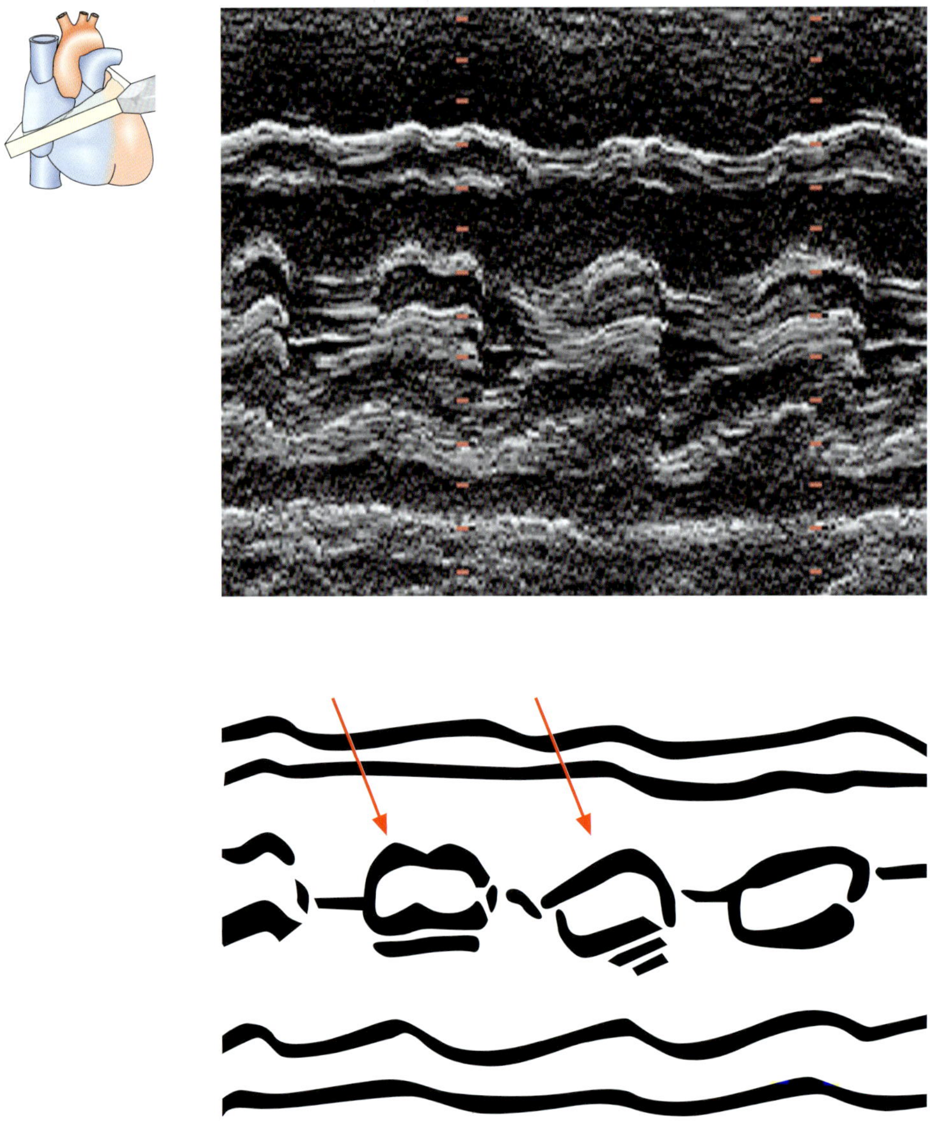

그림 9.13 ● M형 심초음파에서 MVL의 개방 운동 감소를 볼 수 있다. 개방 운동 감소는 MS의 중증도를 예측하는데 적절한 지표가 아니다.

도플러 영상

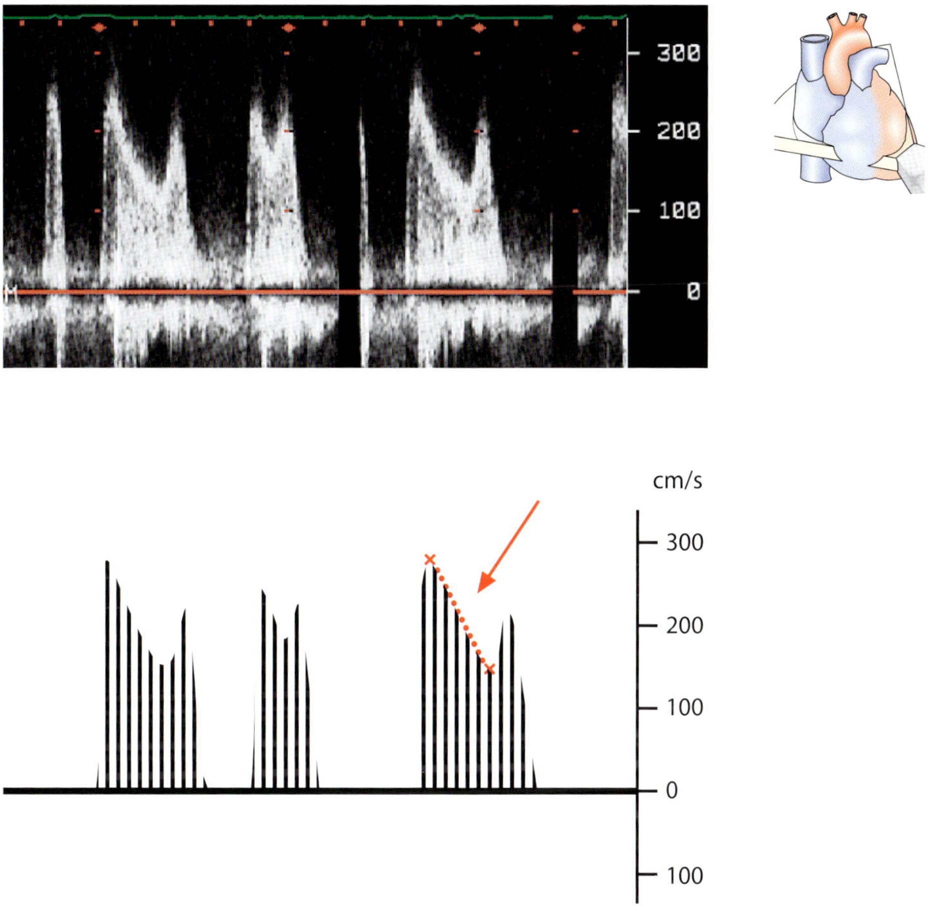

그림 9.14 ● 위 : CW Doppler에서 transmitral inflow의 완만한 감소와 승모판을 지나가는 혈류속도 상승을 볼 수 있다. ● 아래 : 이완기의 압력차를 컴퓨터로 측정해 정량화할 수 있다(소위 압력반감기 등)

9.2.2 중등도(medium-grade) 승모판 협착

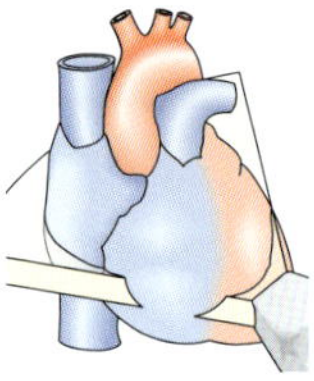

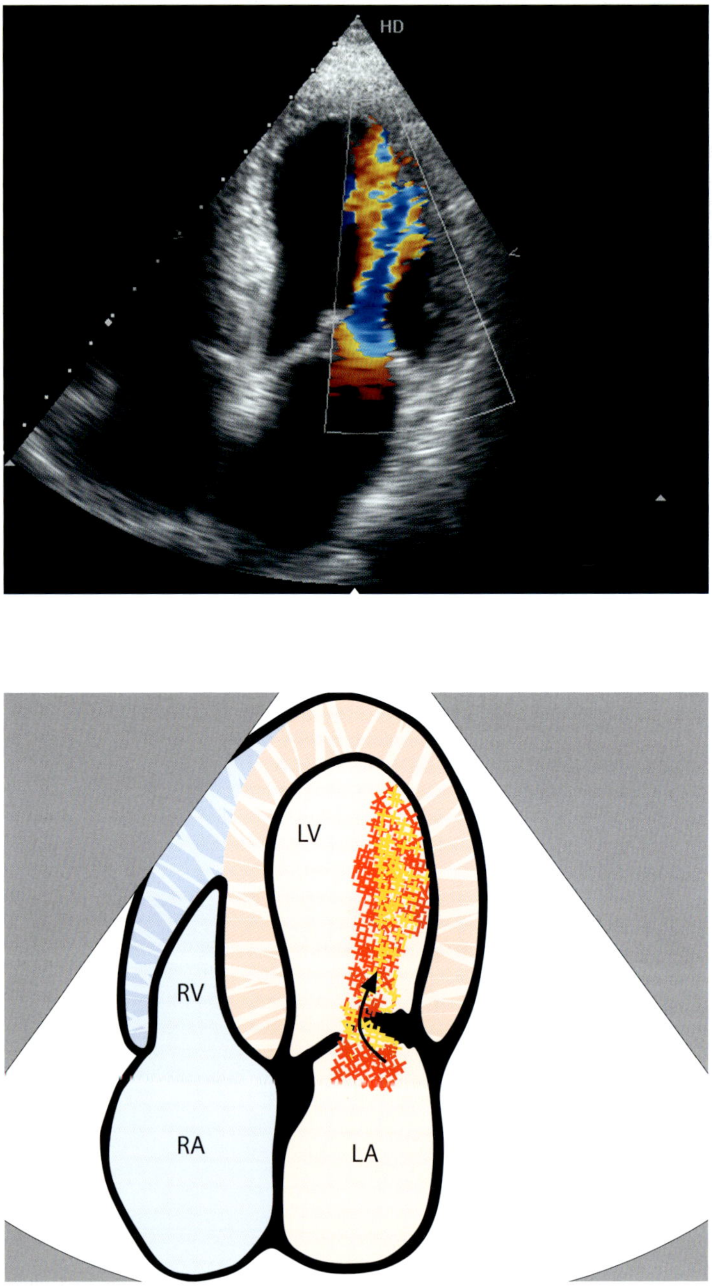

그림 9.15 • 위 : MVL의 중등도 석회화와 LA의 확장이 있다. • 아래 : Transmitral inflow 속도가 약간 상승해 주위 색이 변했다.

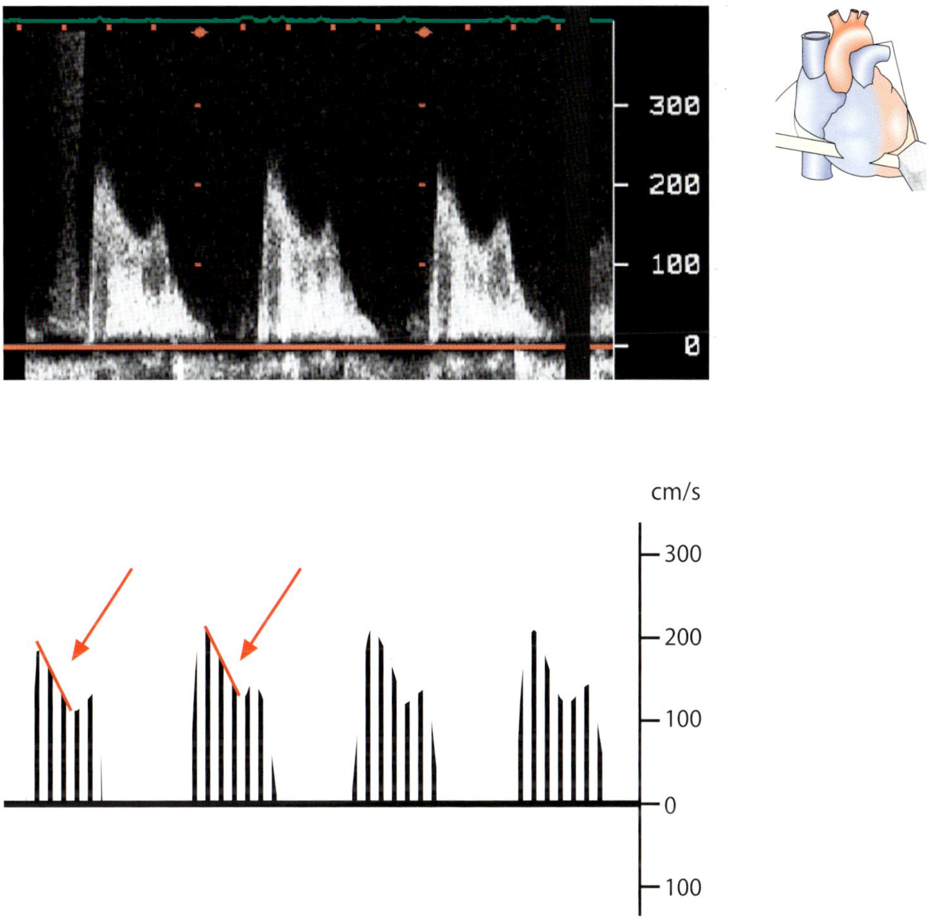

그림 9.16 • 위 : CW Doppler에서 transmitral inflow의 급격한 감소를 볼 수 있다. • 아래 : 컴퓨터로 정량화한 결과 판막의 기능적 판구면적은 >2 cm^2이다.

III

9.2.3 중증(high-grade) 승모판 협착

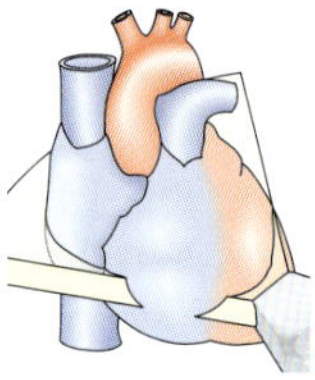

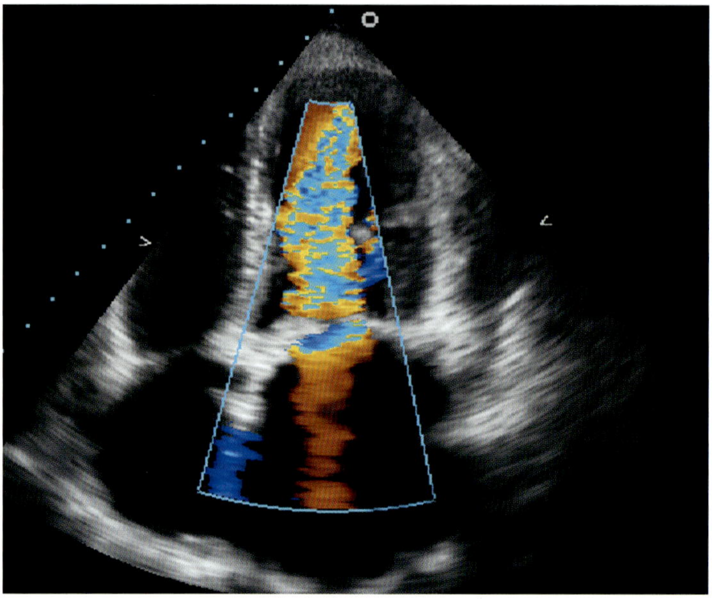

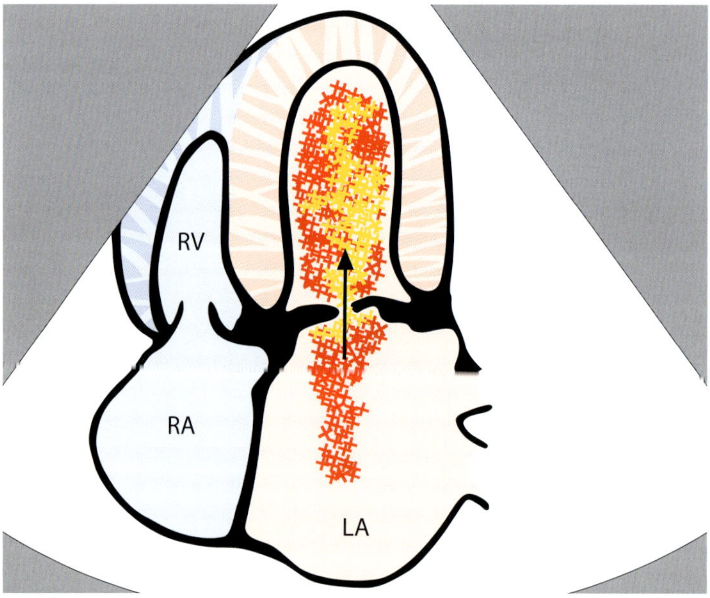

그림 9.17 ● MV의 심한 석회화와 LA의 현저한 확장이 보인다. MS를 통한 혈류속도 상승이 화면에서 불꽃처럼 보인다.

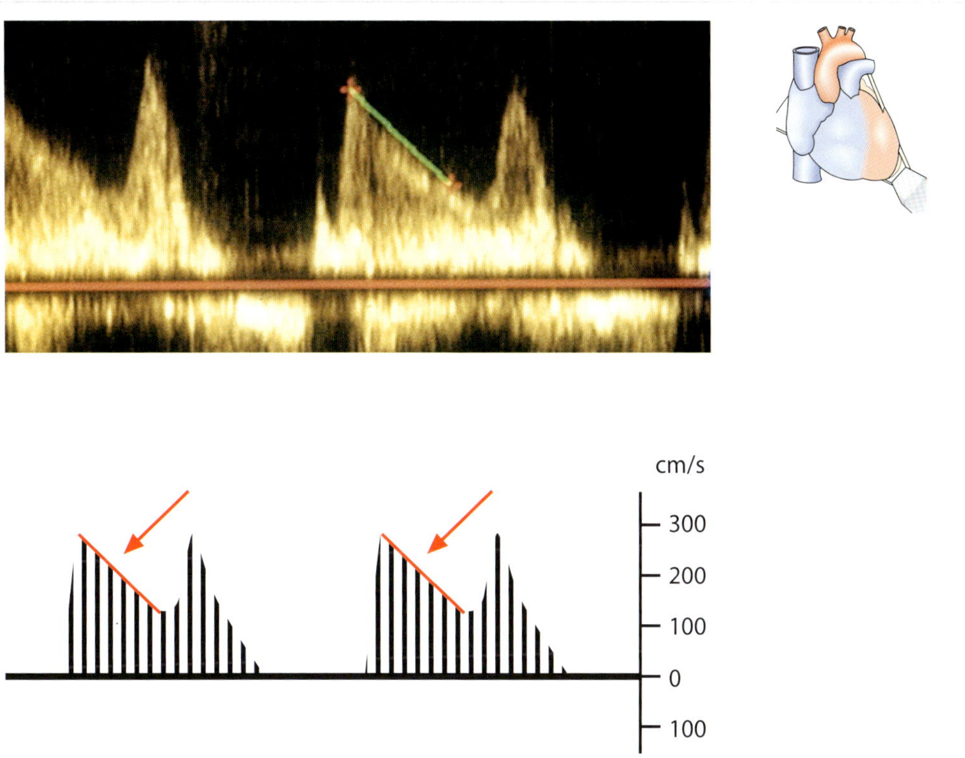

그림 9.18 ● 위 : CW Doppler에서 transmitral inflow 속도가 서서히 감소한다. ● 아래 : 속도경사를 분석한 결과 판막의 판구면적은 1.0 cm^2이다.

9.3 대동맥판 폐쇄부전 또는 역류(aortic insufficiency or regurgitation)

9.3.1 대동맥판 역류의 개요

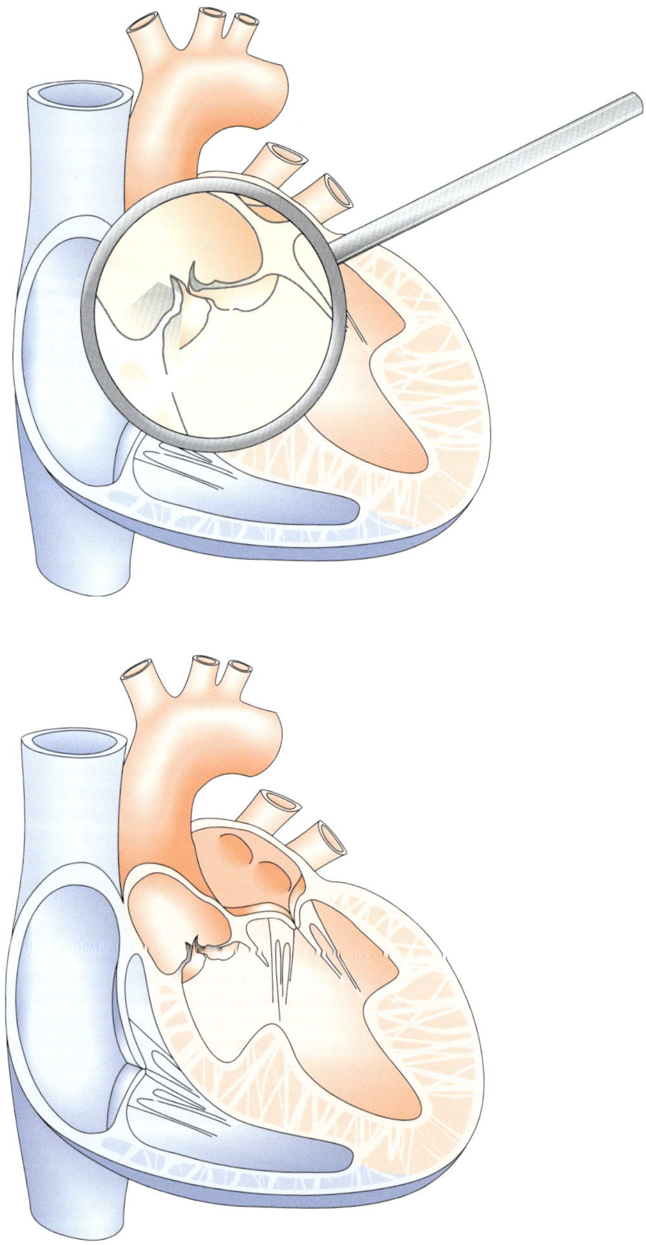

그림 9.19 • 위 : AR에서 AV의 퇴행성 변화가 있다. • 아래 : 용적과부하(volume overload)는 eccentric LVH를 유발한다.

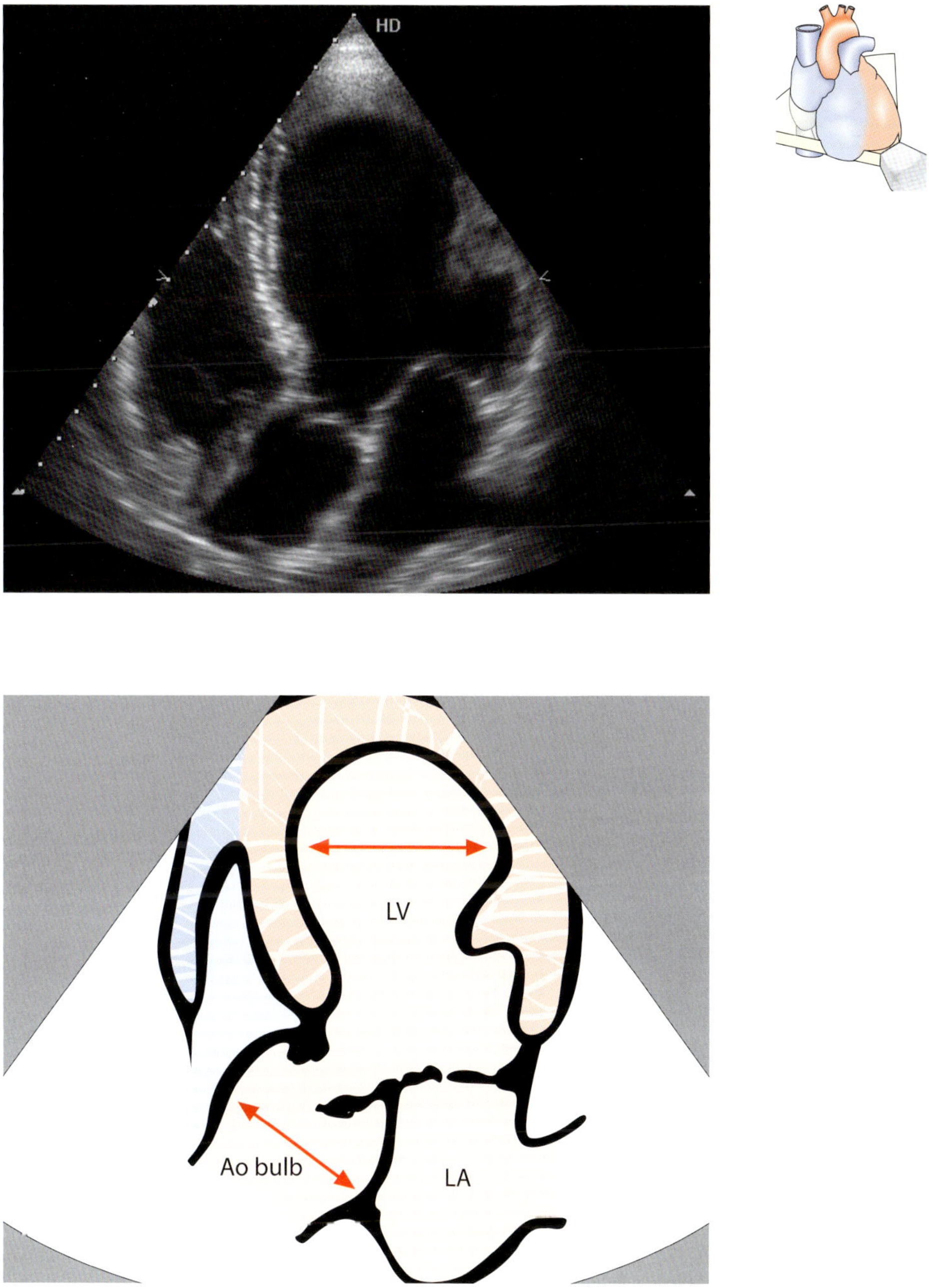

그림 9.20 ● AV 첨판에 퇴행성 변화만 약간 있는데도 더 severe AR이 있으면서 LV와 상행대동맥이 확장되었다.

9

M형 영상

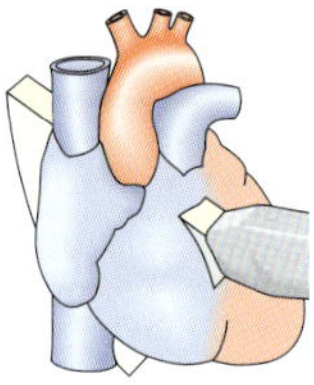

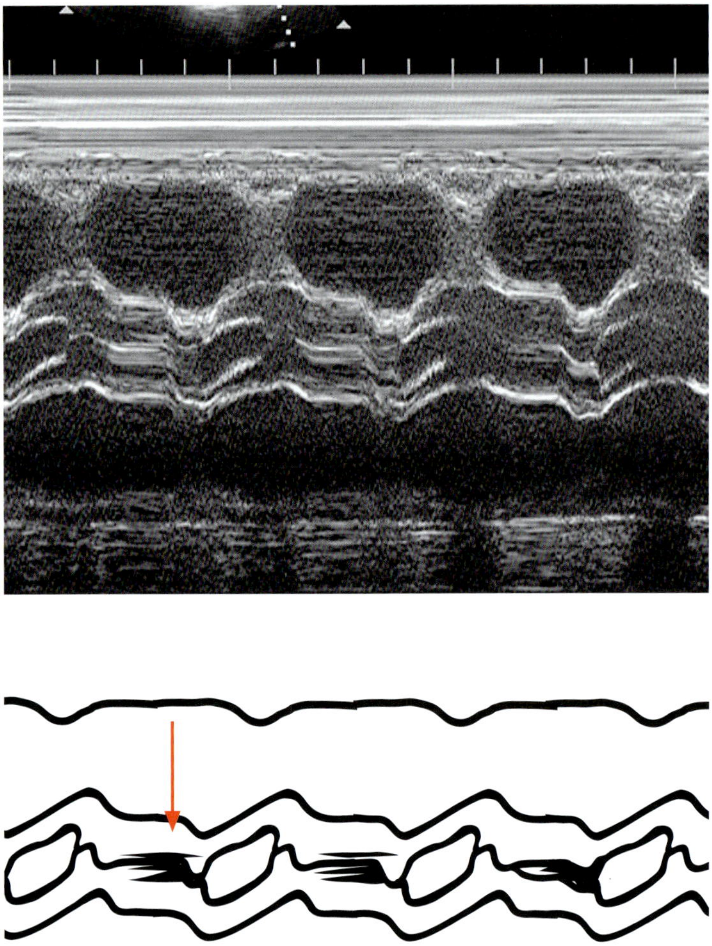

그림 9.21 ● M형 심초음파에서 AV 첨판에 중등도 석회화가 있으면서 AV의 개방 운동은 정상인 경우가 자주 있다. M형 심초음파에서 이완기에 AV 첨판을 통한 누출(leakage)은 볼 수 없다.

도플러 영상

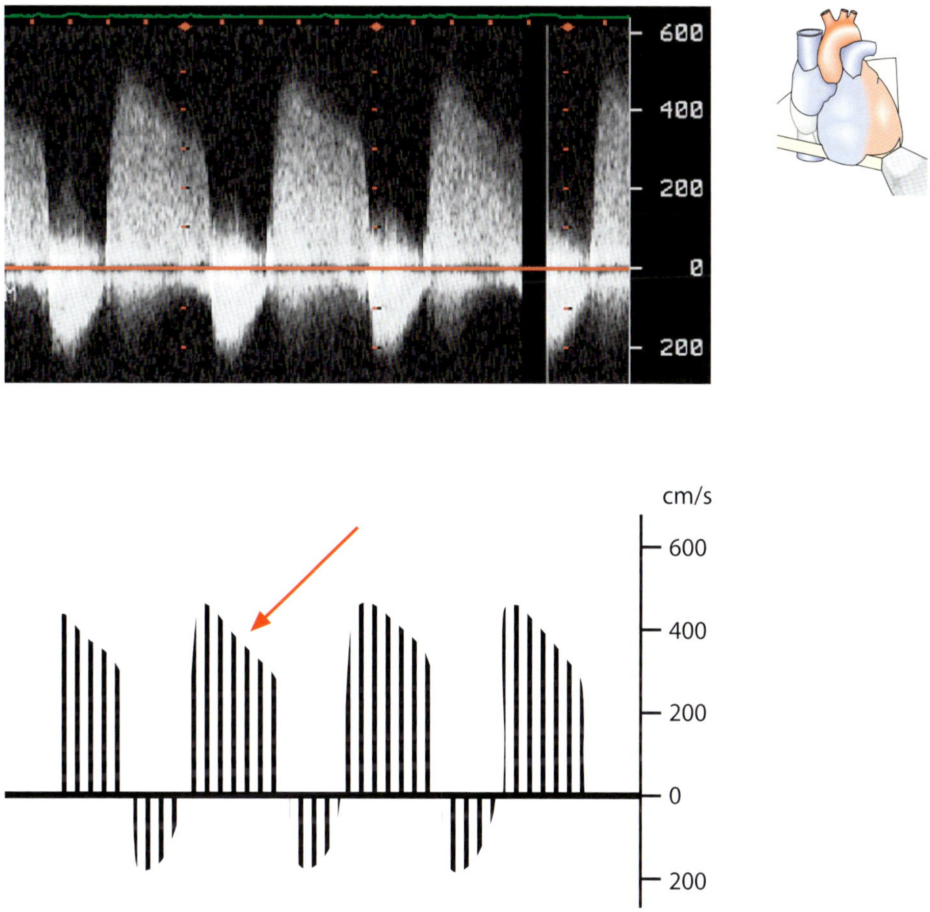

그림 9.22 ● 위 : Apical view에서 AR의 특징적인 retrograde flow를 볼 수 있다. ● 아래 : CW Doppler로 역류제트를 정성 분석만 할 수 있으며, 정량화는 Color Doppler를 이용한다.

색도플러 영상

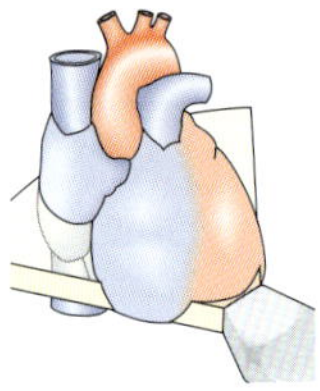

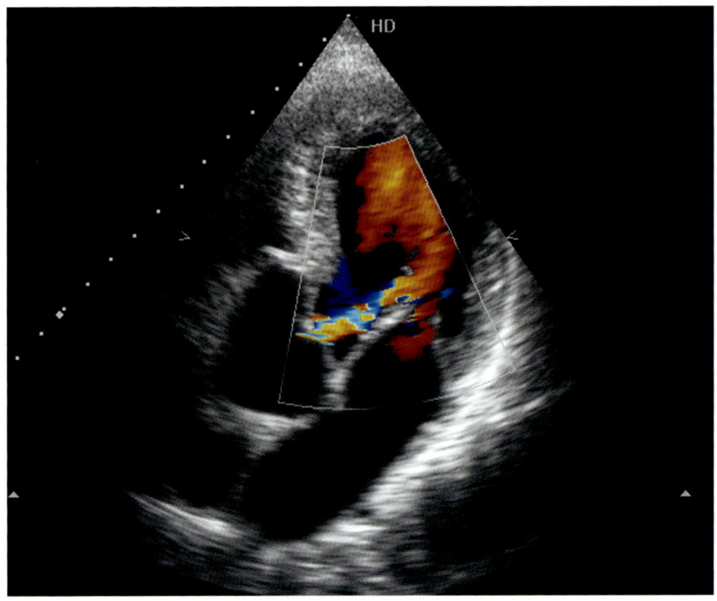

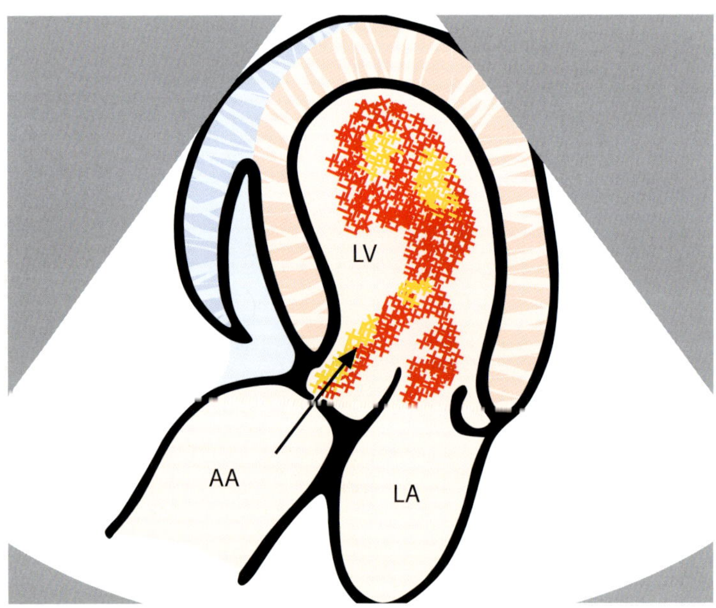

그림 9.23 • 위 : AR은 apical view에서 가장 잘 보인다. • 아래 : Apical view에서 역류제트가 뚜렷하게 보인다.

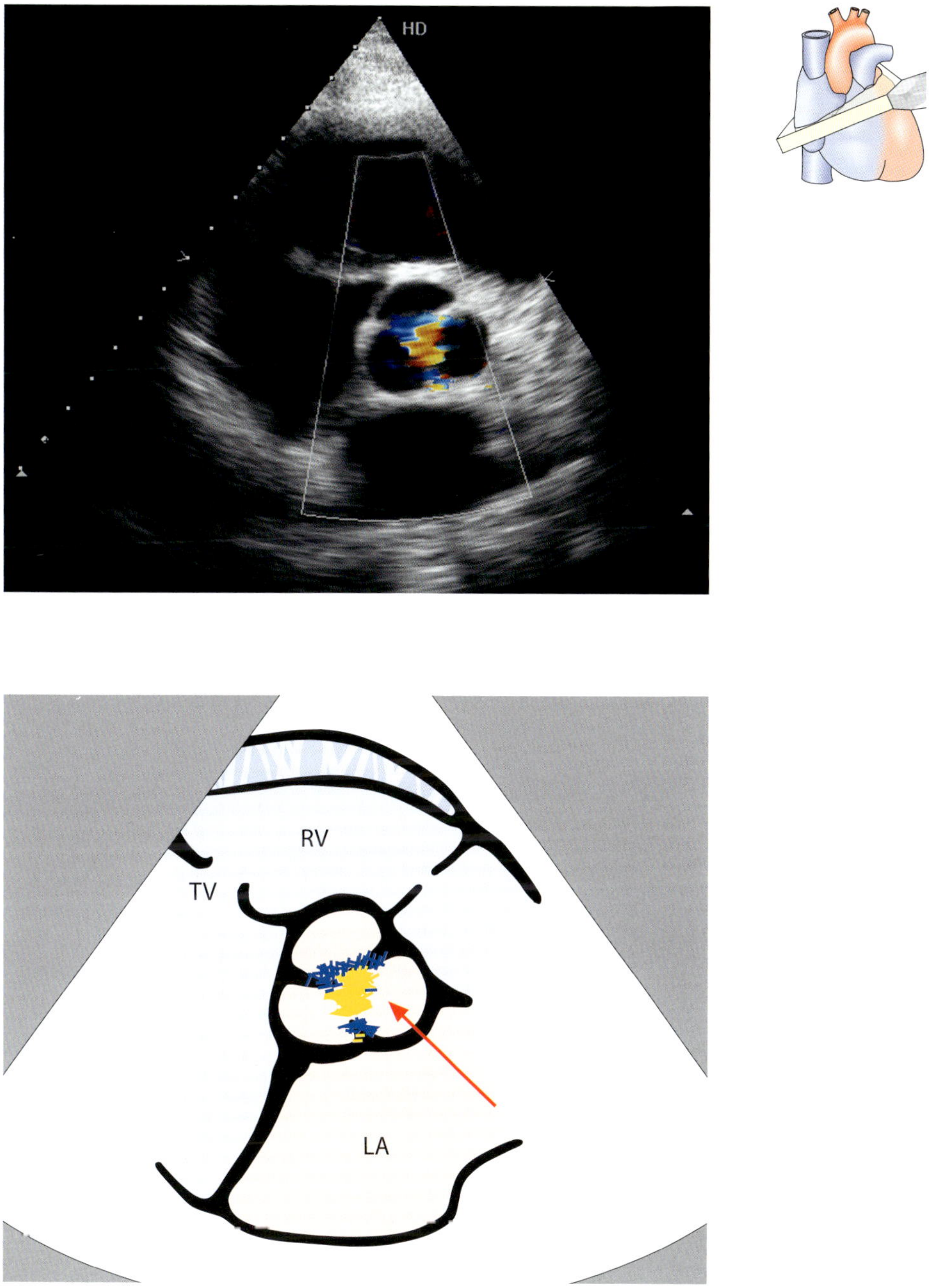

그림 9.24 ● 그렇지만 PSAX에서 단면을 이용해 정량화해야 하며, LVOT의 단면과 연관지어 평가해야 한다.

9.3.2 경도(low-grade) 대동맥판 역류

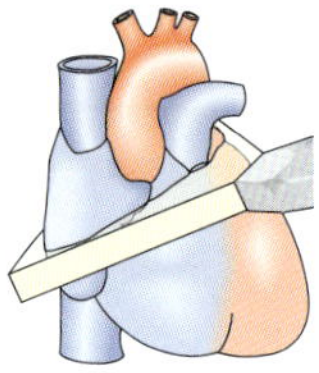

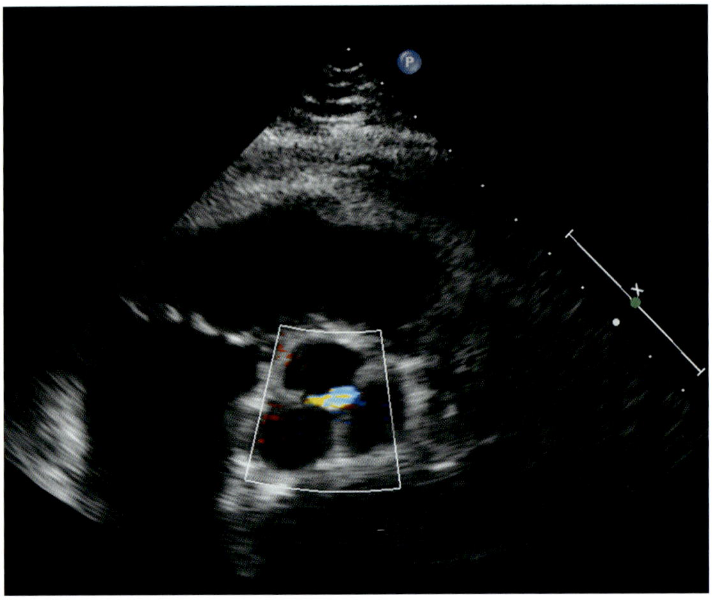

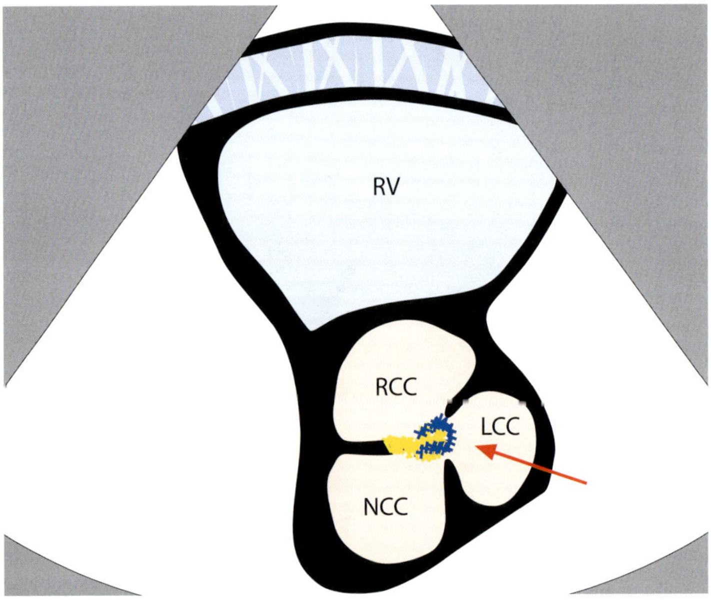

그림 9.25 ● PSAX에서 color Doppler로 역류의 판구를 볼 수 있다. Mild AR에서 역류의 판구는 누두부(infundibulum)의 단면에 비해 작게 보인다.

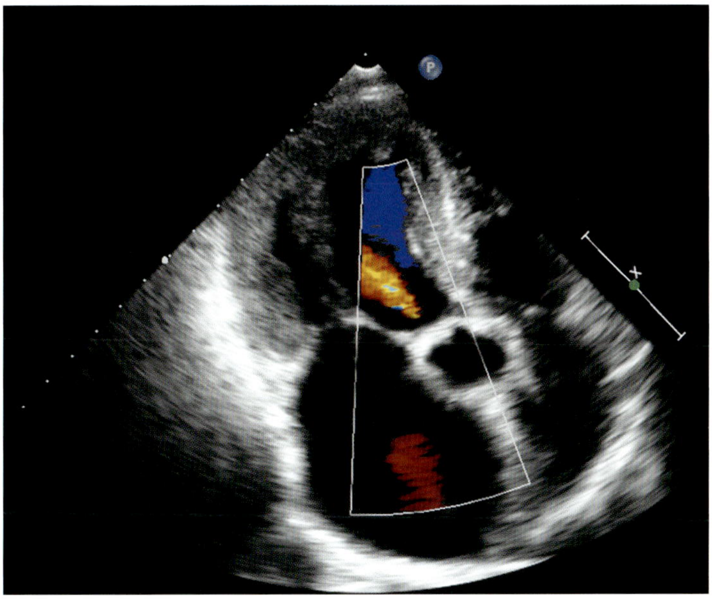

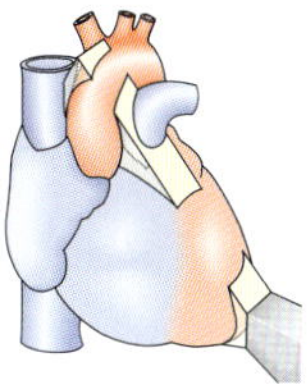

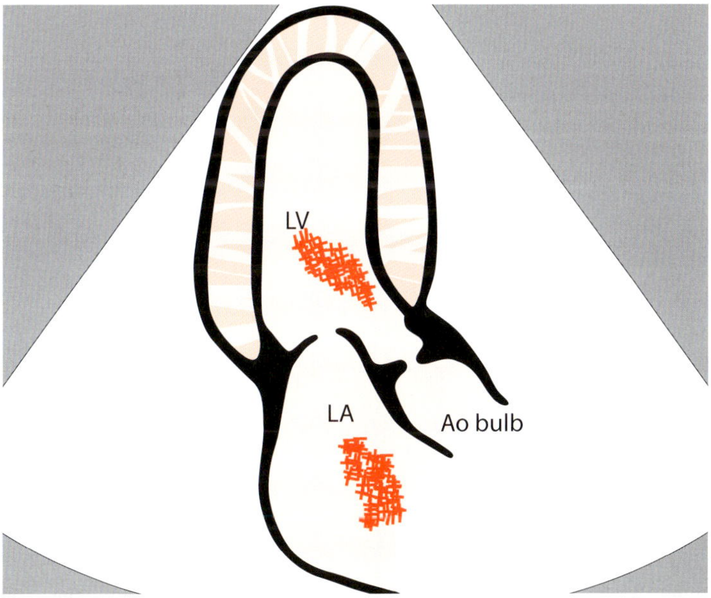

그림 9.26 • Apical view에서 좁은 역류제트만 관찰된다. AR이 AML의 개방 운동을 제한할 수 있다.

9.3.3 중증(high-grade) 대동맥판 역류

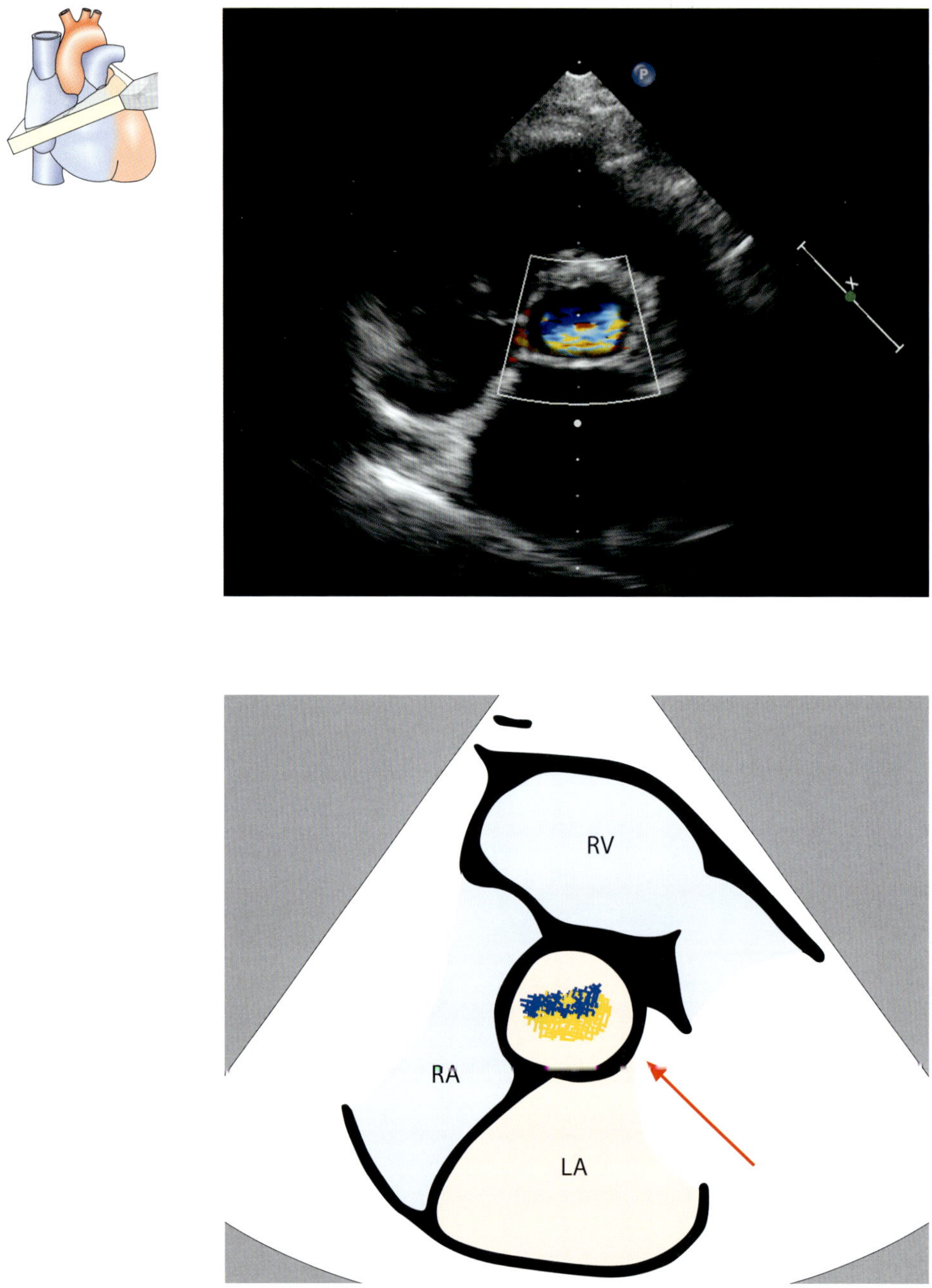

그림 9.27 ● PSAX에서 누두부 단면의 절반 이상을 차지하는 현저한 AR이 보인다.

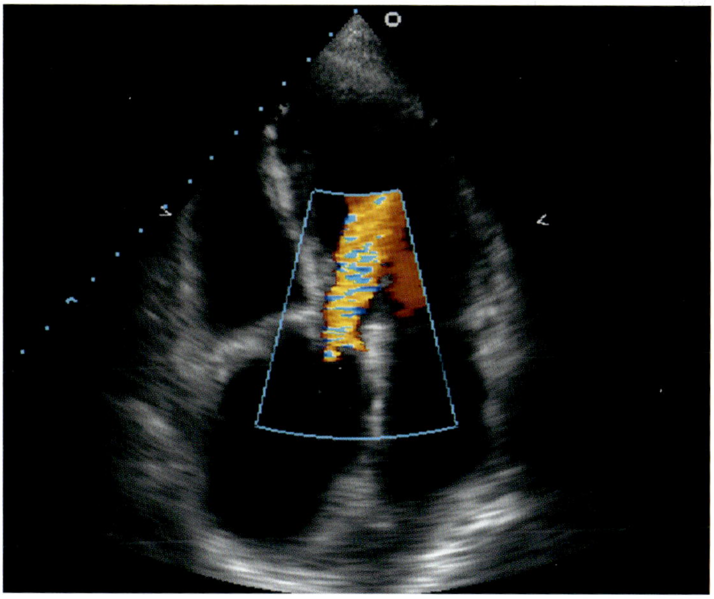

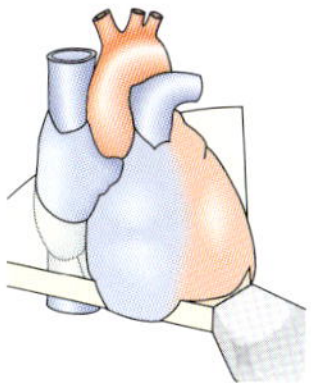

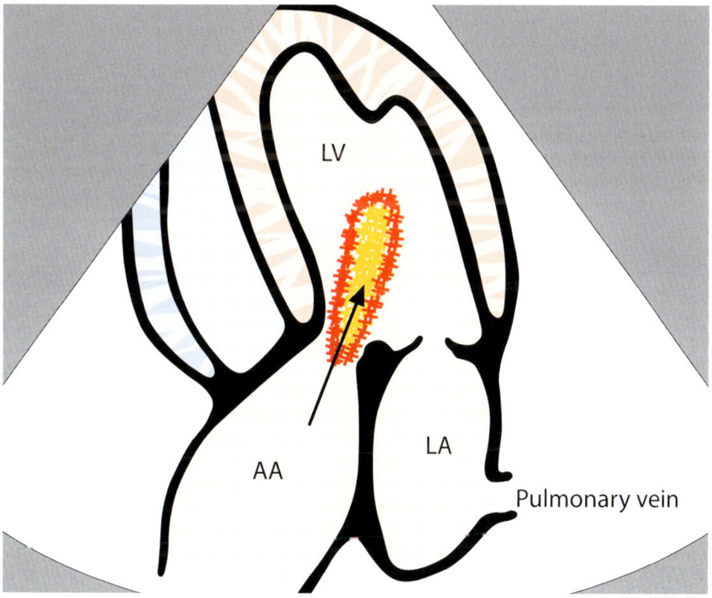

그림 9.28 ● 위 : Apical view에서 넓은 역류제트가 보인다. ● 아래 : 심실내압이 높으면 역류제트가 심첨부에 도달하지 못한다.

9.4 승모판 폐쇄부전 또는 역류(mitral insufficiency or regurgitation)

9.4.1 승모판 역류의 개요

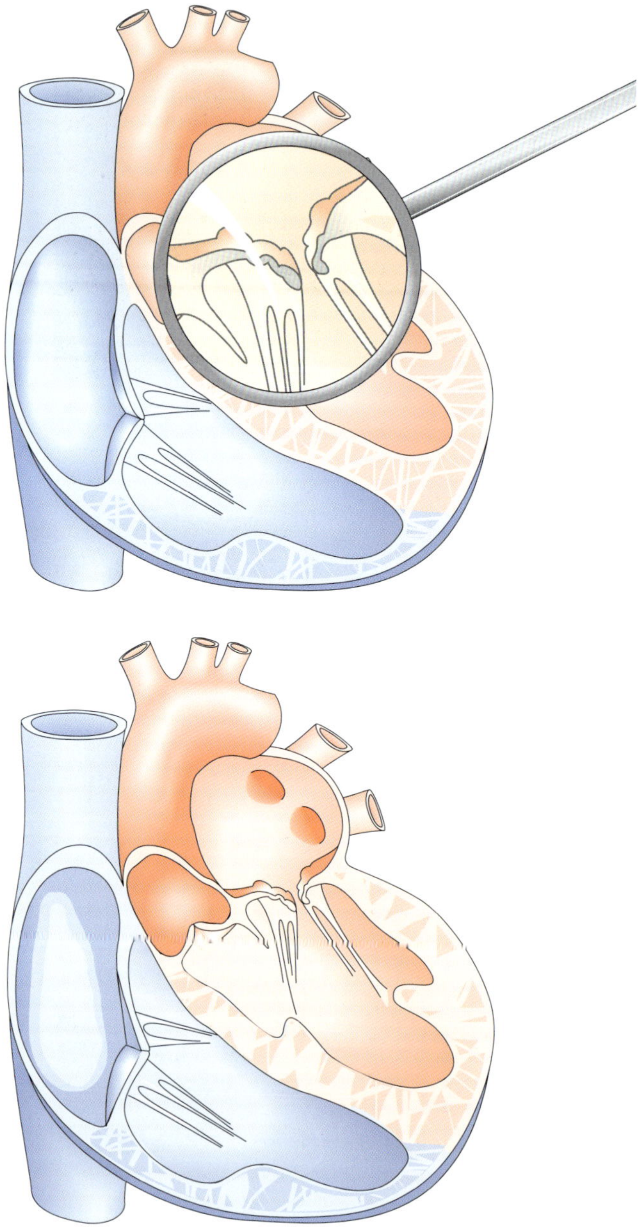

그림 9.29 • 위 : MR에서 MV의 퇴행성 변화가 있다. • 아래 : 용적과부하로 인해 LA, LV, 오른쪽 심장이 확장되었다.

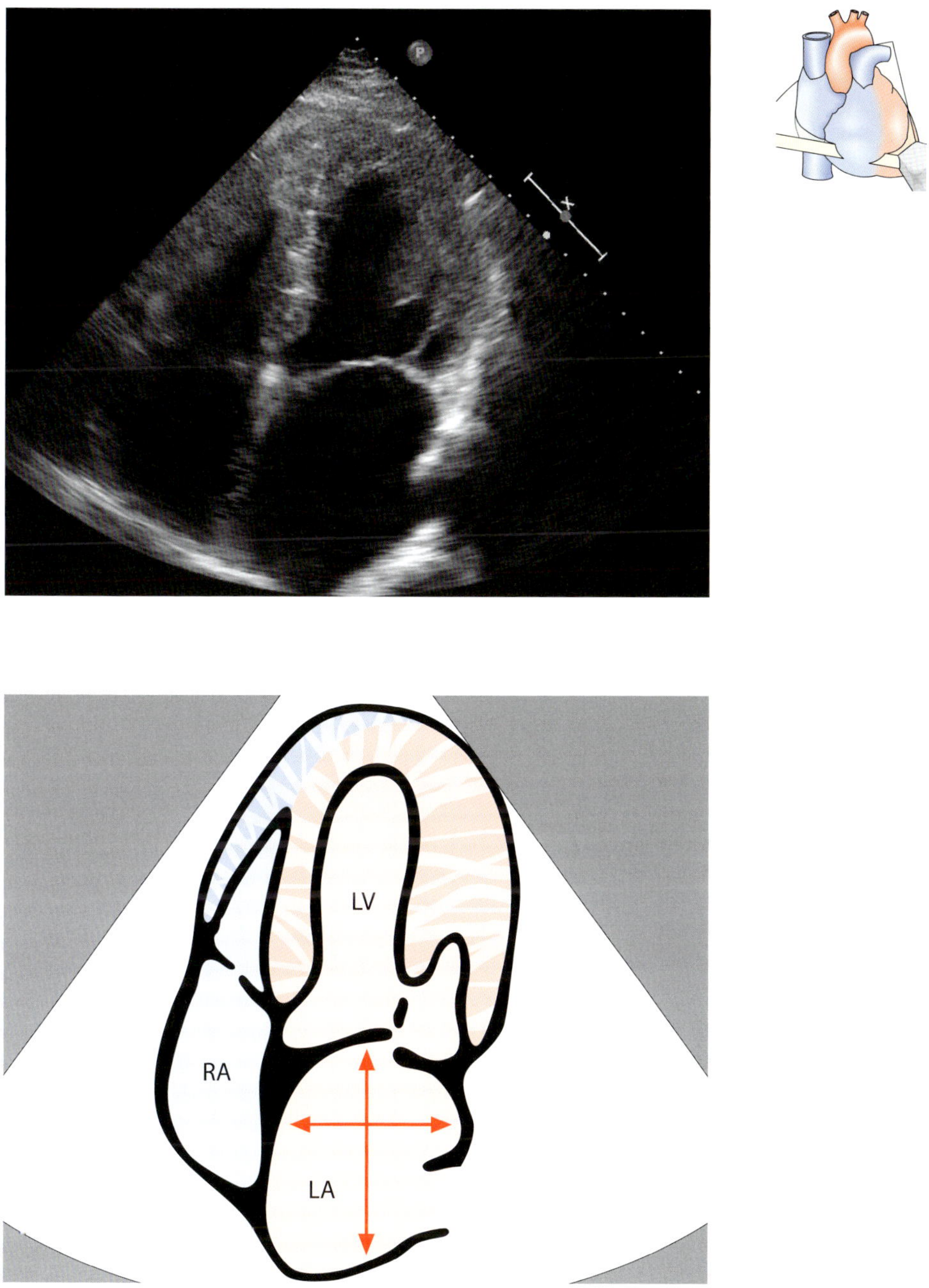

그림 9.30 ● 위 : LA의 확장이 관찰된다. ● 아래 : MR이 심하면 오른쪽 심장도 확장될 수 있다.

III

M형 영상

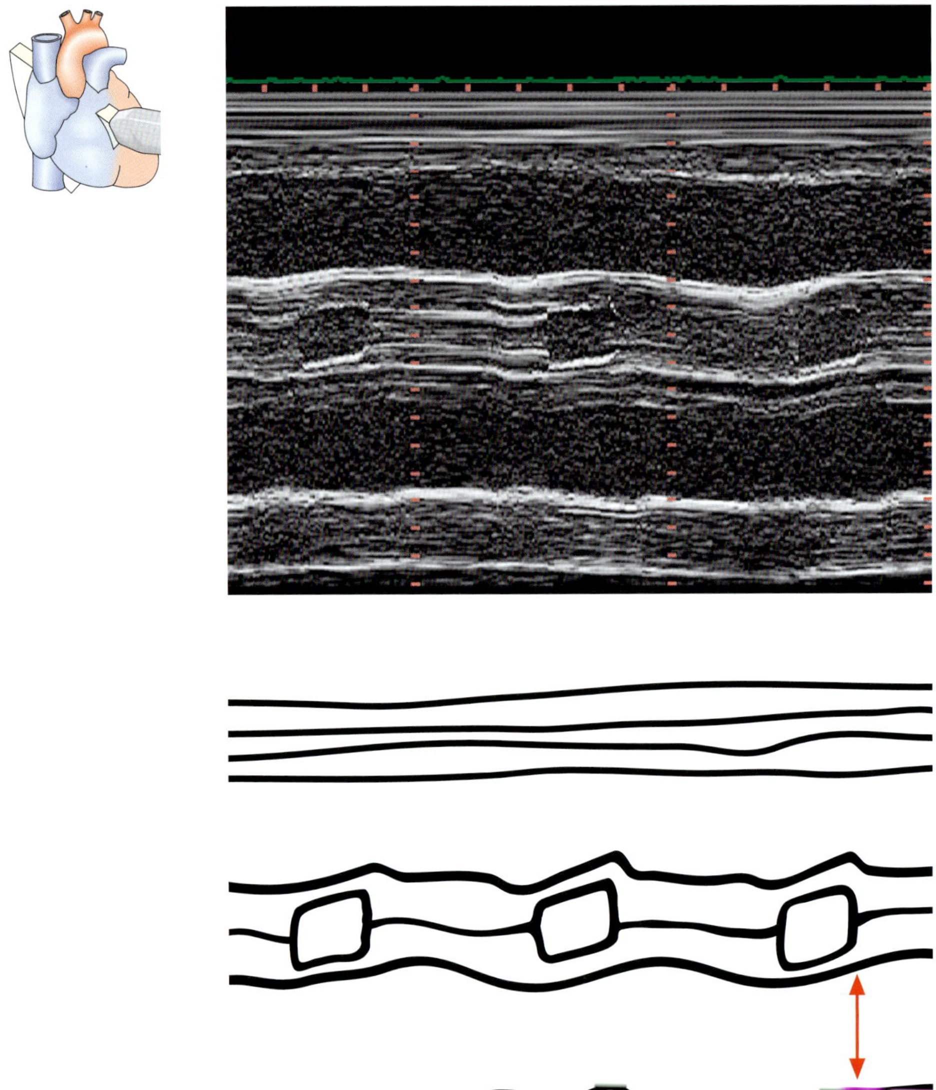

그림 9.31 ● 위 : M형 심초음파에서 AV를 보면서 LA의 확장을 확인할 수 있다. ● 아래 : LA의 크기는 수축기말에 측정해야 한다.

도플러 영상

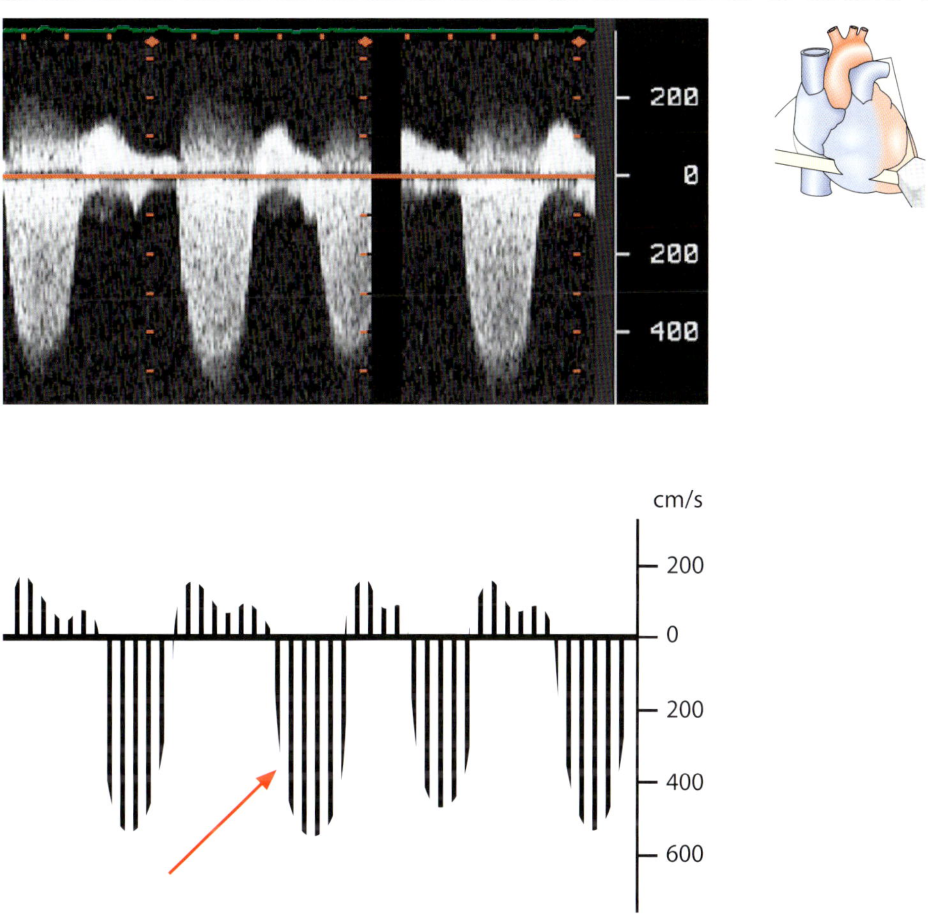

그림 9.32 ● 위 : CW Doppler에서 역류제트가 특징적인 U자 형태로 나타난다. ● 아래 : 속도가 역류의 중증도를 나타내지는 않는다.

9.4.2 경도(low-grade) 승모판 역류

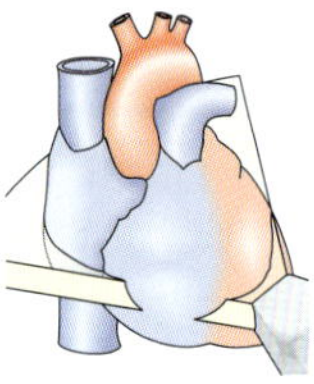

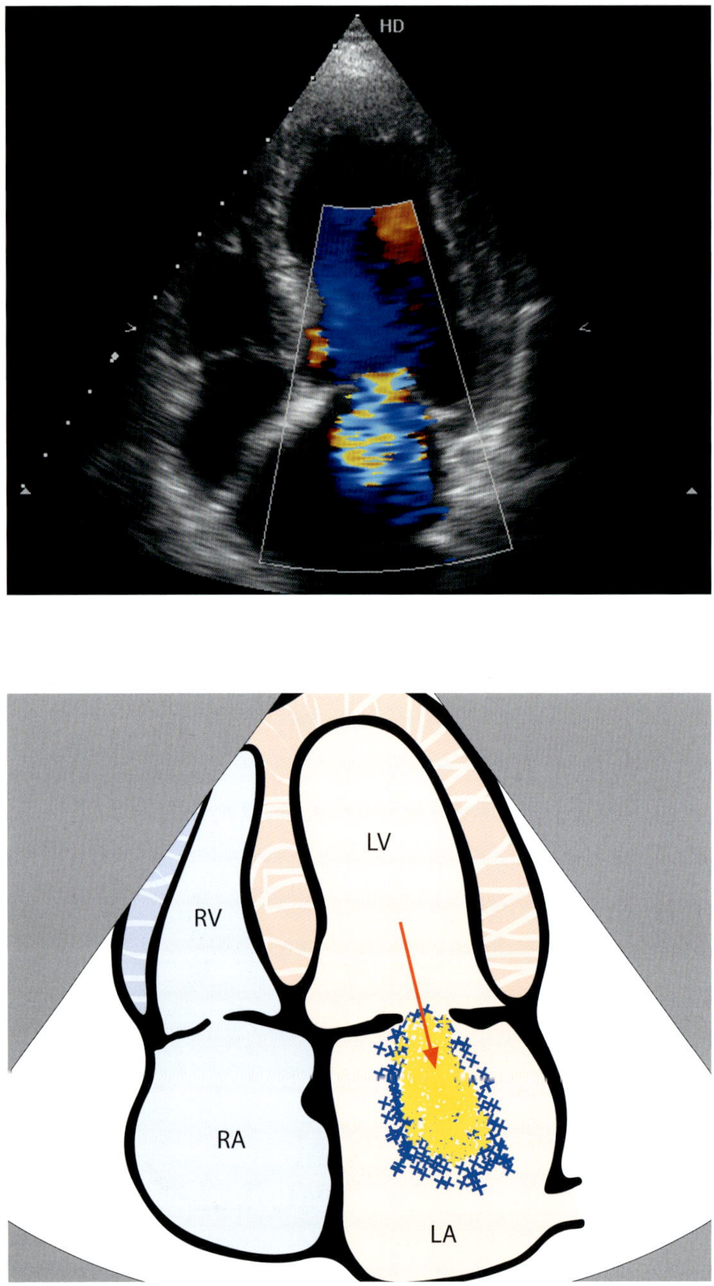

그림 9.33 • 위 : A4C에서 mild MR을 볼 수 있다. • 아래 : 역류제트가 LA의 거의 중간까지 도달하고 있다.

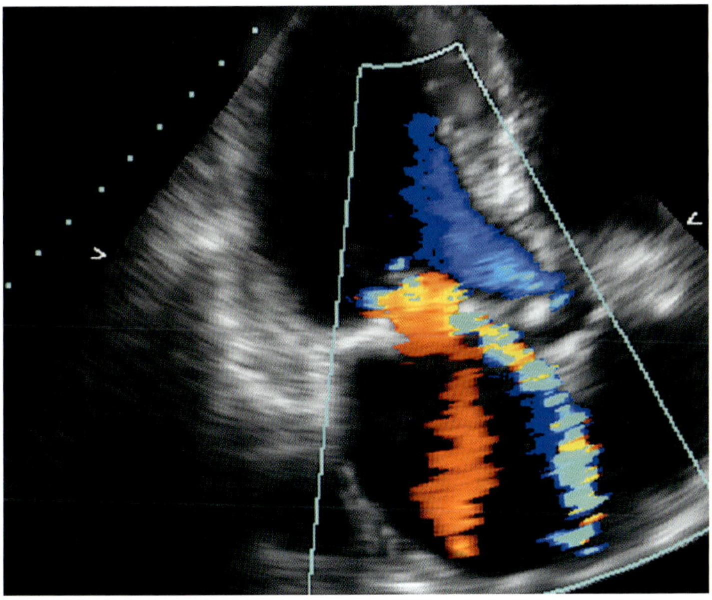

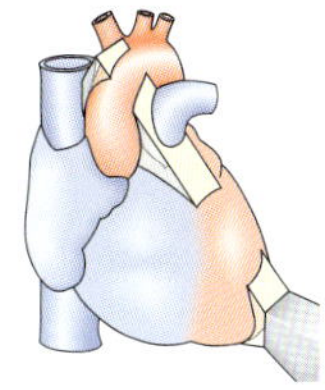

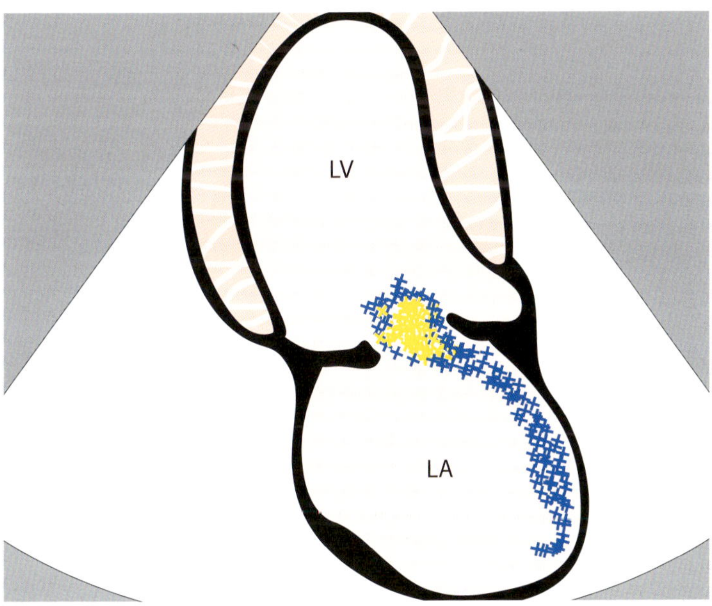

그림 9.34 ● Eccentric MR일 수 있으므로 여러 단면에서 관찰해야 한다. 한 단면에서만 MR을 관찰하면 중증도를 과대 또는 과소평가할 수 있다.

9.4.3 중증(high-grade) 승모판 역류

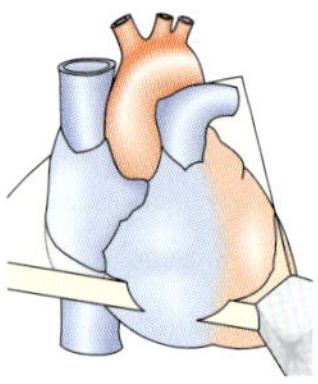

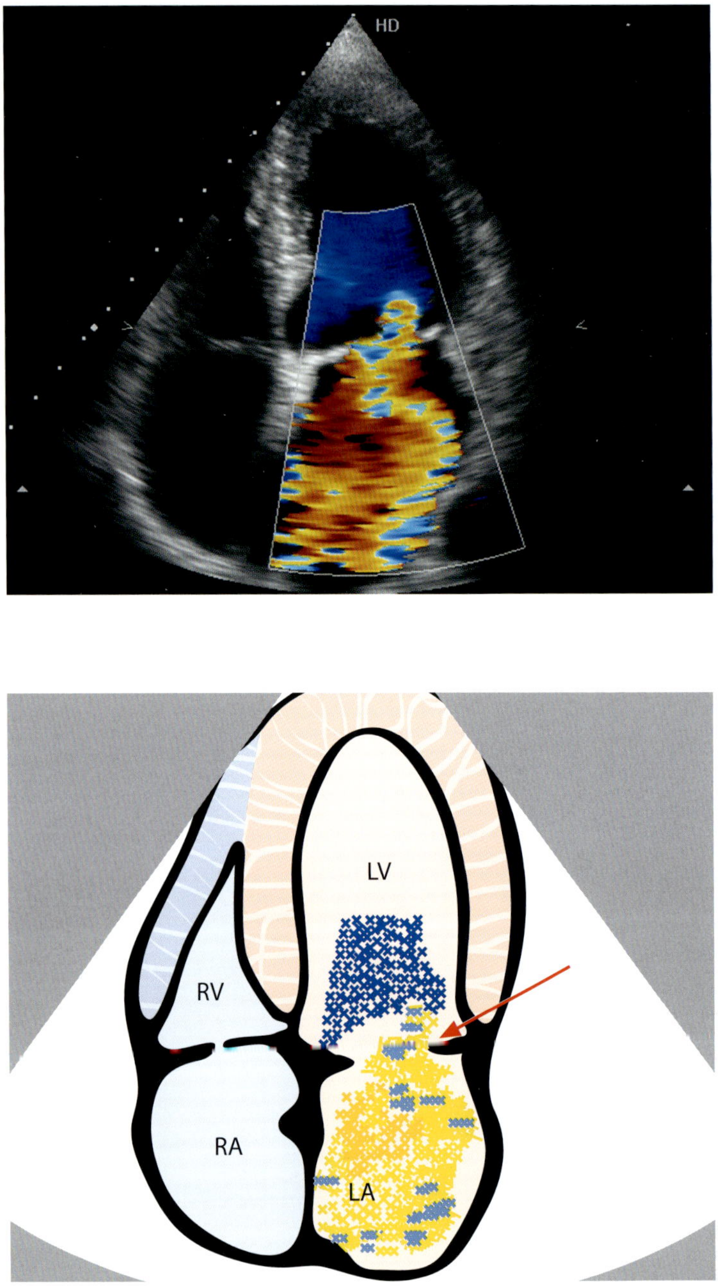

그림 9.35 • 위 : LA에서 현저한 역류제트 • 아래 : 판막 누출 방향으로 증가된 심실내 혈류로 인해 MV 전에 색이 변했다.

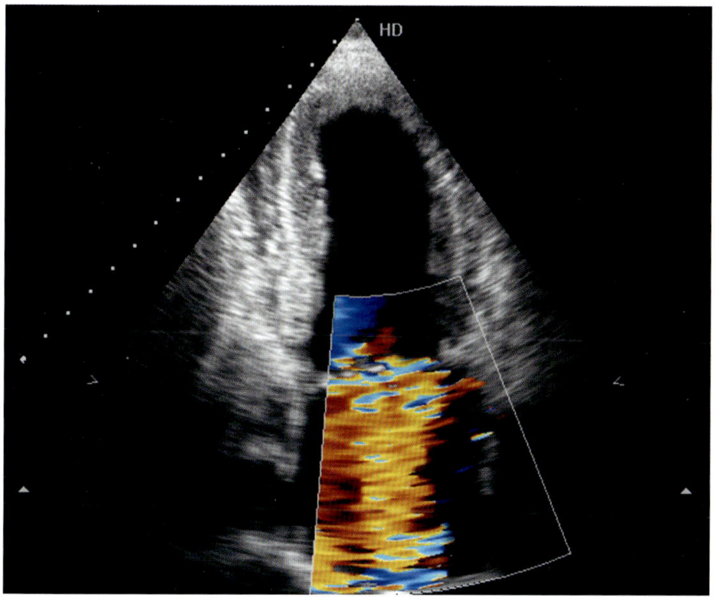

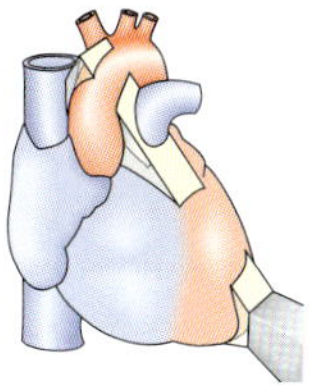

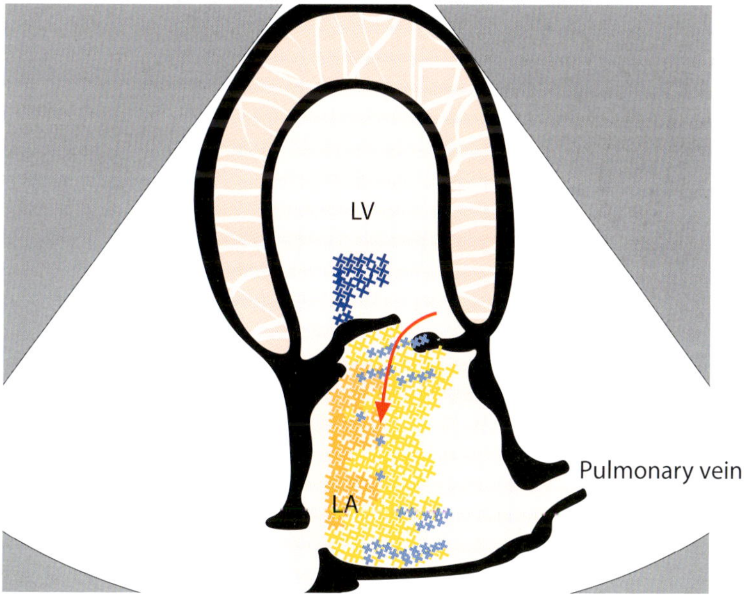

그림 9.36 ● A2C에서 LA로 들어오는 MR 혈류가 현저하다. 역류제트가 LA의 끝까지 도달하고 있다.

III

9.5 승모판일탈증(mitral valve prolapse)

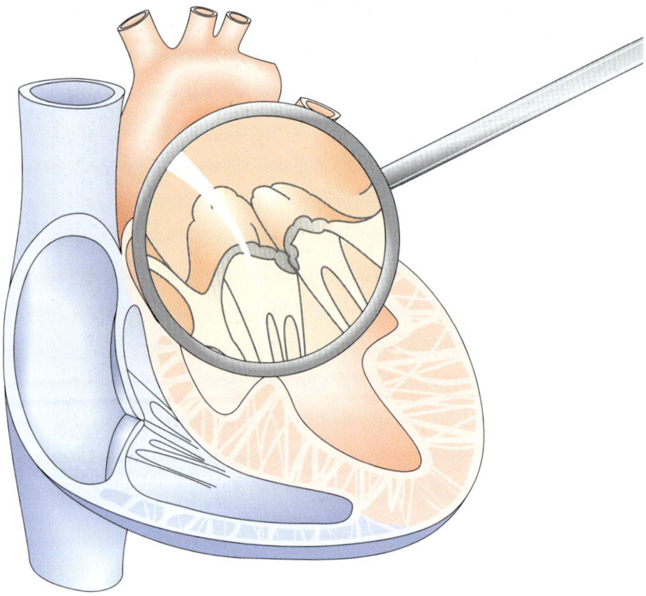

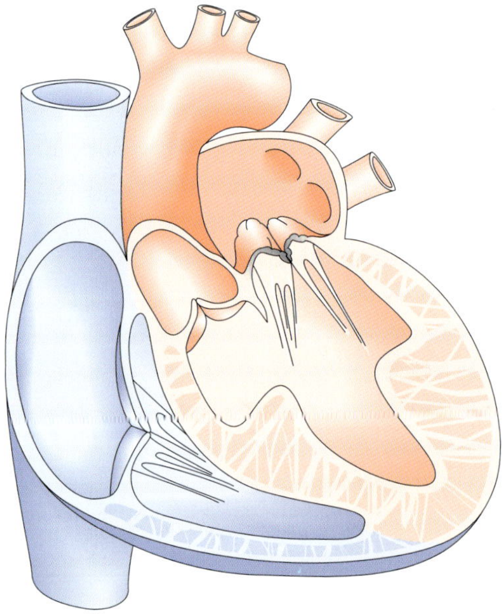

그림 9.37 • MV의 점액성 퇴행(myxomatous degeneration)은 늘어나고 두꺼워진 MVL이 LA로 일탈(prolapse)되는 것을 보면 알 수 있다. 동반된 MR의 정도에 따라 LA가 확장될 수 있다.

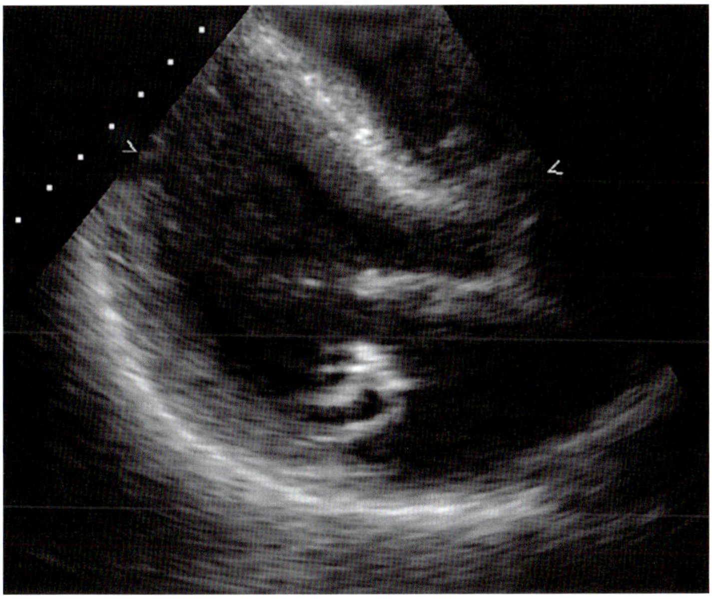

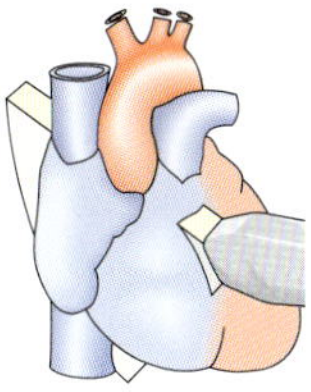

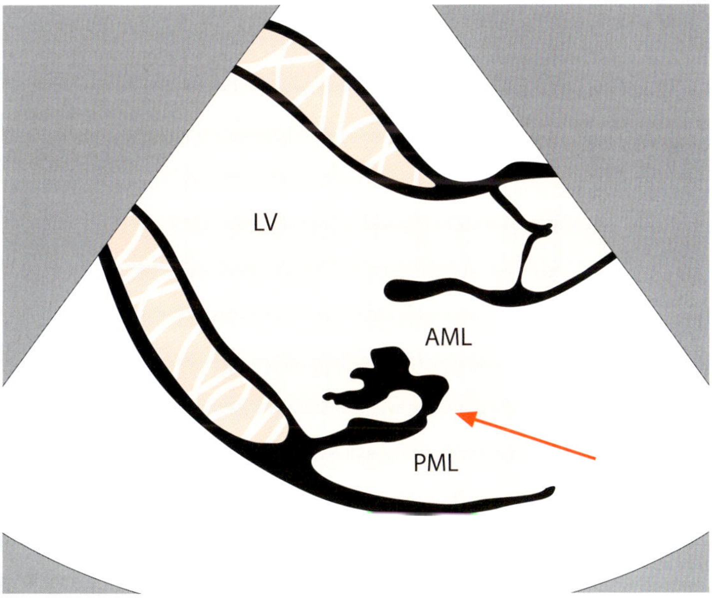

그림 9.38 ● 위 : 두꺼워진 MVL이 석회화되면 심내막염(endocarditis)의 증식물(vegetation)과 감별이 어려울 수 있다. ● 아래 : MVP는 parasternal view에서 진단한다. Apical view에서 자주 MVP인 것처럼 보일 수 있다(위양성).

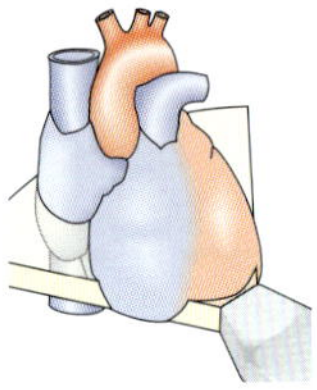

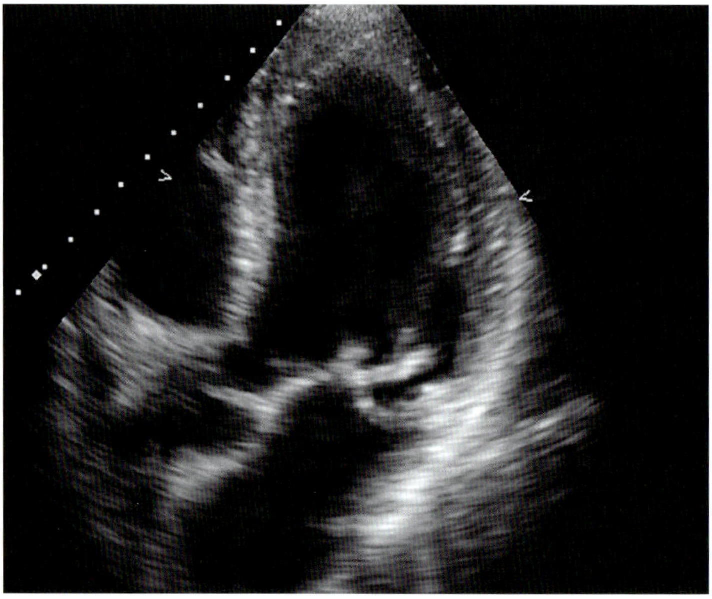

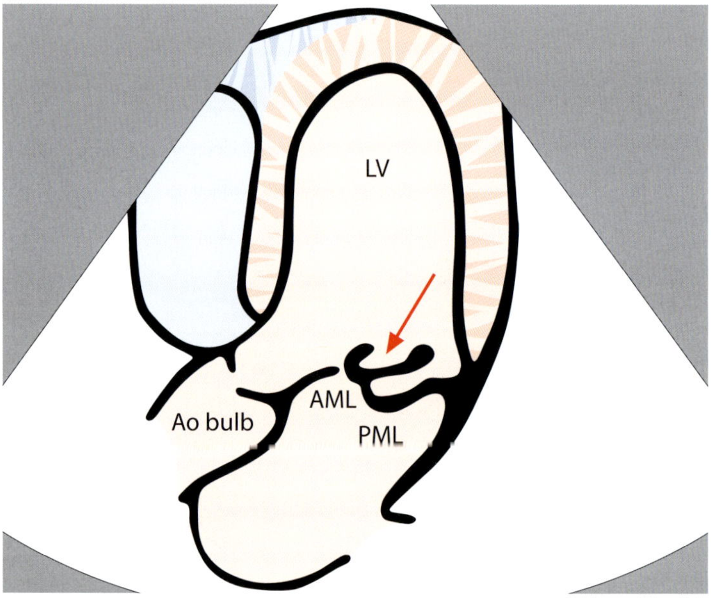

그림 9.39 ● 위 : Apical view에서 MVL의 점액성 퇴행에 의한 석회화를 볼 수 있다. ● 아래 : MVL이 늘어나서 접힐 수 있다.

9.5.1 색도플러 영상

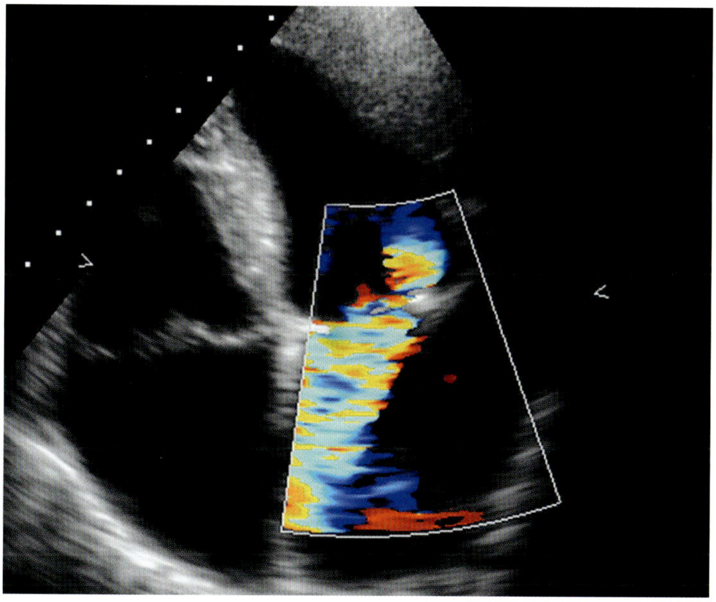

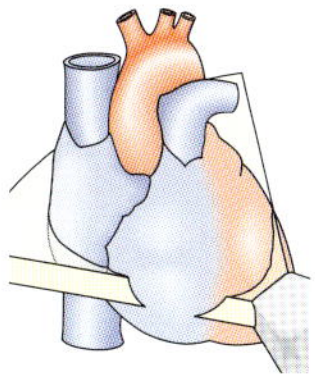

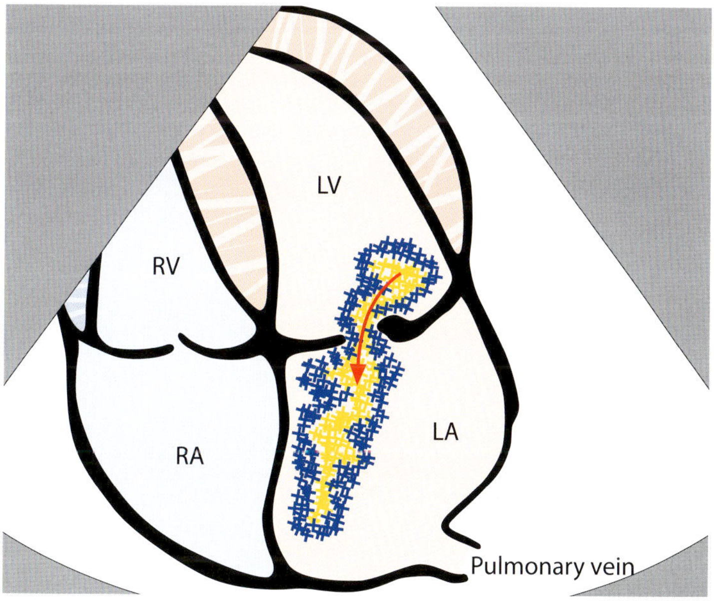

그림 9.40 ● 위 : PML의 MVP는 특징적으로 eccentric 역류제트를 유발한다. ● 아래 : LV에서 판막 누출 방향으로 혈류 가속은 심한 MR을 시사한다(혈류수렴영역, flow convergence zone).

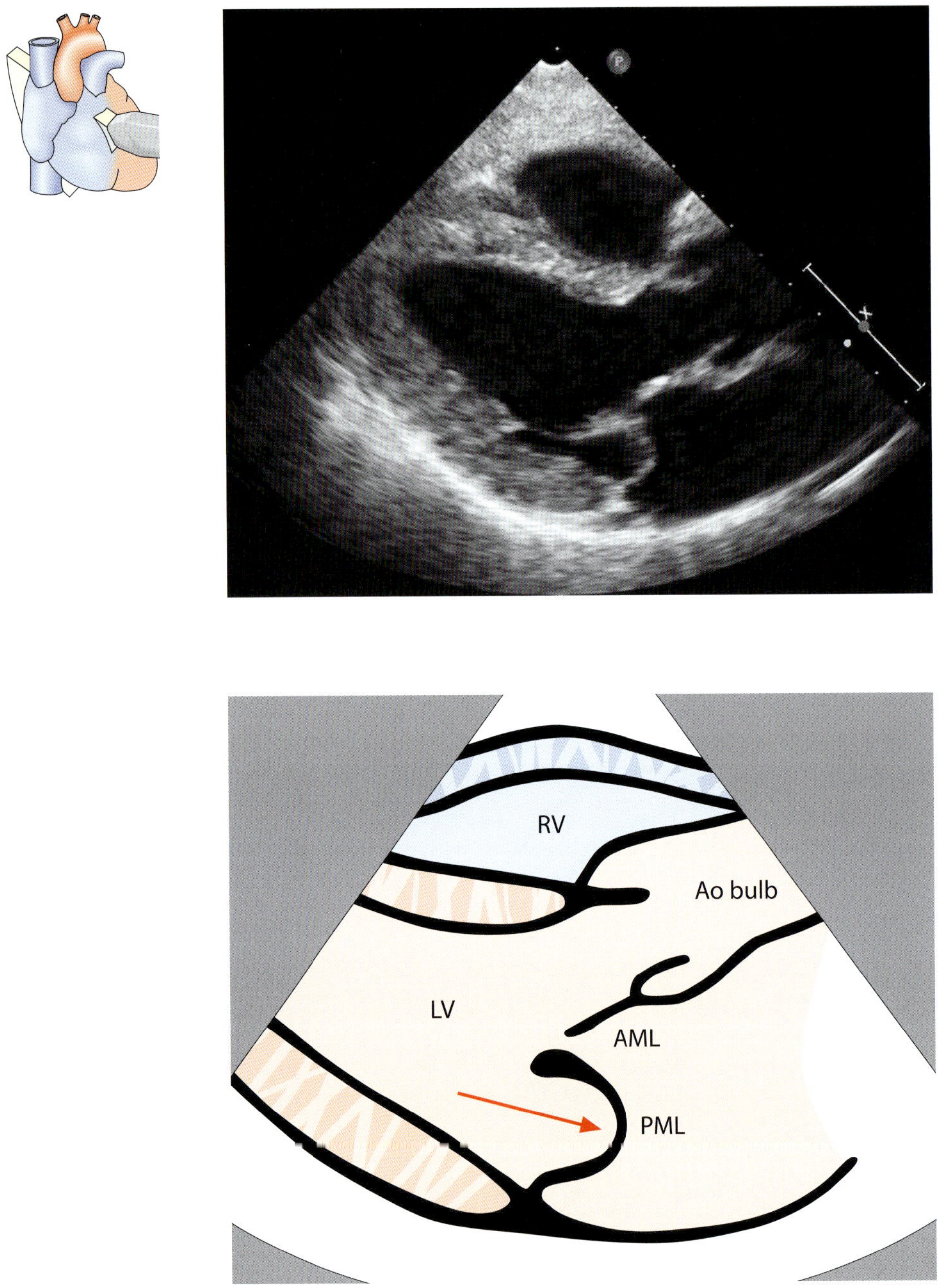

그림 9.41 ● PML이 늘어나서 LA쪽으로 돔 형태(doming)로 된다. 이 증례에서 석회화는 보이지 않는다.

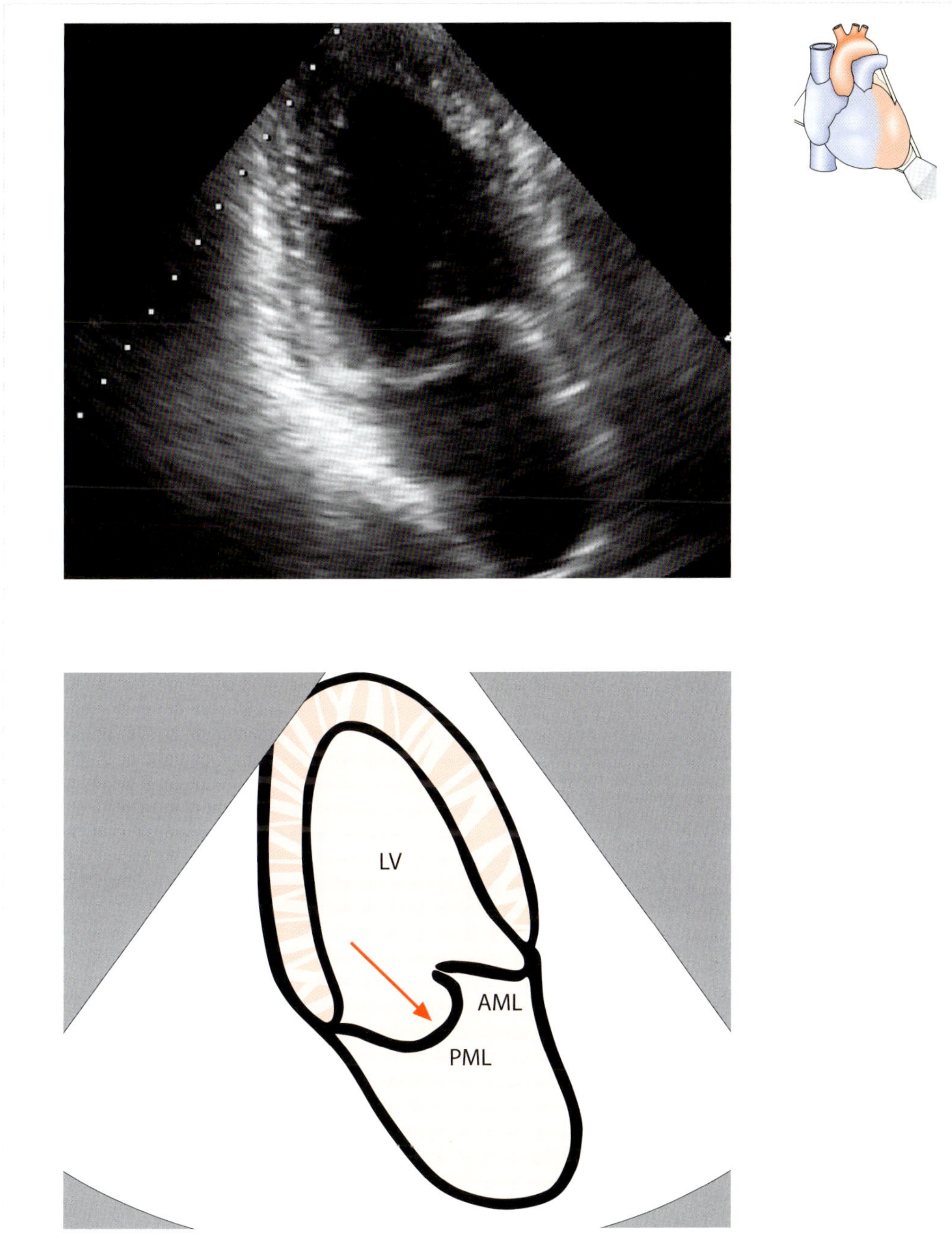

그림 9.42 ● A2C에서도 PML의 MVP를 볼 수 있다. 판막의 특징적인 비후는 없다.

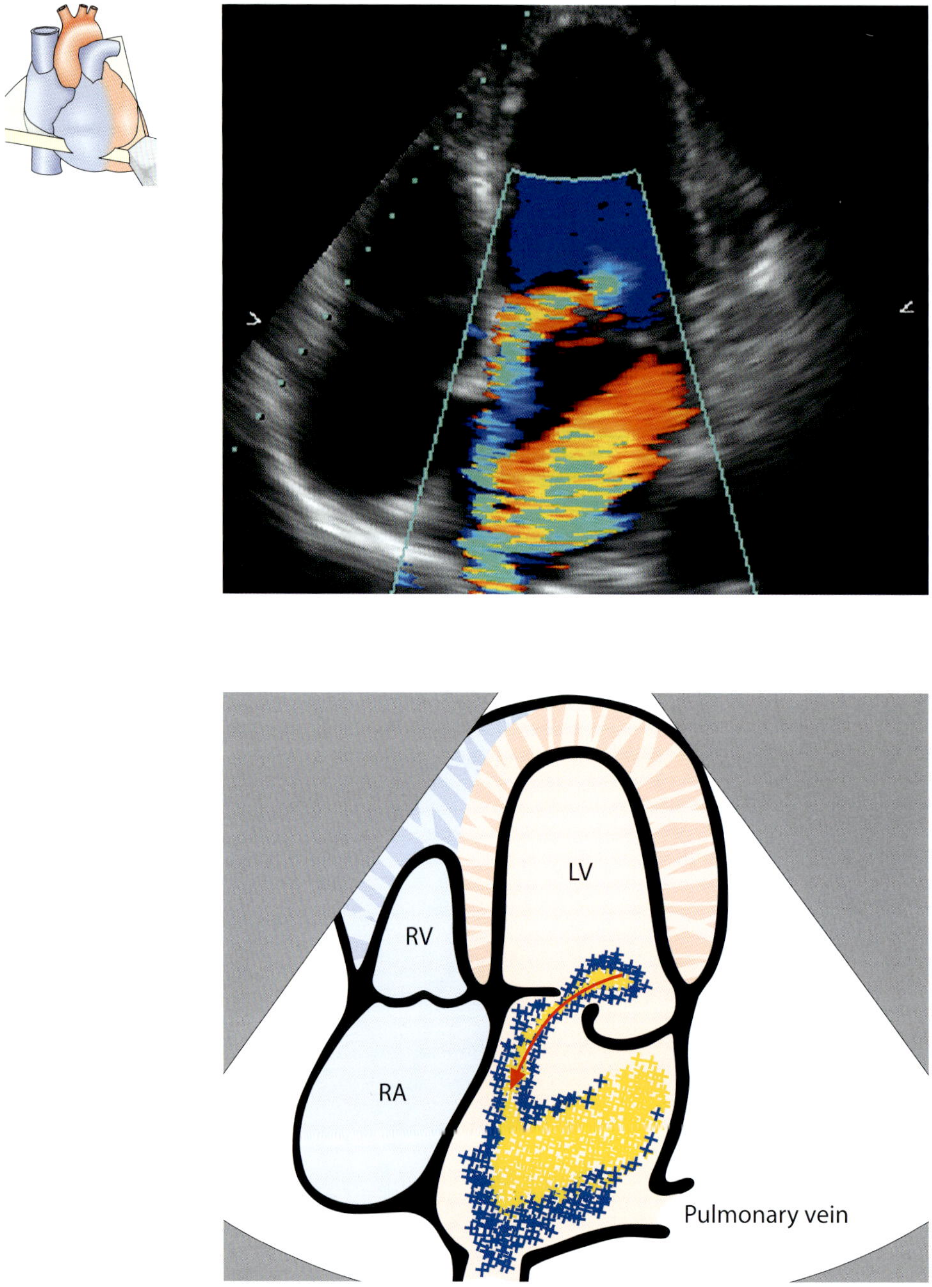

그림 9.43 ● 특징적인 eccentric MR이 보이며, PML의 점액성 퇴행으로 인해 주로 심방중격 방향으로 혈류가 보인다.

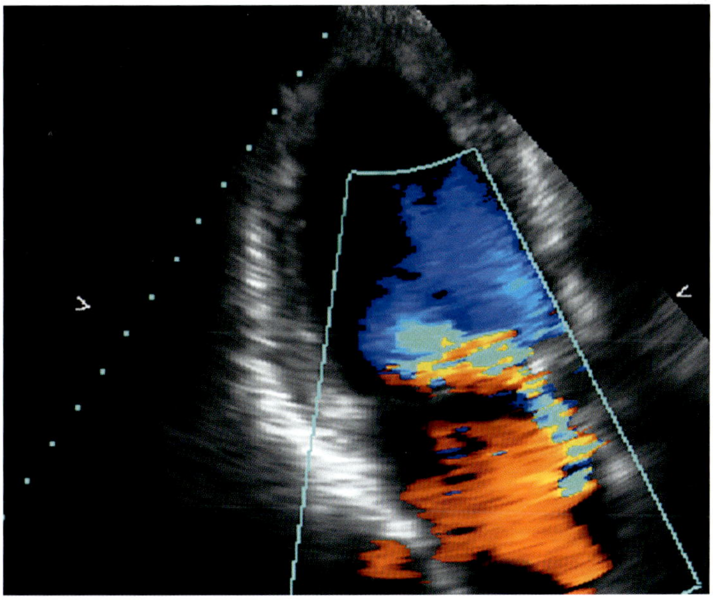

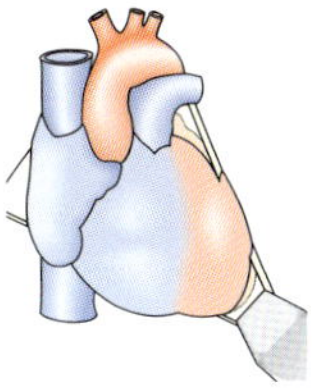

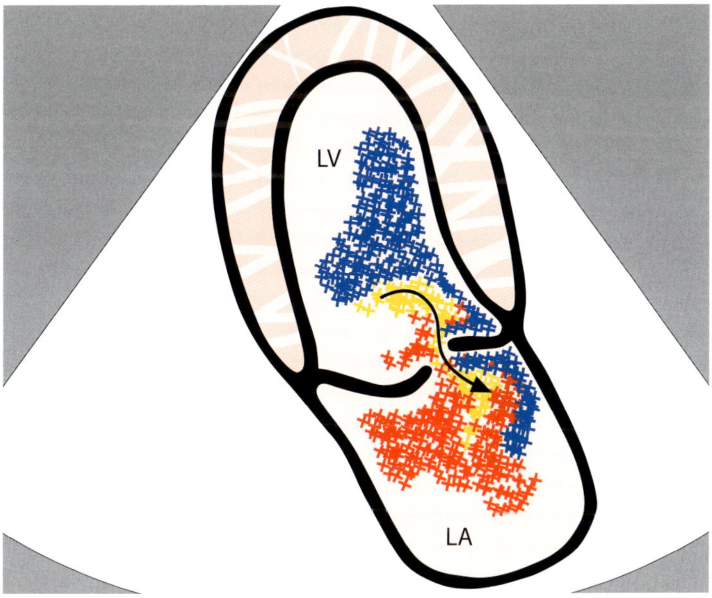

그림 9.44 ● MR은 과대 또는 과소평가를 막기 위해 여러 단면에서 관찰해야 한다.

9.6 삼첨판 폐쇄부전 또는 역류(tricuspid insufficiency or regurgitation)

9.6.1 삼첨판 역류의 개요

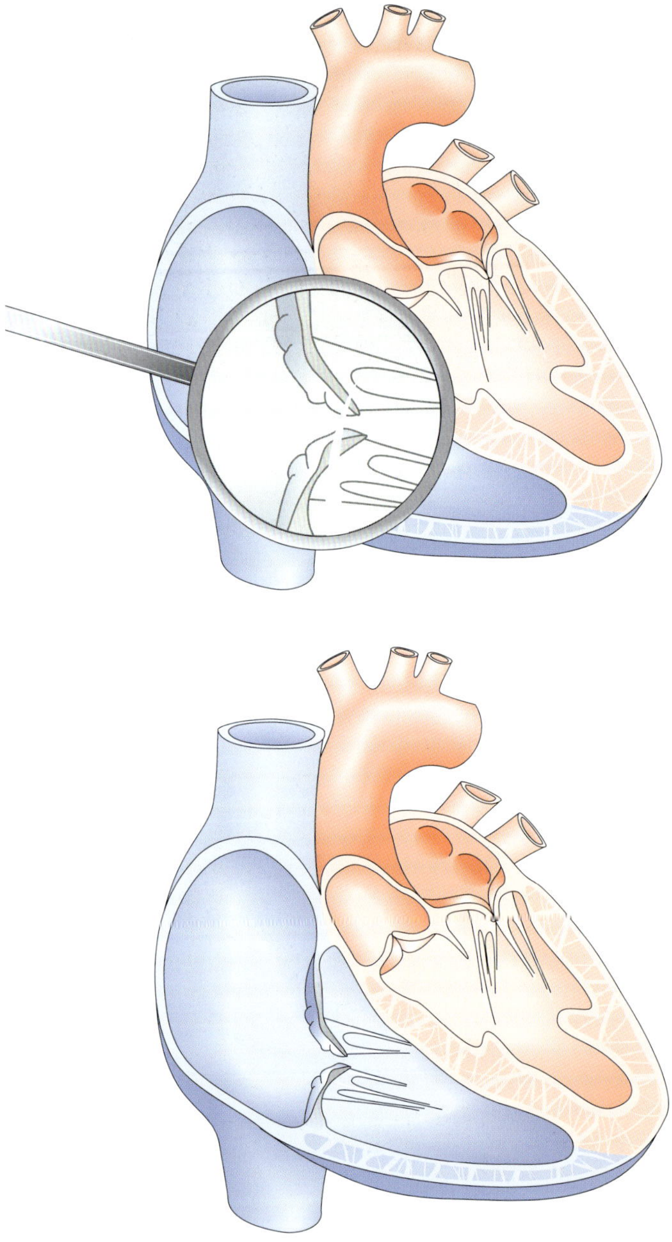

그림 9.45 ● 위 : TR에서 TV의 퇴행성 변화가 있다. ● 아래 : TV를 지나가는 retrograde flow은 오른쪽 심장의 확장을 유발한다.

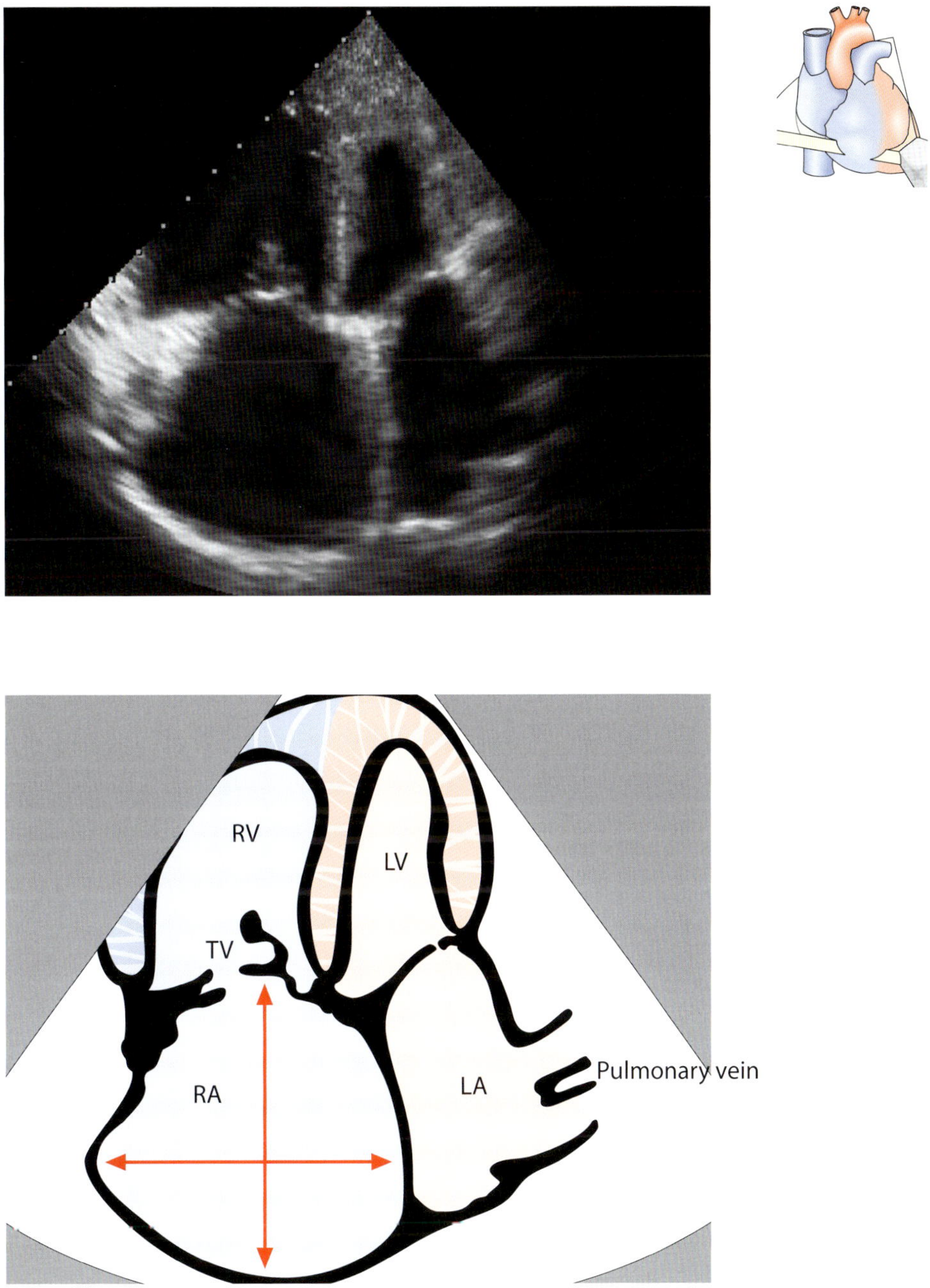

그림 9.46 • 위 : A4C에서 오른쪽 심장의 확장을 잘 평가할 수 있다. • 아래 : 이 단면에서 RA의 크기를 장축과 단축으로 측정할 수 있다.

색도플러 영상

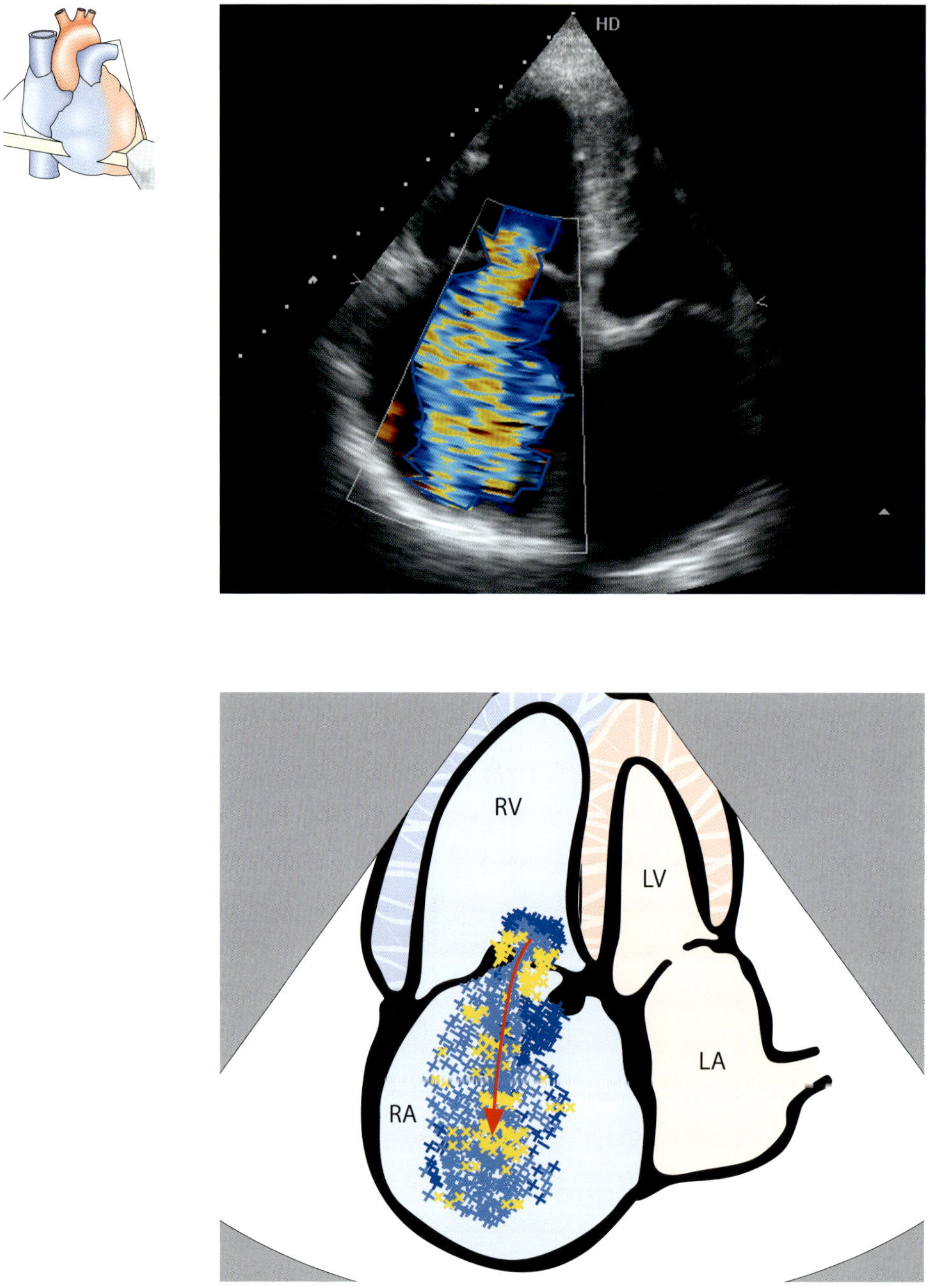

그림 9.47 ● 위 : 특징적으로 RA에 불꽃같은 역류제트가 관찰된다. ● 아래 : 역류제트의 정도를 정량화할 수 있다.

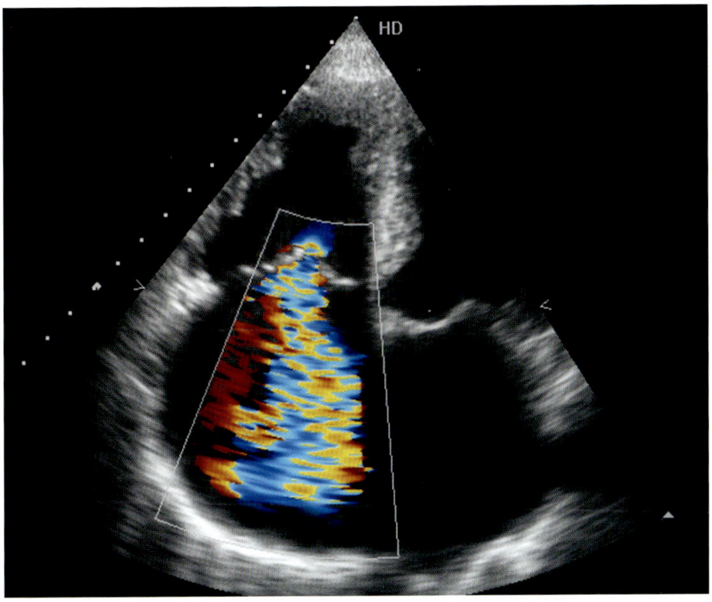

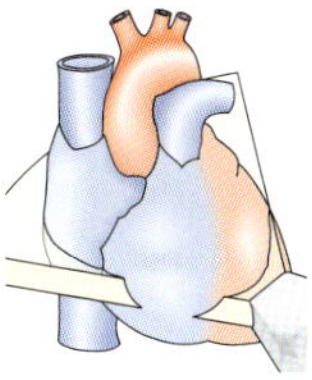

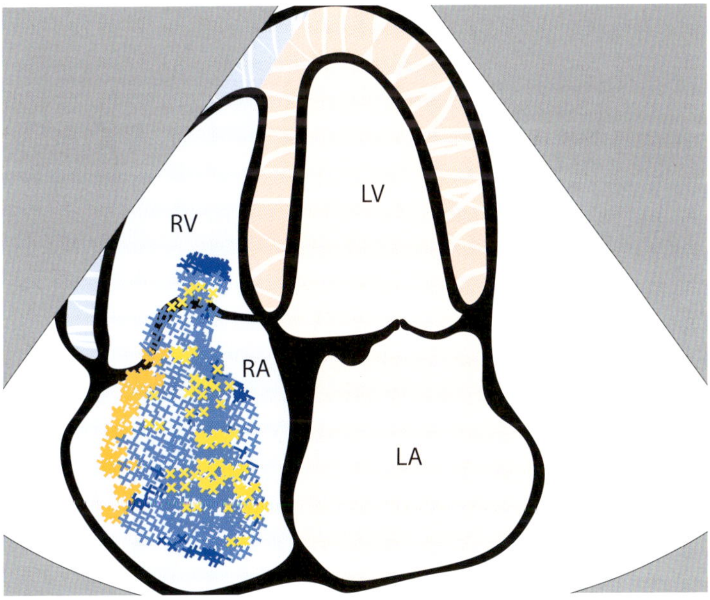

그림 9.48 • 위 : 역류제트는 자주 심방중격 방향으로 eccentric TR이다. • 아래 : 가능하면 역류제트를 여러 단면에서 관찰해야 한다(A4C, A5C, PSAX).

9.6.2 경도(low-grade) 삼첨판 역류

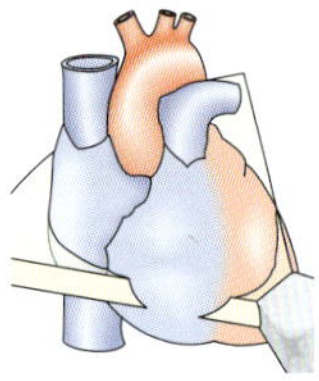

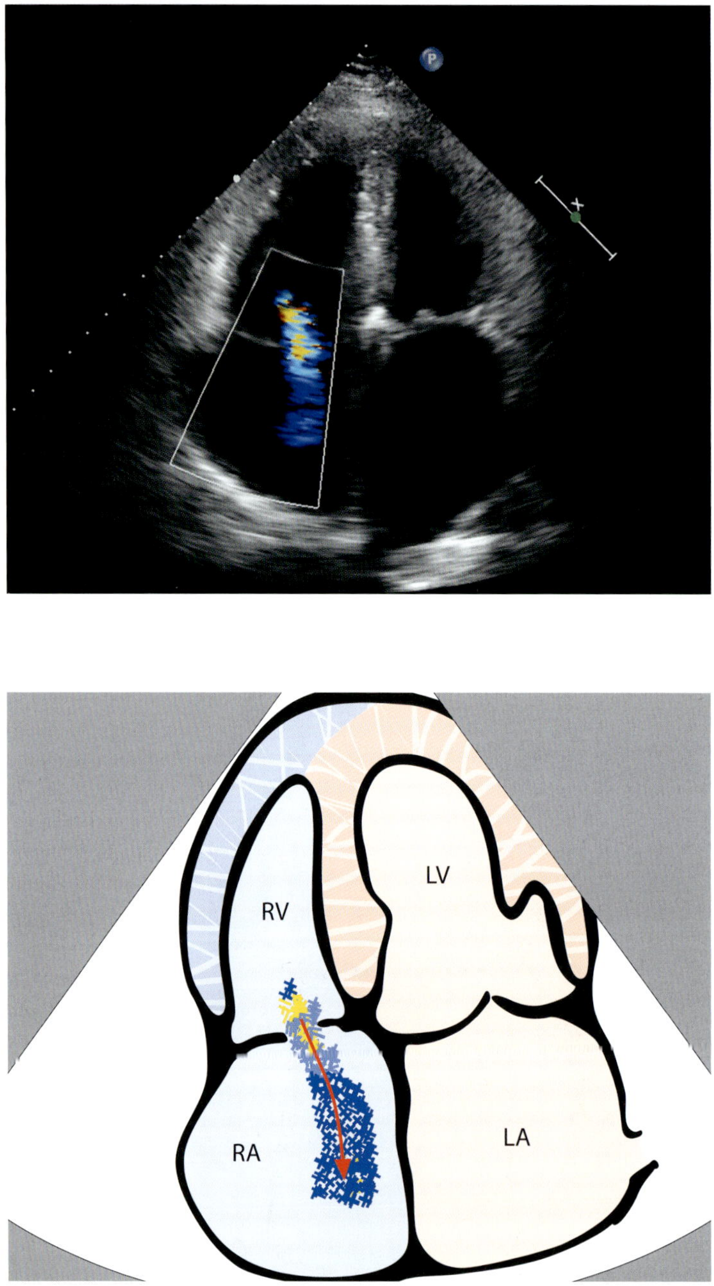

그림 9.49 ● Mild TR의 폭이 좁은 역류제트가 거의 RA의 중간까지 도달하고 있다.

9.6.3 중증(high-grade) 삼첨판 역류

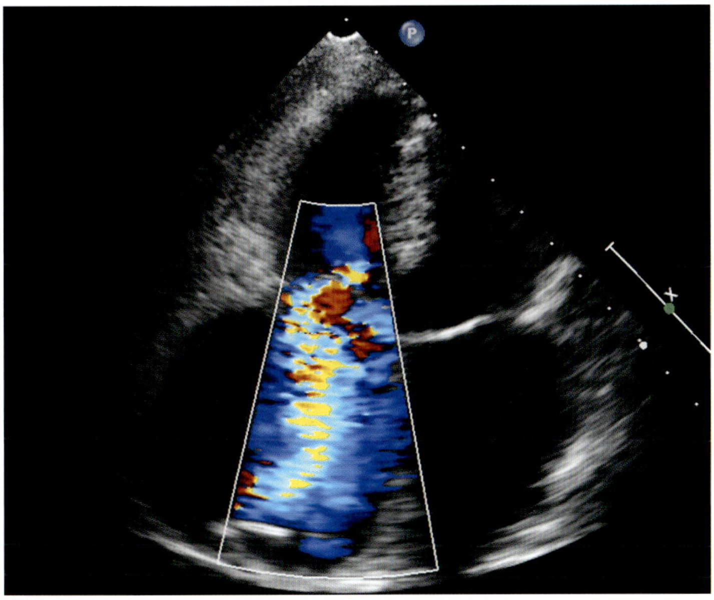

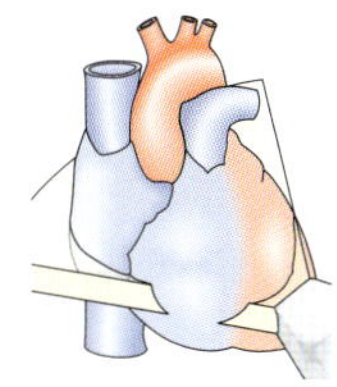

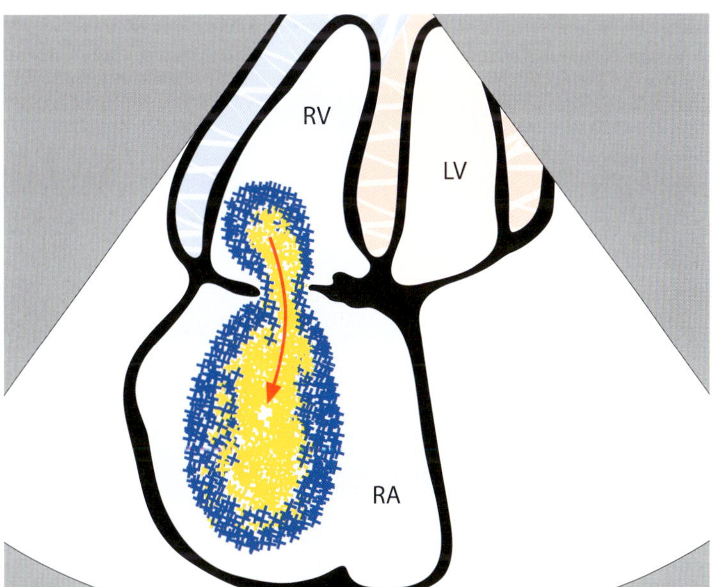

그림 9.50 • Severe TR의 넓은 역류제트가 RA의 절반 이상을 채우고 있다.

III

9.7 폐동맥판 폐쇄부전 또는 역류(pulmonary insufficiency or regurgitation)

9.7.1 폐동맥판 역류의 개요

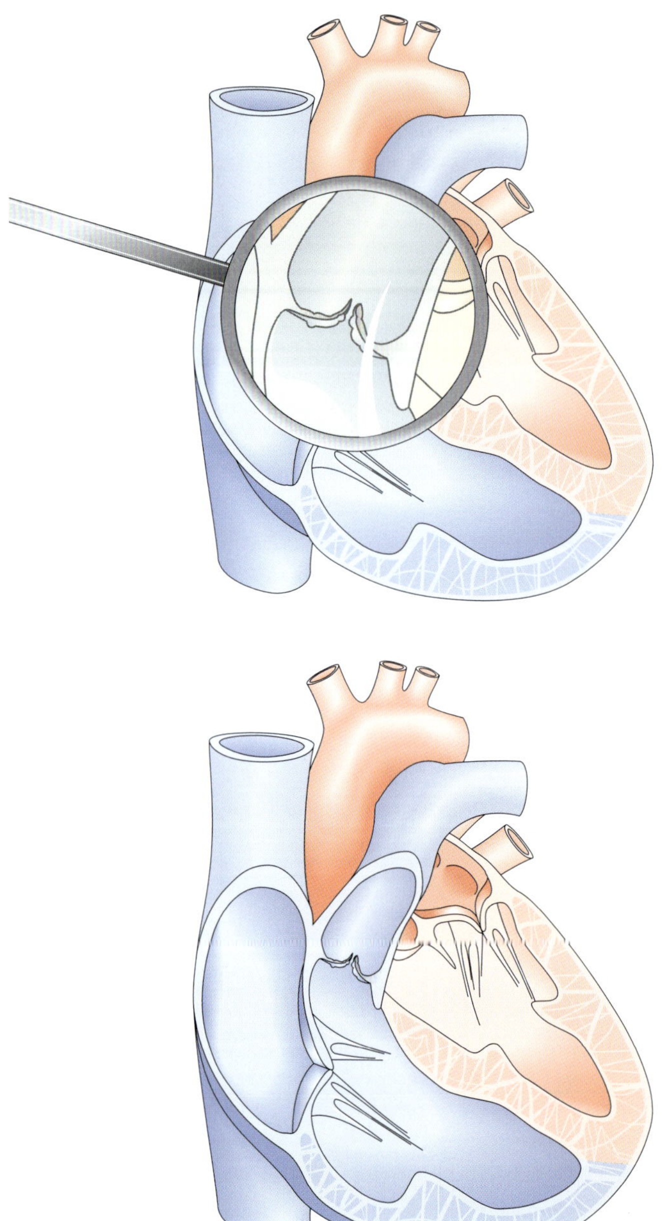

그림 9.51 • 위 : PR에서 PV의 퇴행성 변화가 있다. • 아래 : 용적과부하는 RV의 확장을 유발한다.

색도플러 영상

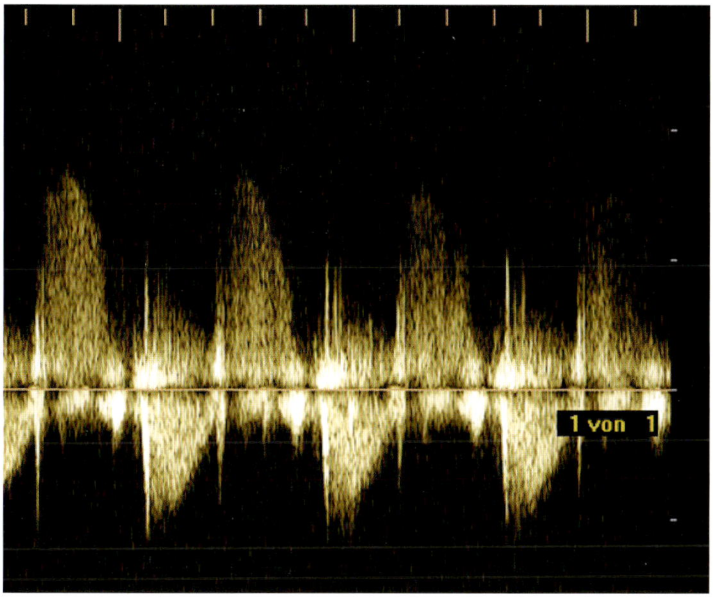

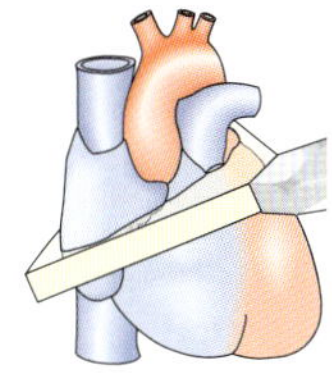

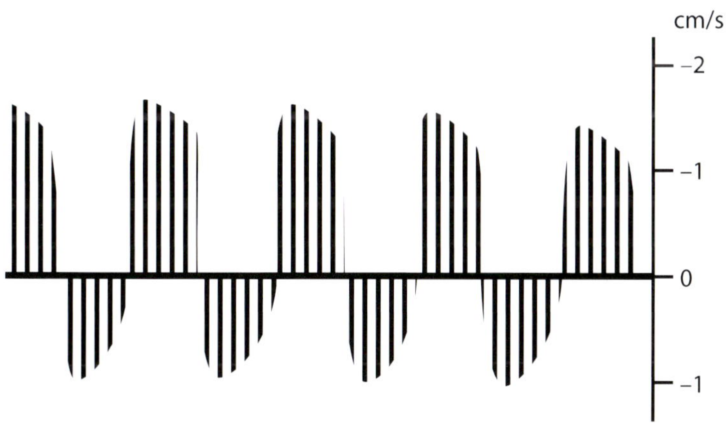

그림 9.52 ● 위 : PSAX에서 CW Doppler로 역류제트를 볼 수 있다. ● 아래 : 이완기에 AR과 유사한 특징적인 혈류를 볼 수 있다.

9.7.2 경도(low-grade) 폐동맥판 역류

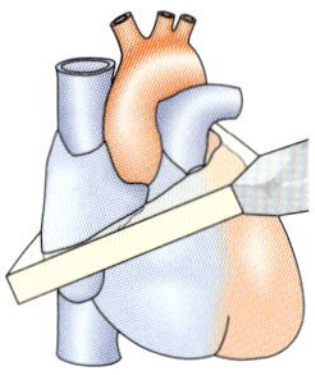

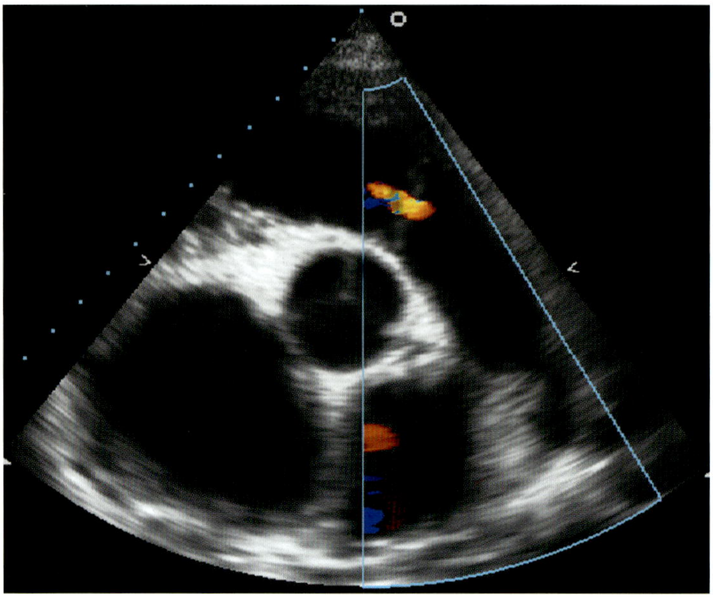

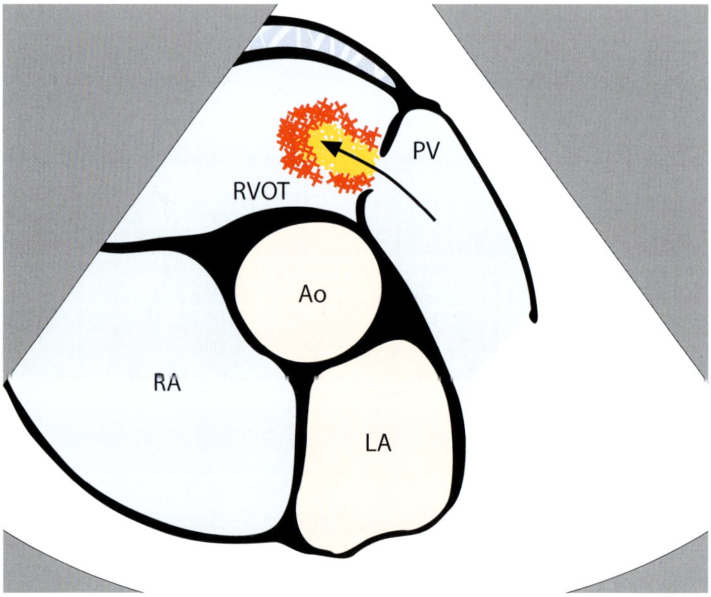

그림 9.53 ● Minimal PR이 자주 관찰되지만 혈역학적으로 의미가 없으며 심내막염의 위험도 없다.

9.7.3 중증(high-grade) 폐동맥판 역류

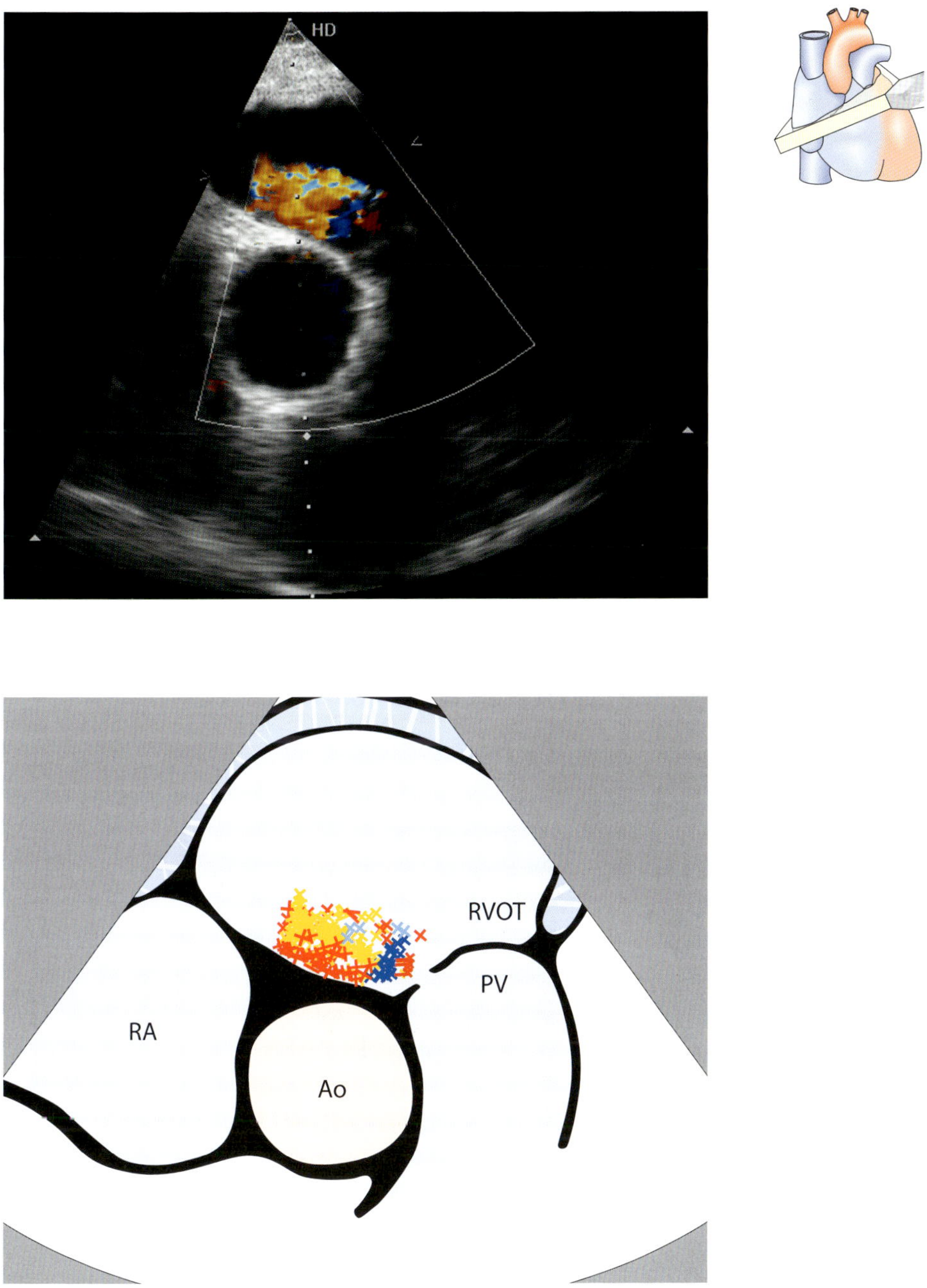

그림 9.54 ● 위 : 상당한 양의 PR이 RV의 중간까지 도달하고 있다. ● 아래 : RV가 V자 형태이므로 한 단면에서만 관찰하면 PR을 충분히 확인할 수 없다.

10 관상동맥질환(coronary heart disease)

10.1 전벽 심근경색증(anterior myocardial infarction)

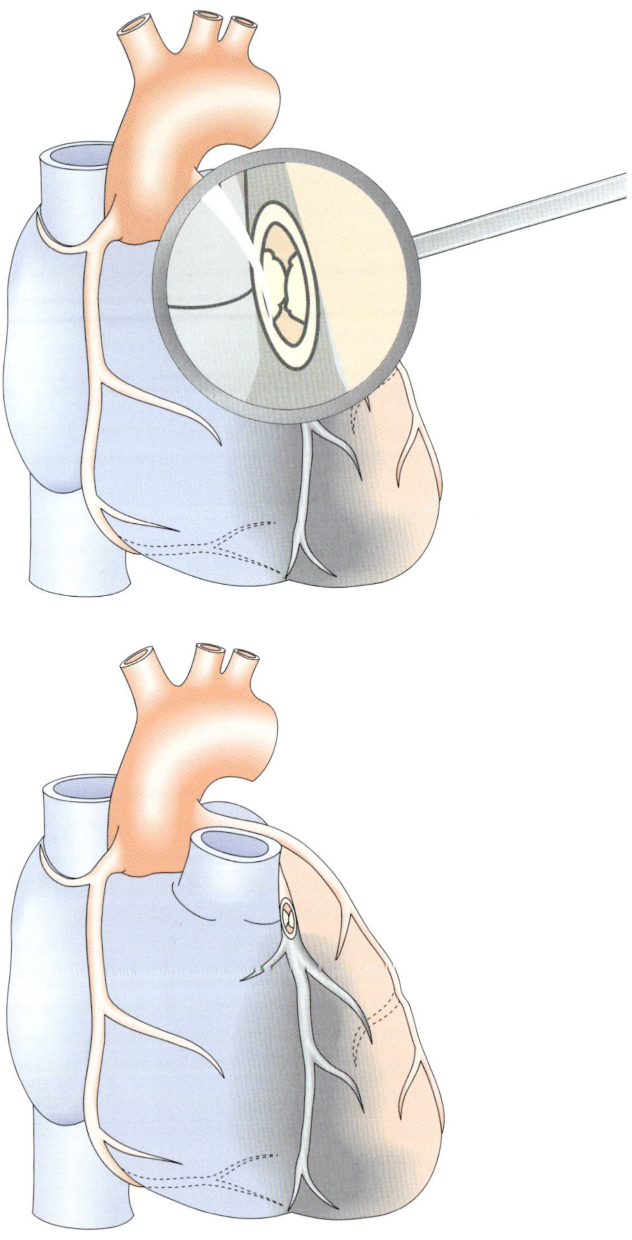

그림 10.1 ● LAD의 폐쇄로 인한 anterior wall MI이다. 침범된 심근 영역에 반흔(scar)이 생기면서 해당 분절이 얇아지고 수축기능이 소실된다.

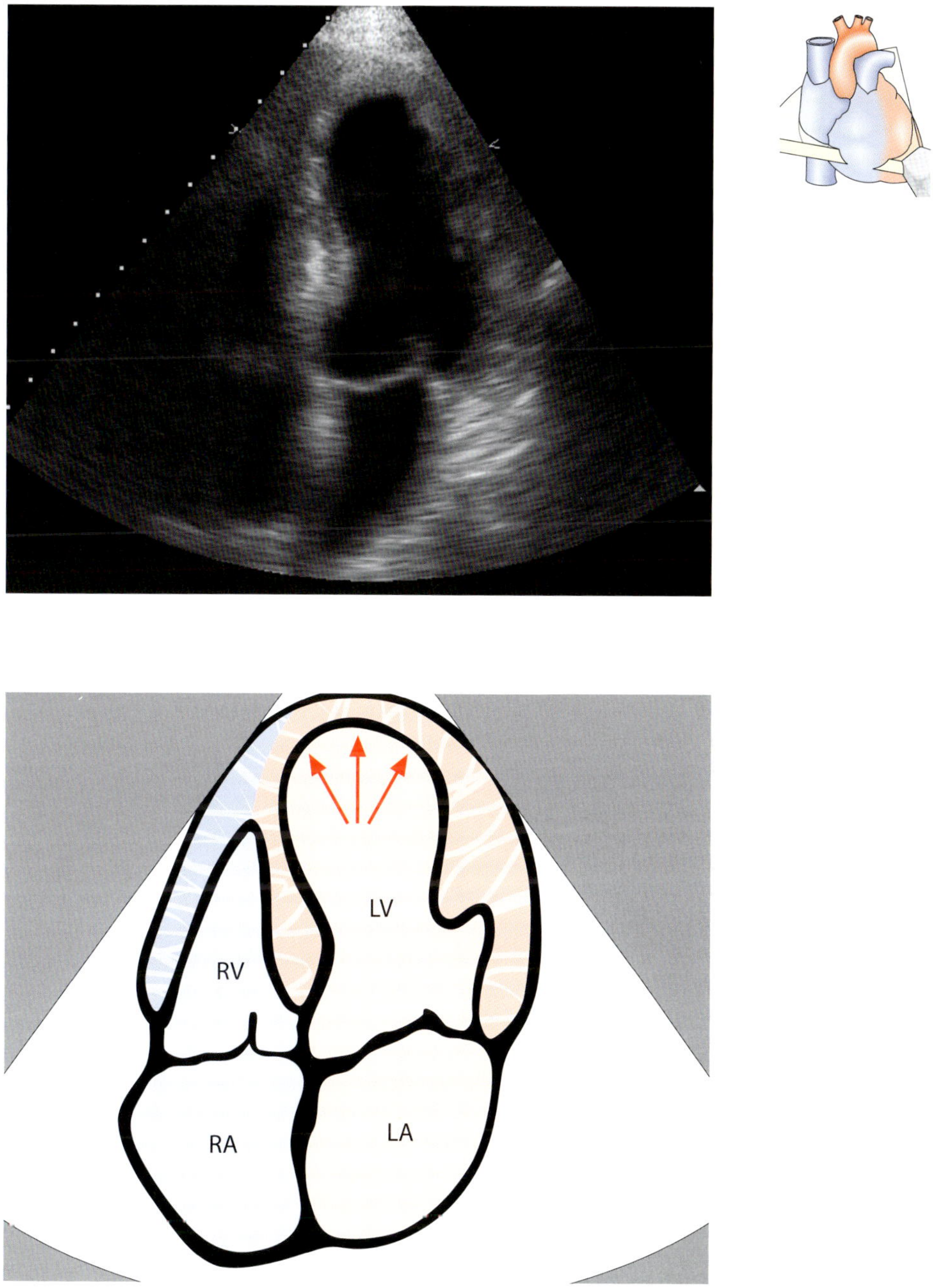

그림 10.2 • Apical view는 심첨부를 관찰하는데 있어 제한적이기는 하지만 수축기능장애를 잘 볼 수 있다.

10.1.1 합병증

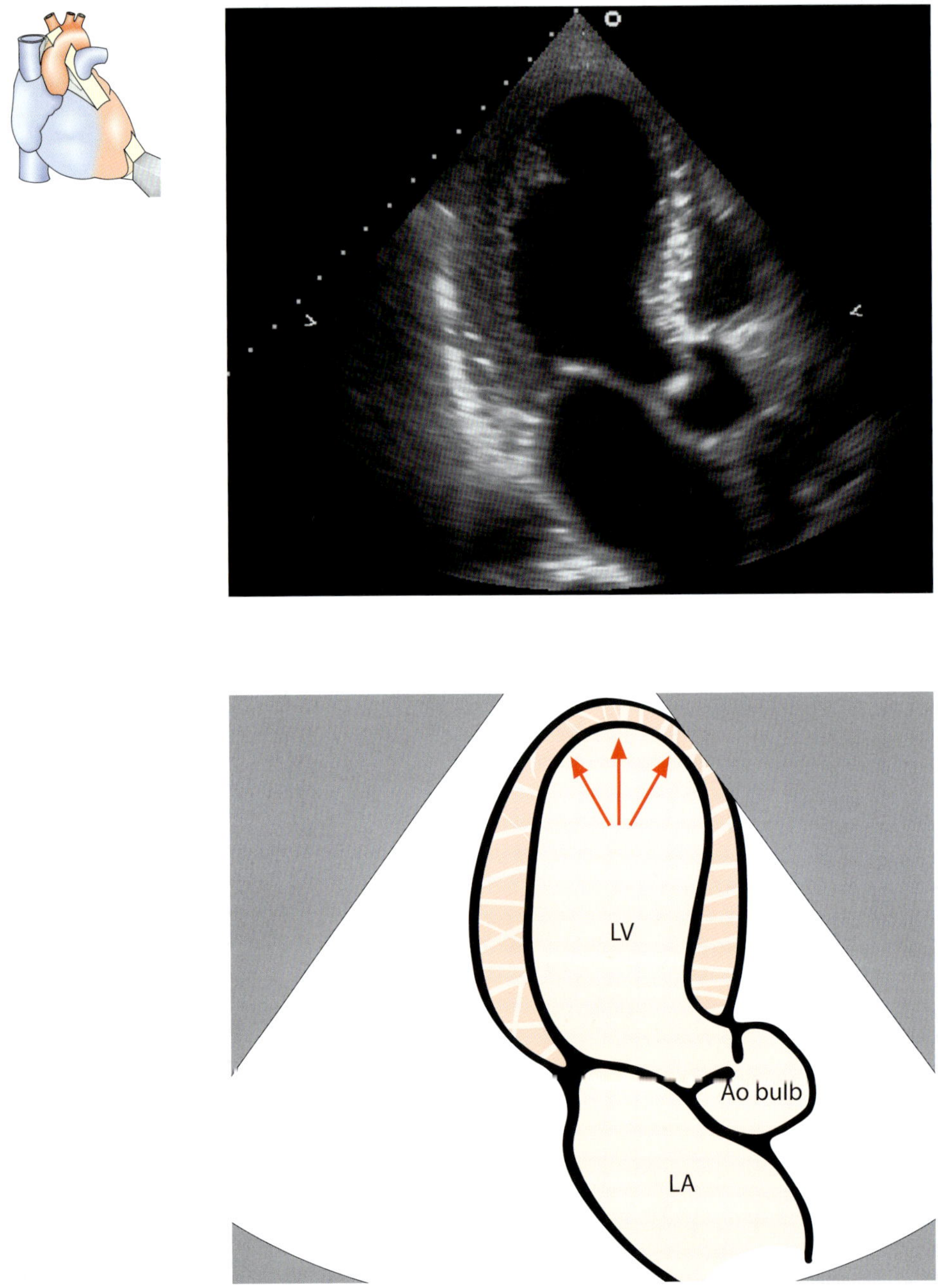

그림 10.3 Apical view에서 anterior wall MI에 특징적으로 발생하는 소낭성 심실류(saccular aneurysm)를 잘 평가할 수 있다.

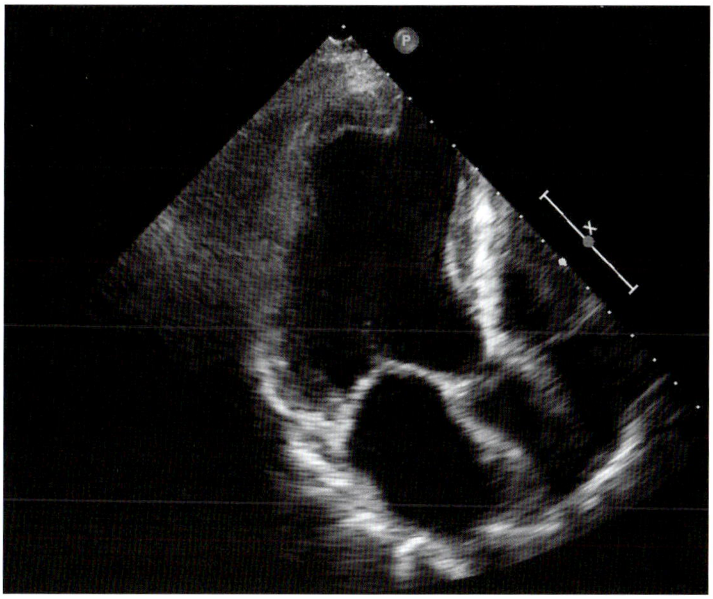

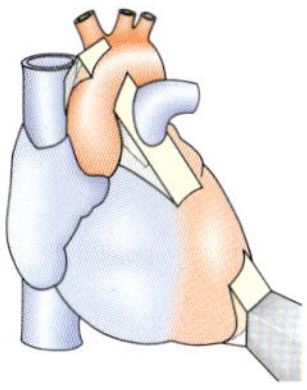

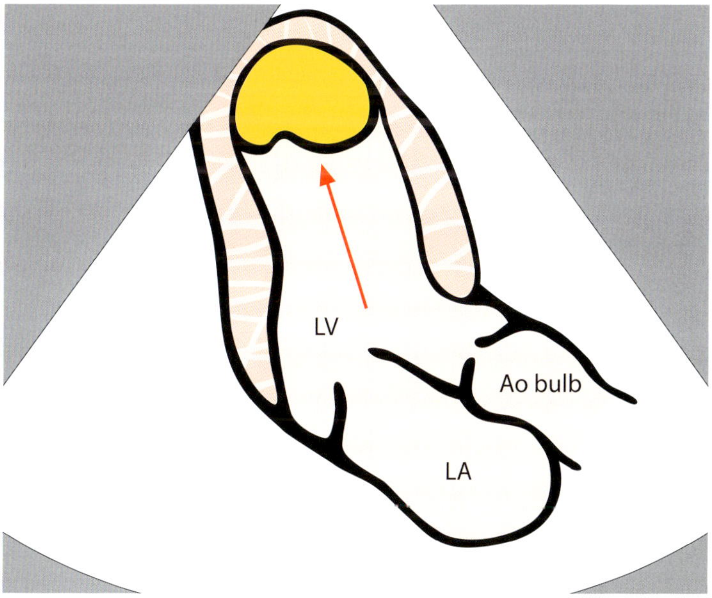

그림 10.4 특히 최근 발병한 MI의 경색된 심실분절에 생긴 심실류에서 바닥면이 넓은 폴립 모양의 혈전이 생긴다.

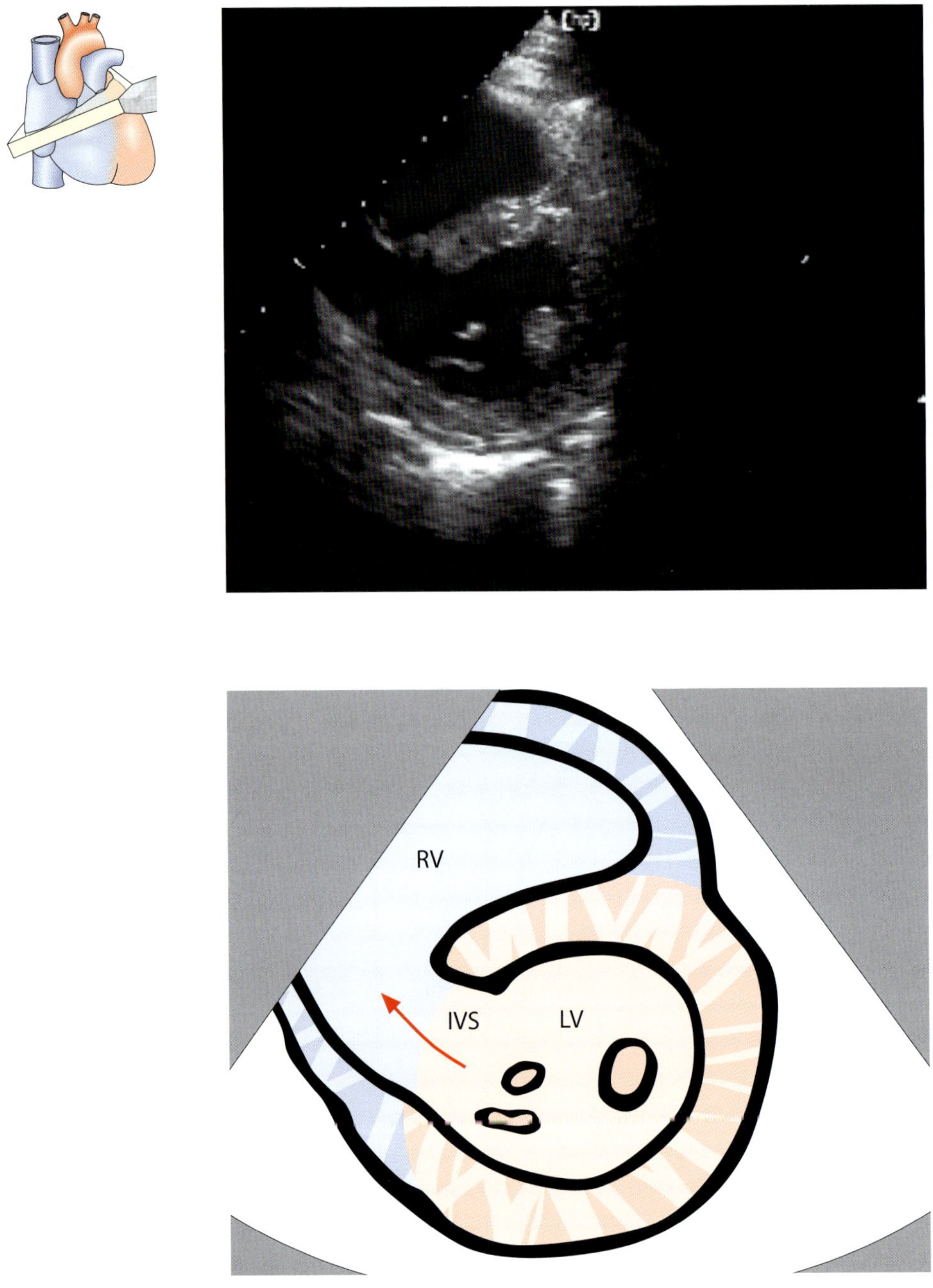

그림 10.5 ● 심실중격(IVS)에 생긴 MI는 괴사를 일으켜 VSD를 형성할 수 있다. 위 화면에서 심실중격이 무너졌다.

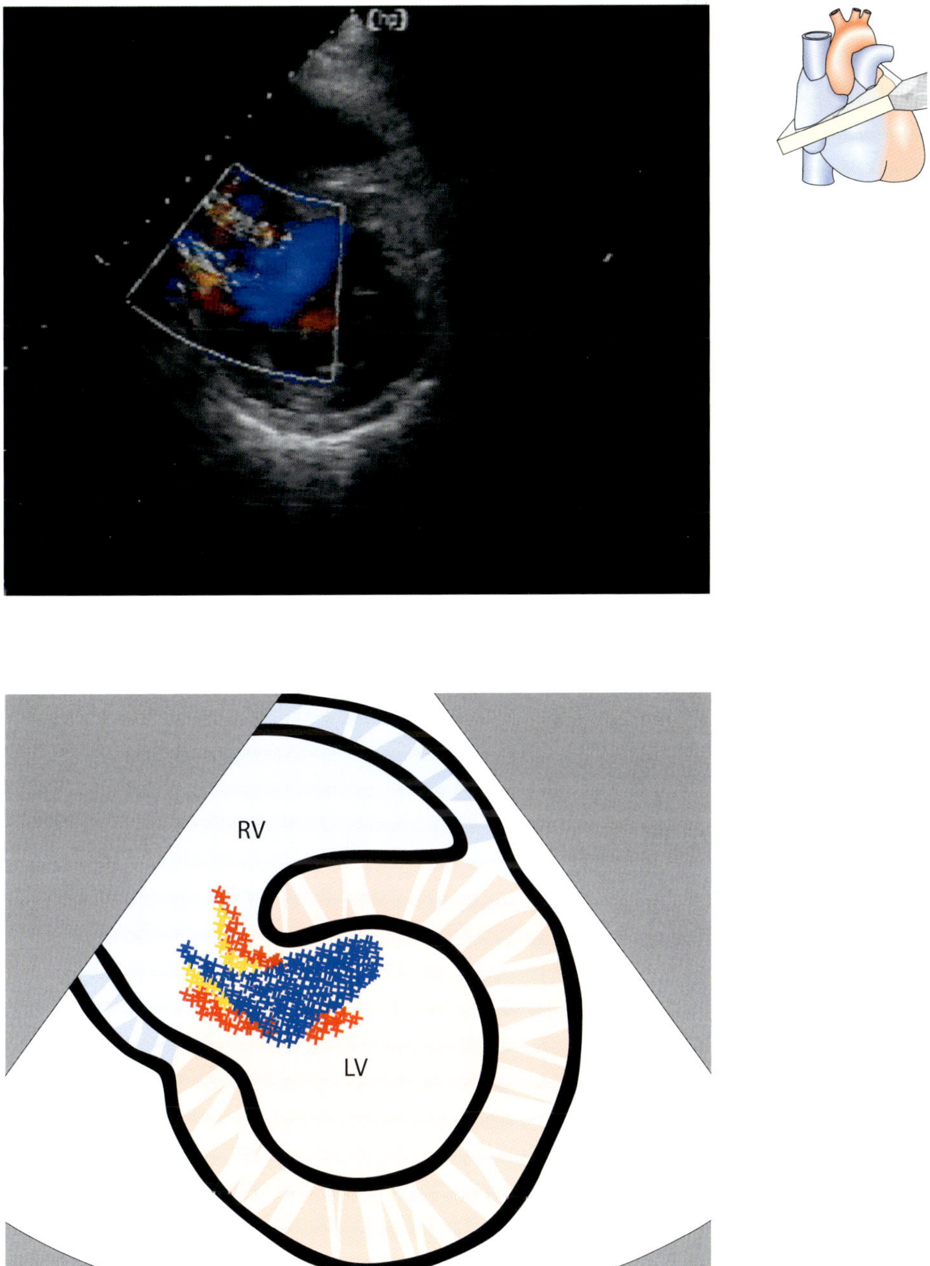

그림 10.6 • Color Doppler에서 심실 압력차로 인해 RV로 들어오는 혈류와 혈류속도 상승을 볼 수 있다.

10.2 측벽 심근경색증(lateral myocardial infarction)

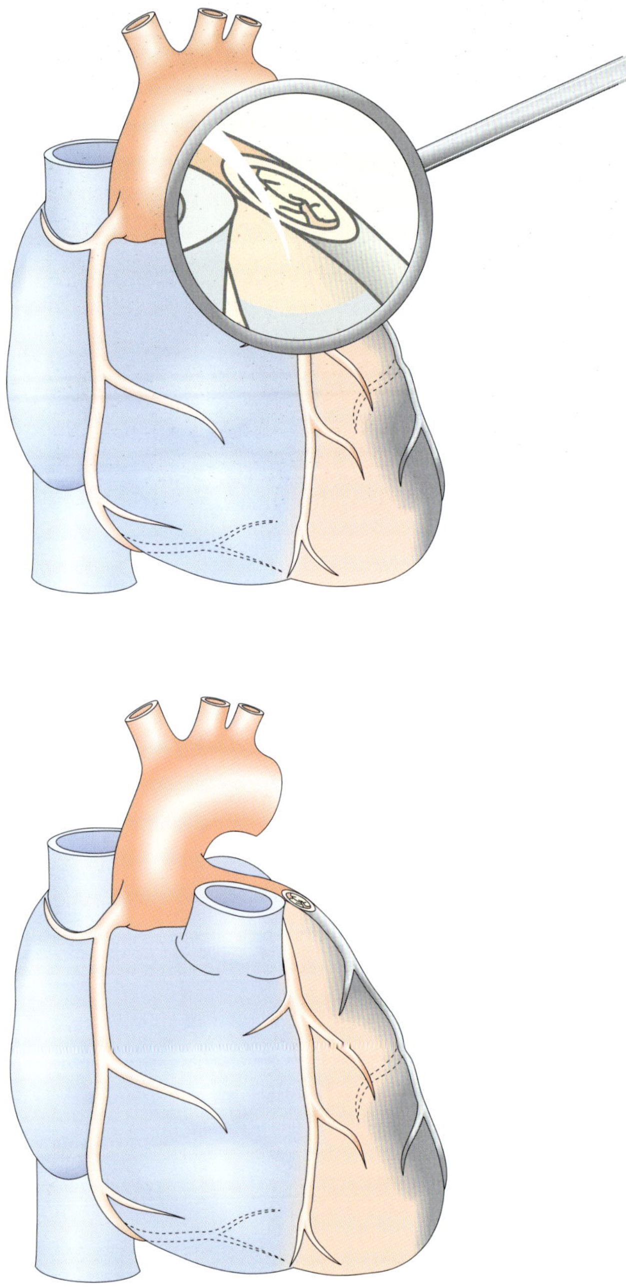

그림 10.7 ● LCA의 폐쇄로 인한 MI로 LV lateral wall의 수축기능이 소실되었다.

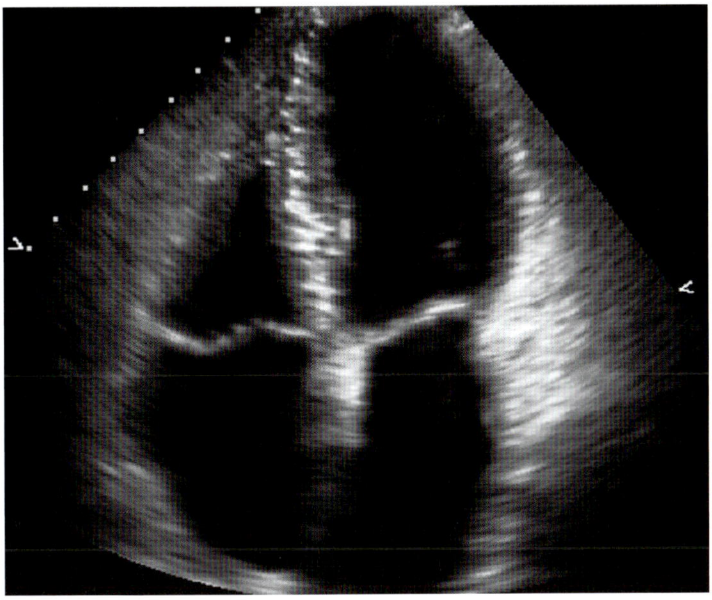

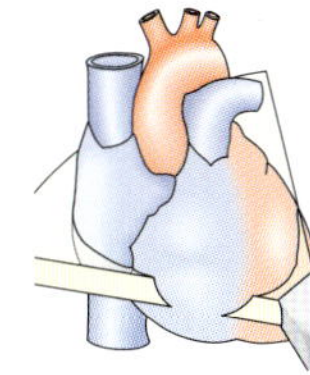

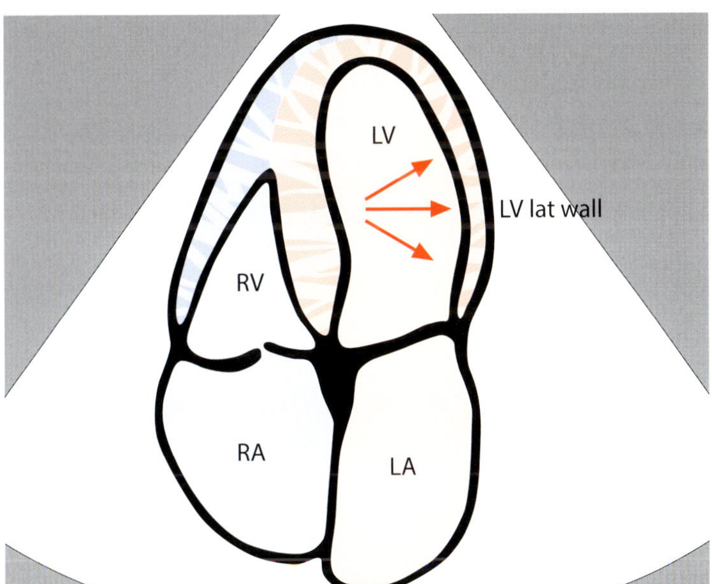

그림 10.8 • 위 : A4C에서 무운동성(akinetic) 심실분절을 볼 수 있다. • 아래 : 이전에 MI가 발생한 심실의 심근이 얇아져 있다.

III

10.3 후벽 심근경색증(posterior myocardial infarction)

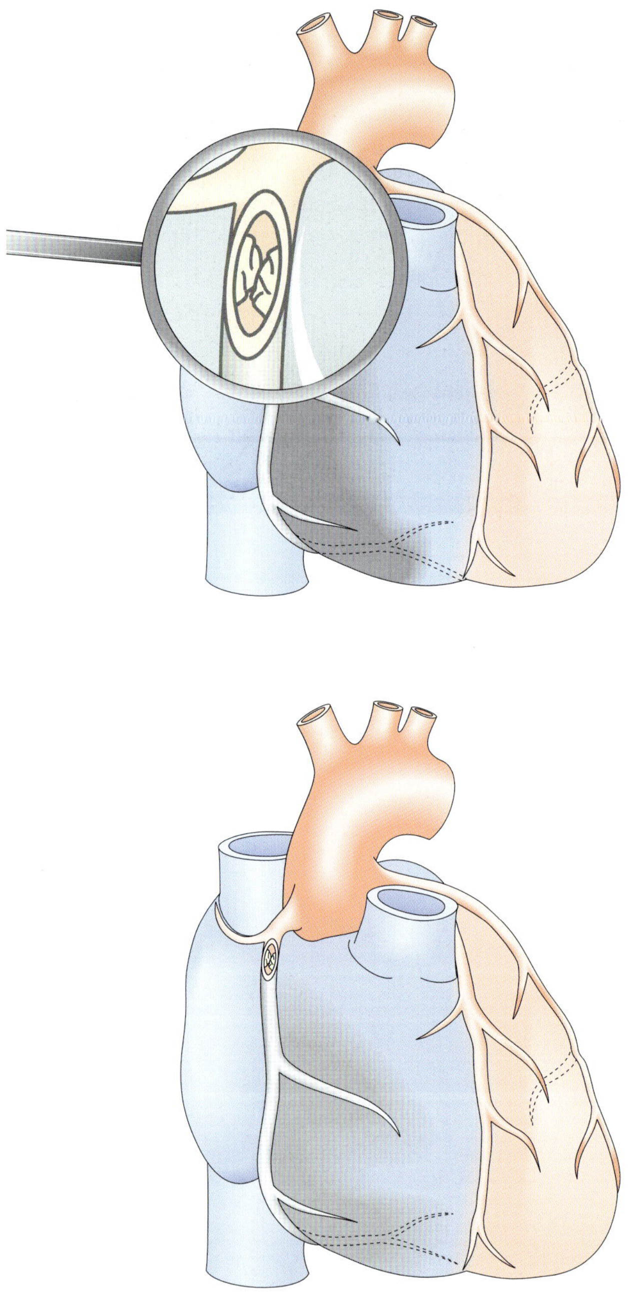

그림 10.9 ● 위 : RCA의 폐쇄로 인한 posterior wall MI이다. ● 아래 : 관상동맥 가운데 RCA가 우세하면 심첨부가 영향을 받을 수 있다.

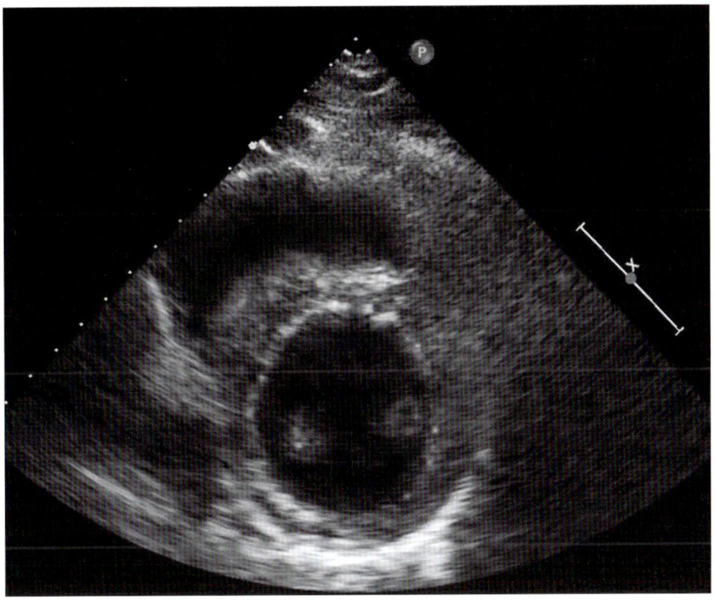

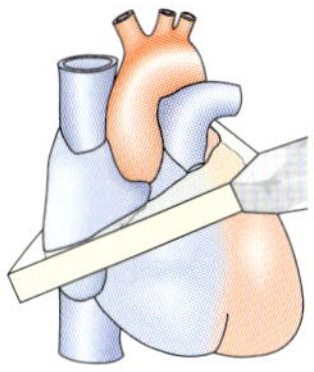

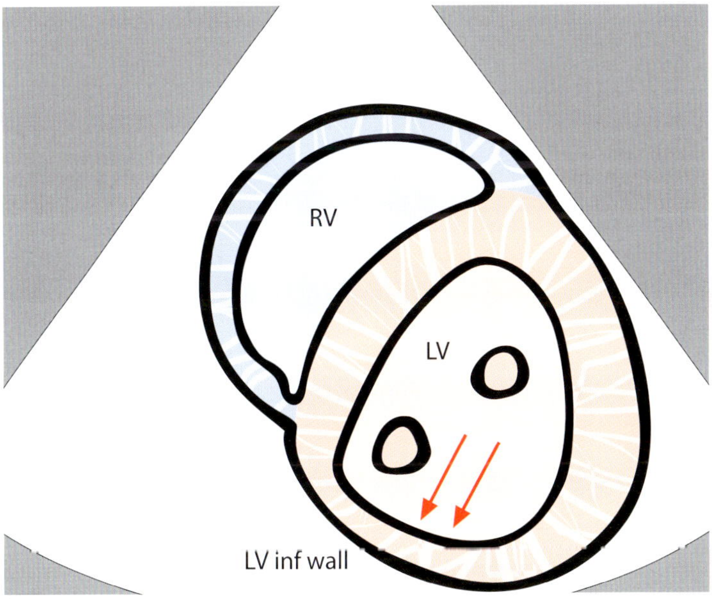

그림 10.10 • 위 : PSAX에서 posterior wall의 무운동성 분절을 볼 수 있다. • 아래 : 이 단면에서 얇아진 심근 벽을 측정할 수 있다.

10

10.3.1 합병증

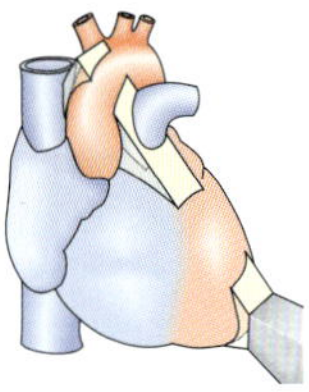

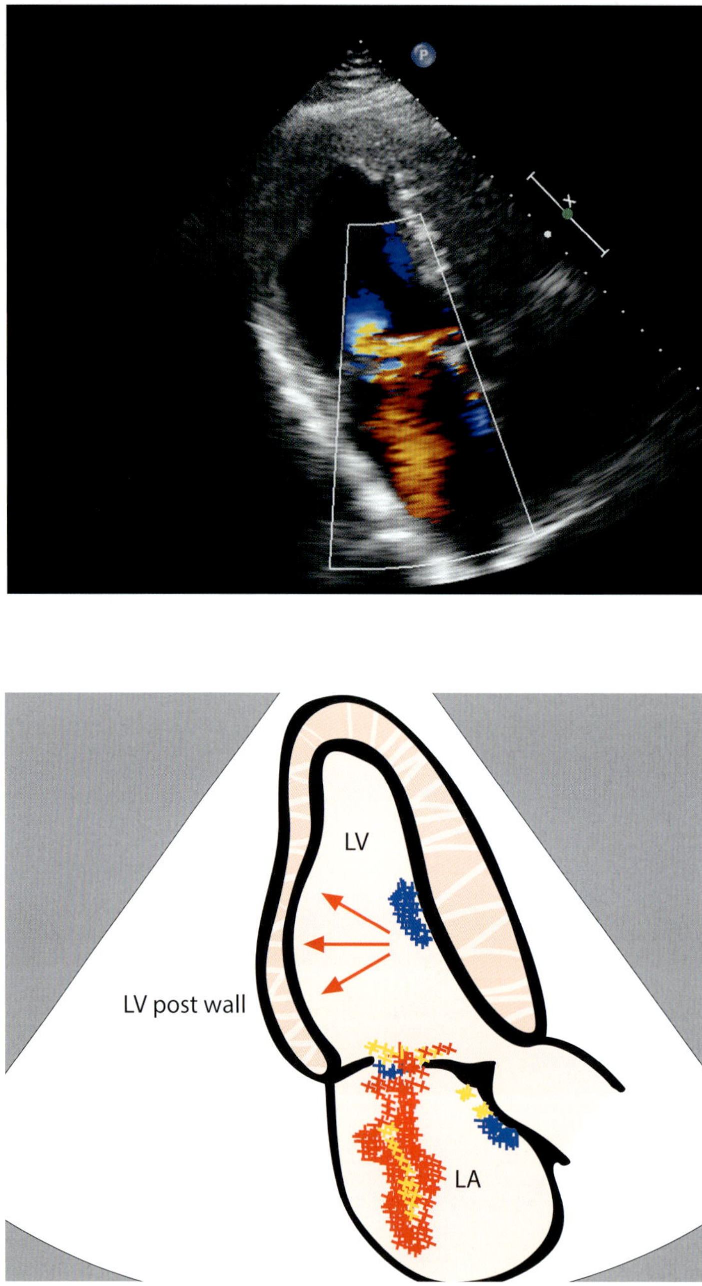

그림 10.11 MI가 크게 생겨서 후내(posteromedial) 유두근을 침범하면 eccentric MR을 유발한다.

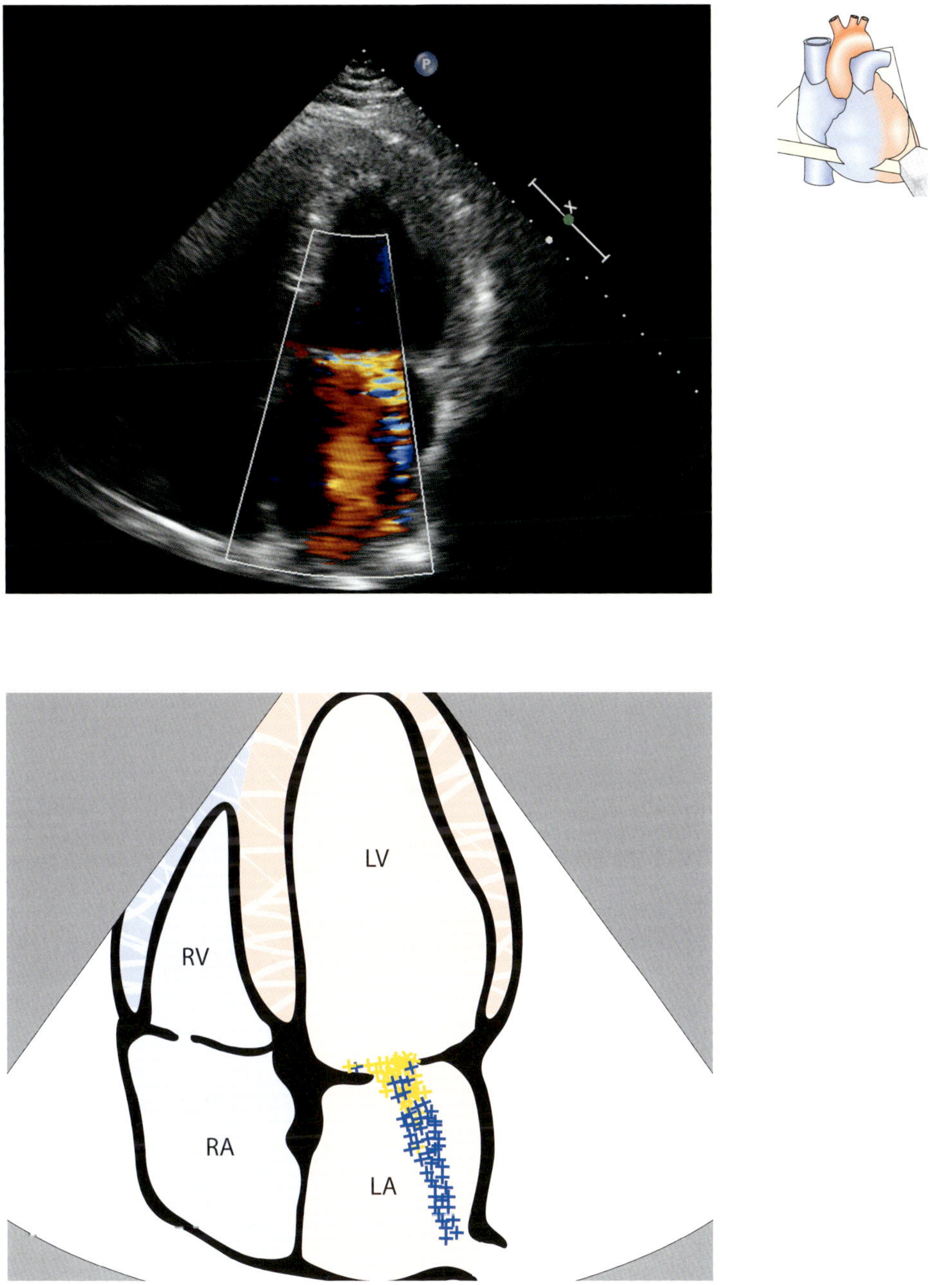

그림 10.12 ● Posterior wall MI에서 severe MR이 생기면 추가적으로 TEE를 시행해 건삭의 파열을 배제해야 한다.

III

10.4 허혈성 심근증(ischemic cardiomyopathy)

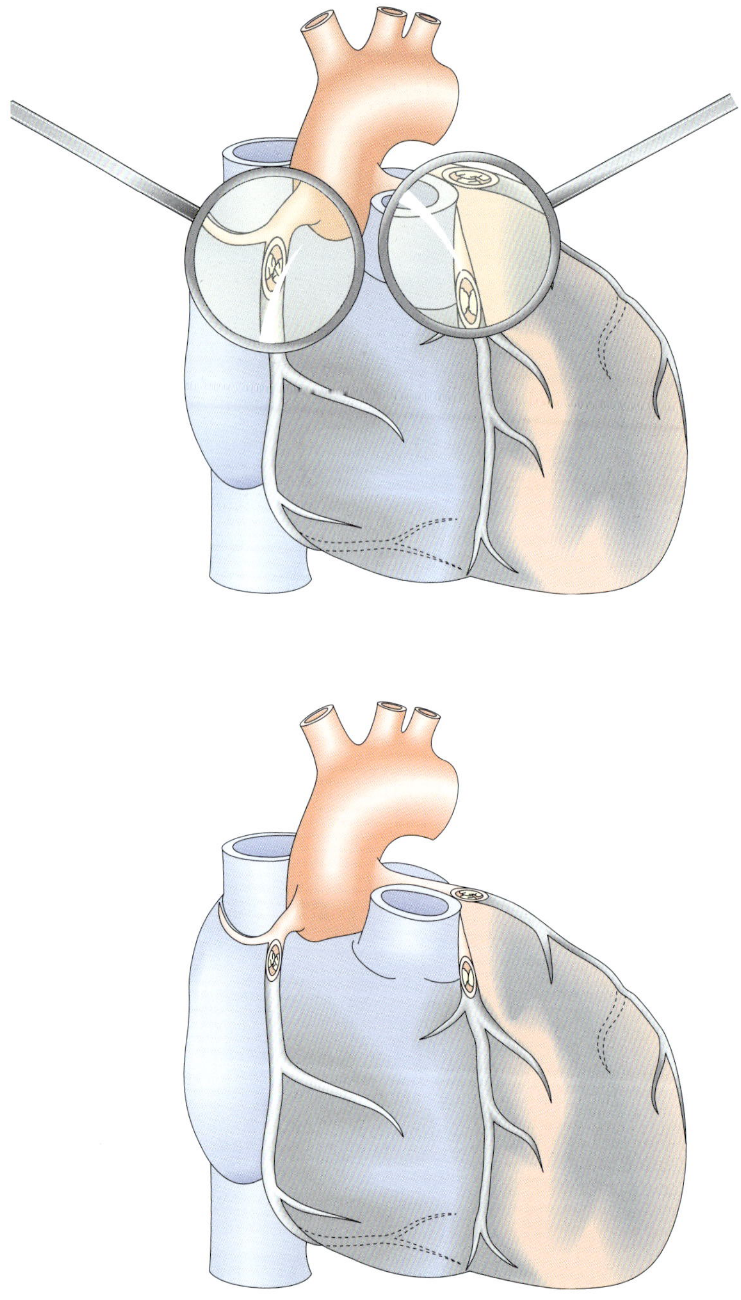

그림 10.13 ● 관상동맥 여러 곳이 막혀서 넓은 범위에 MI가 생기면 LV가 확장된다.

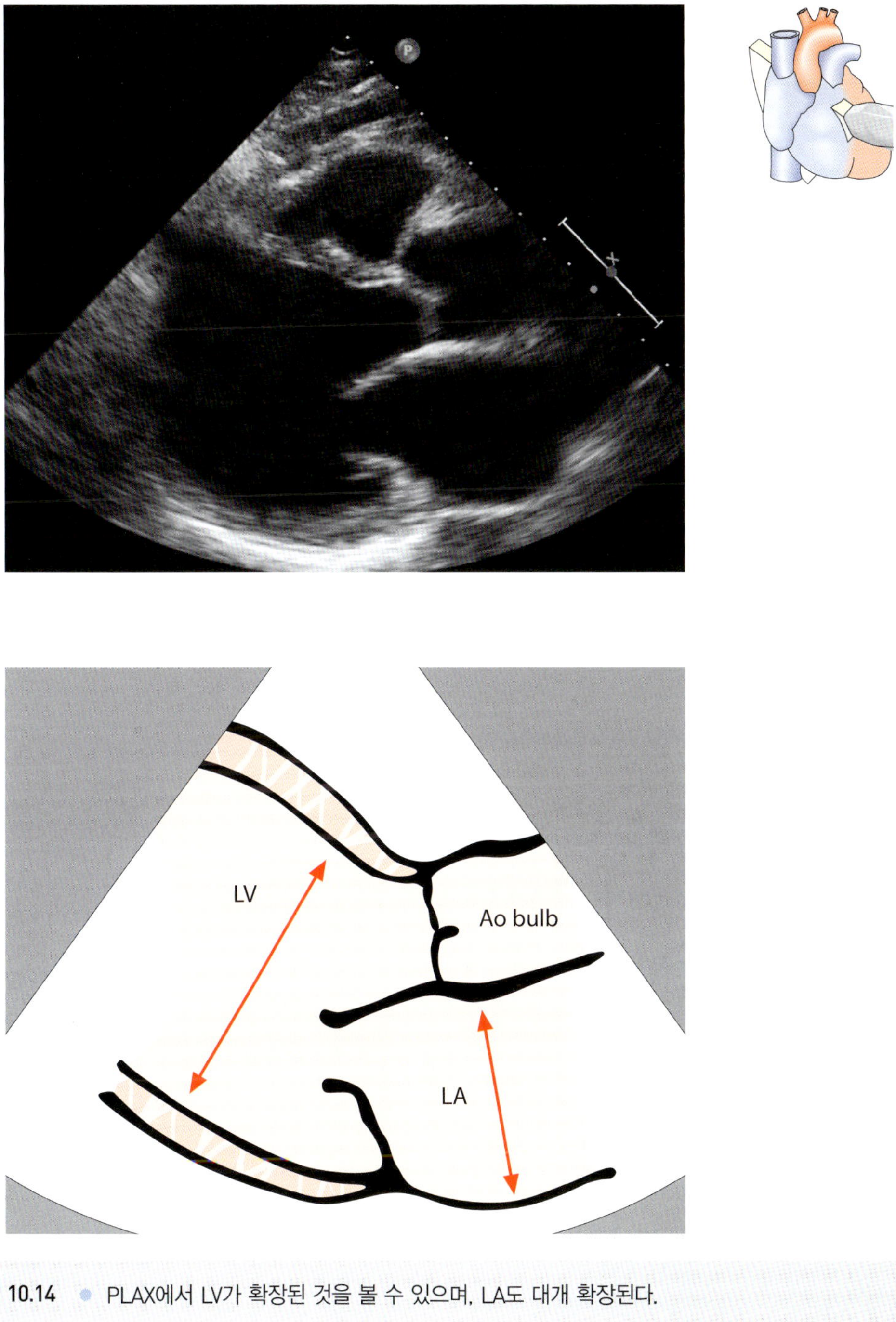

그림 10.14 ● PLAX에서 LV가 확장된 것을 볼 수 있으며, LA도 대개 확장된다.

10.4.1 M형 영상

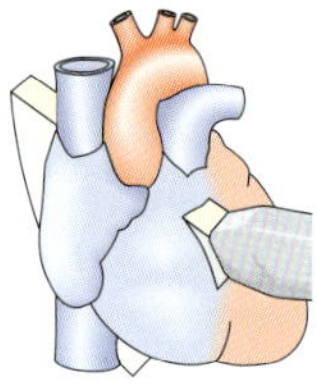

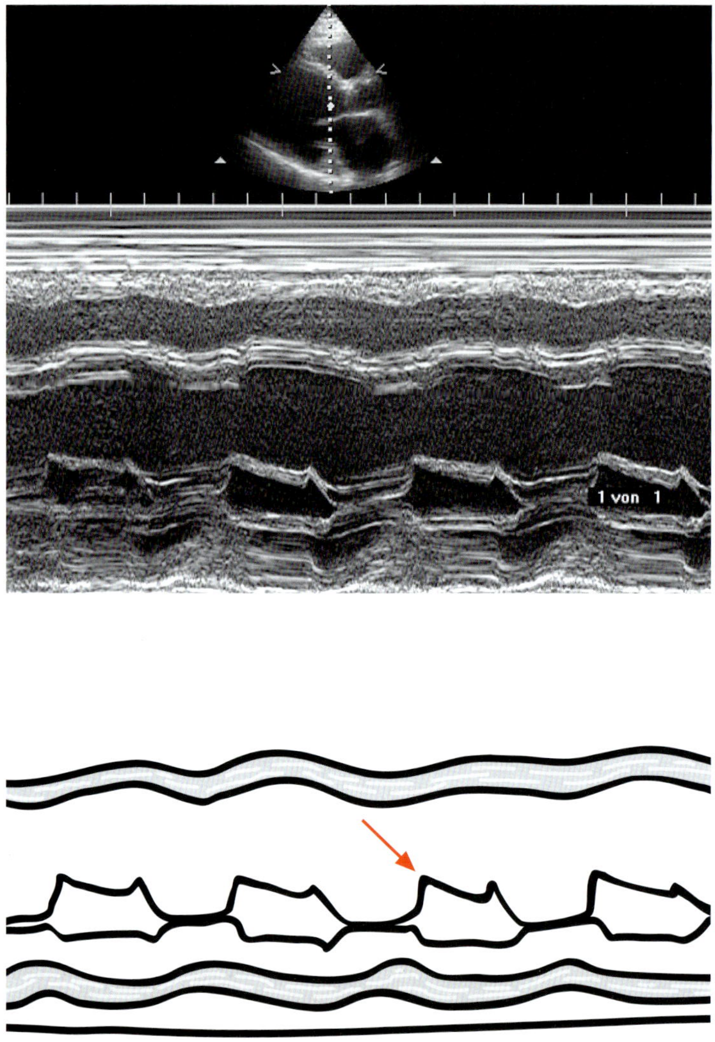

그림 10.15 ● M형 심초음파에서 MV 개방 시 진폭이 낮으면 transmitral inflow 감소를 시사한다.

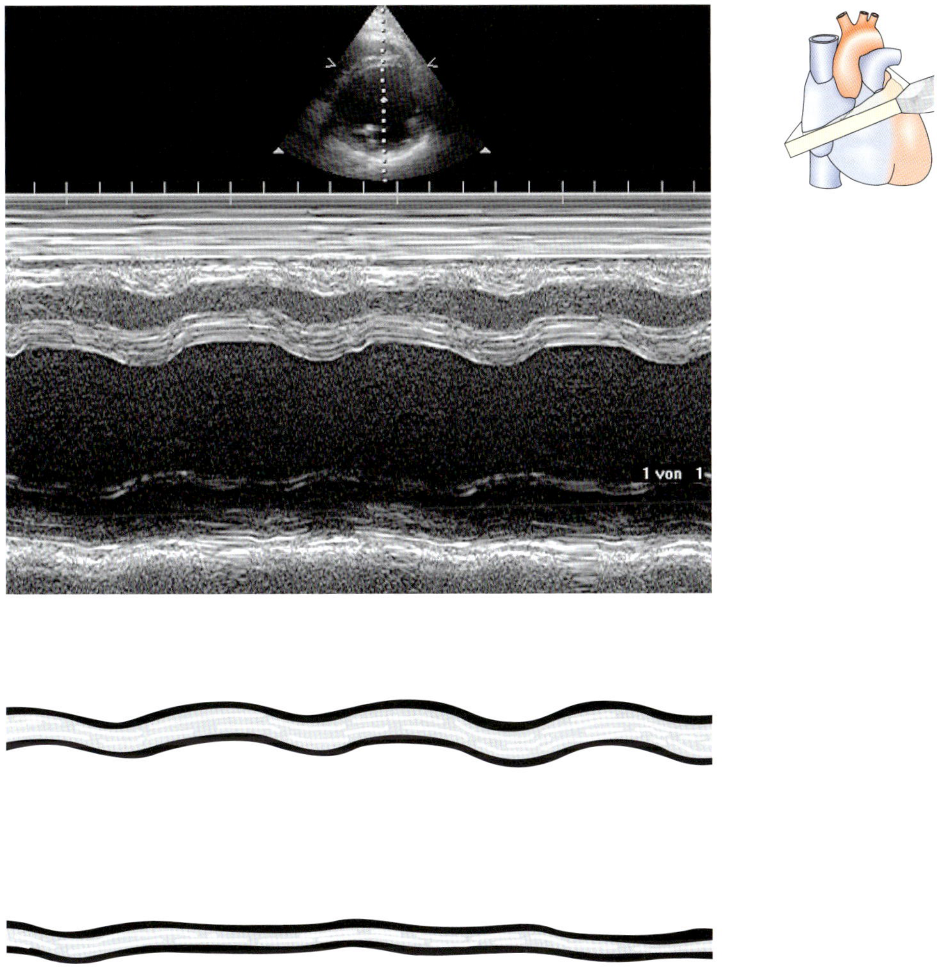

그림 10.16 ● M형 심초음파에서 LV 내강의 직경은 커졌고 수축기 동안 LV의 수축기능은 저하되었다.

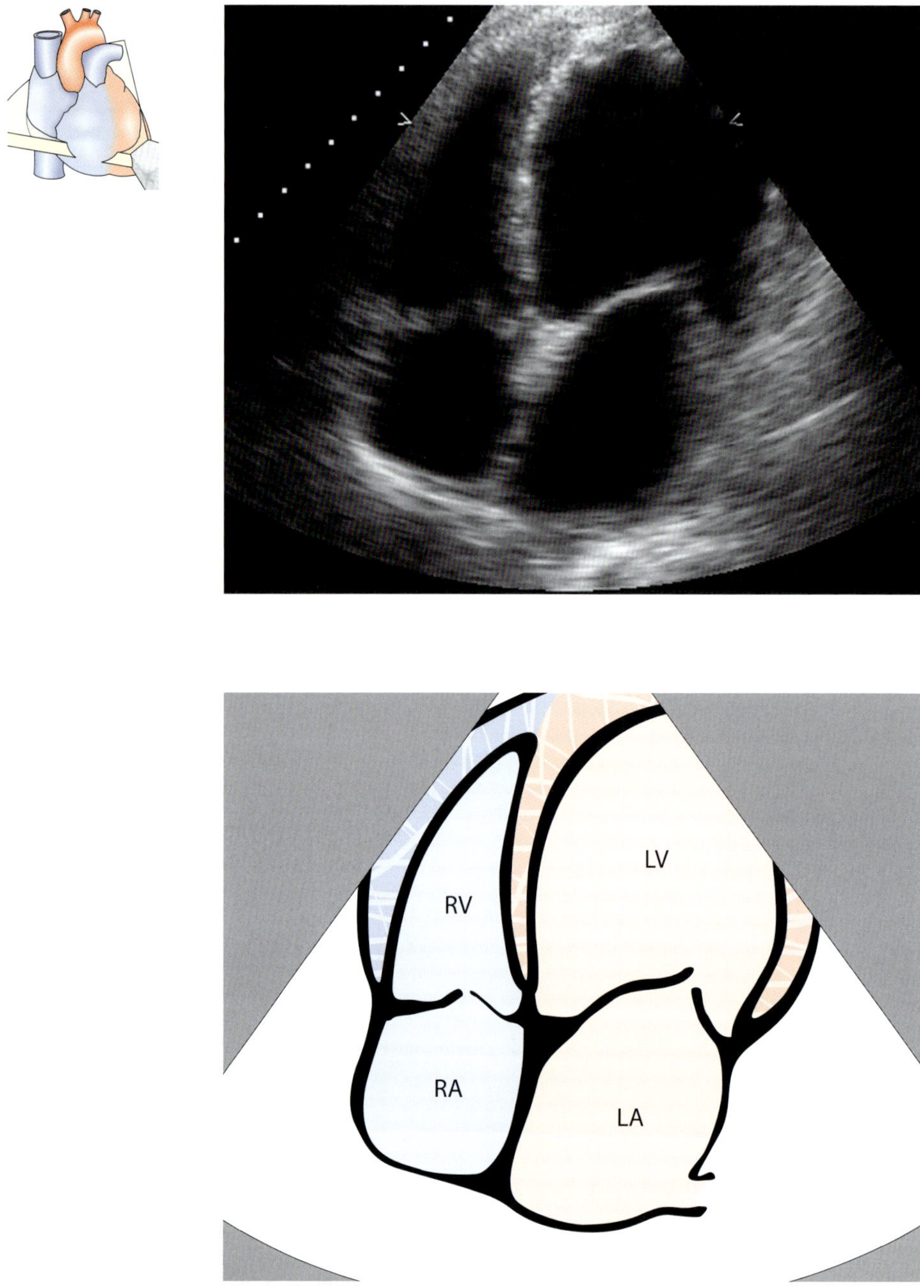

그림 10.17 Apical view에서 심근수축을 분석해야 하지만 어느 부위든 조금씩 수축하므로 MI가 발병한 곳과 발병하지 않은 곳을 구분하기 어렵다.

10.4.2 색도플러 영상

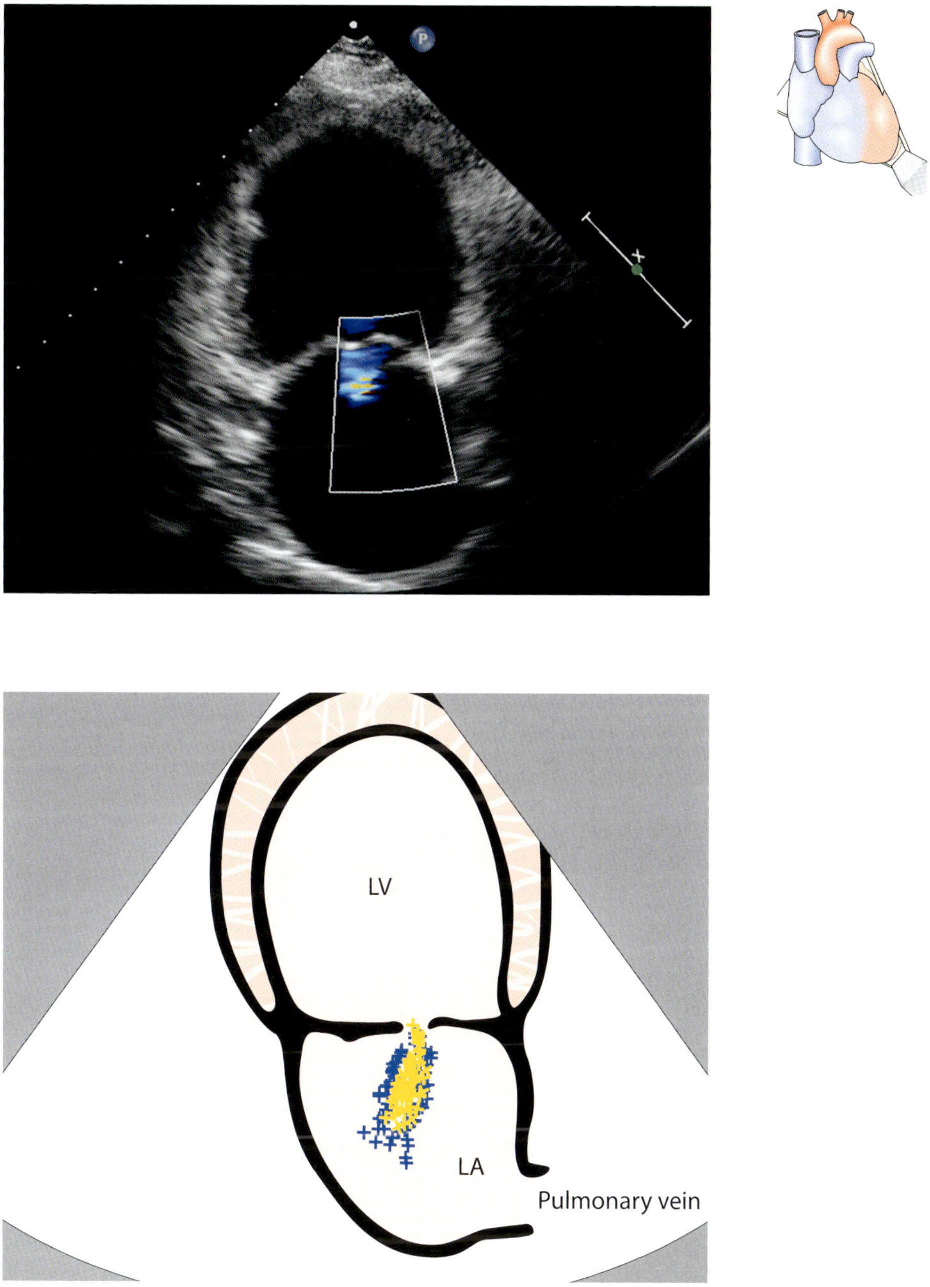

그림 10.18 ● 왼쪽 심장의 확장 때문에 MR이 관찰되지만 주로 mild MR이고 혈역학적으로 의미는 없다.

11 심근증(cardiomyopathy)

11.1 확장성 심근증(dilated cardiomyopathy, DCM)

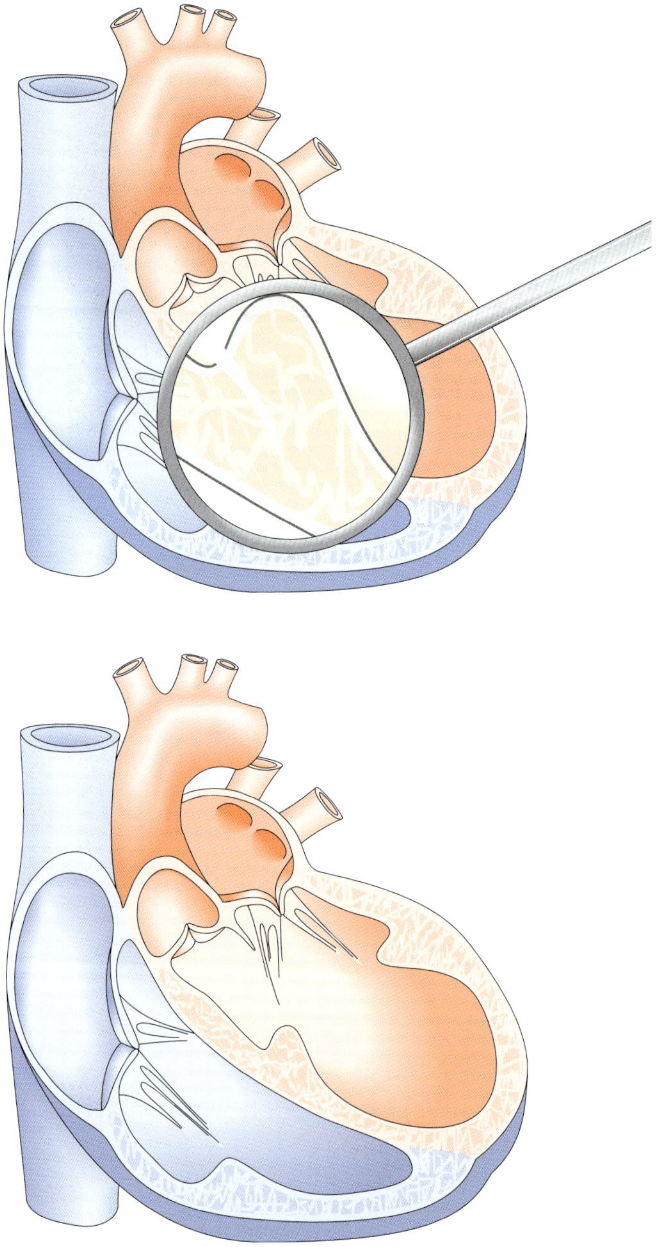

그림 11.1 ● DCM은 특징적으로 모든 심방과 심실이 확장된다.

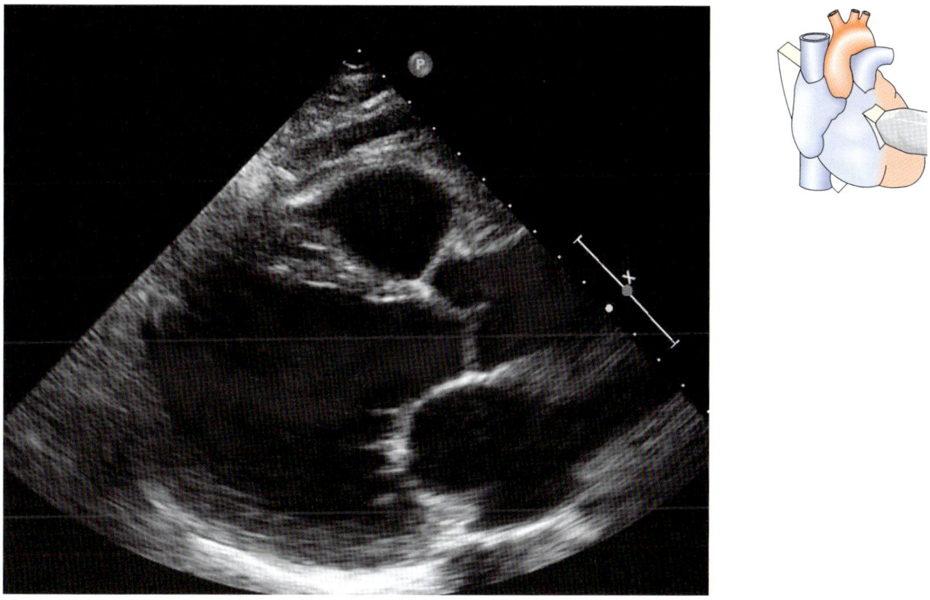

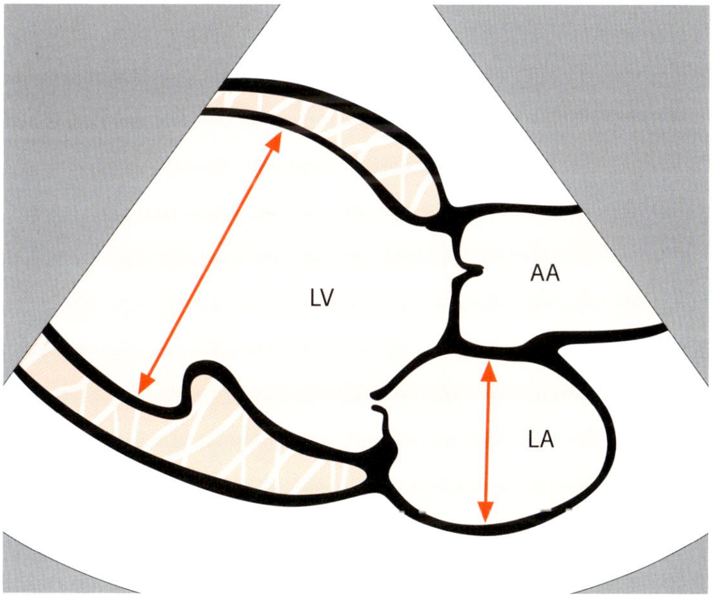

그림 11.2 ● 위 : PLAX에서 확장된 LV와 LA의 직경을 평가하는 것이 좋다. ● 아래 : 수축기능 저하와 함께 빈맥이 자주 나타난다.

III

11.1.1 M형 영상

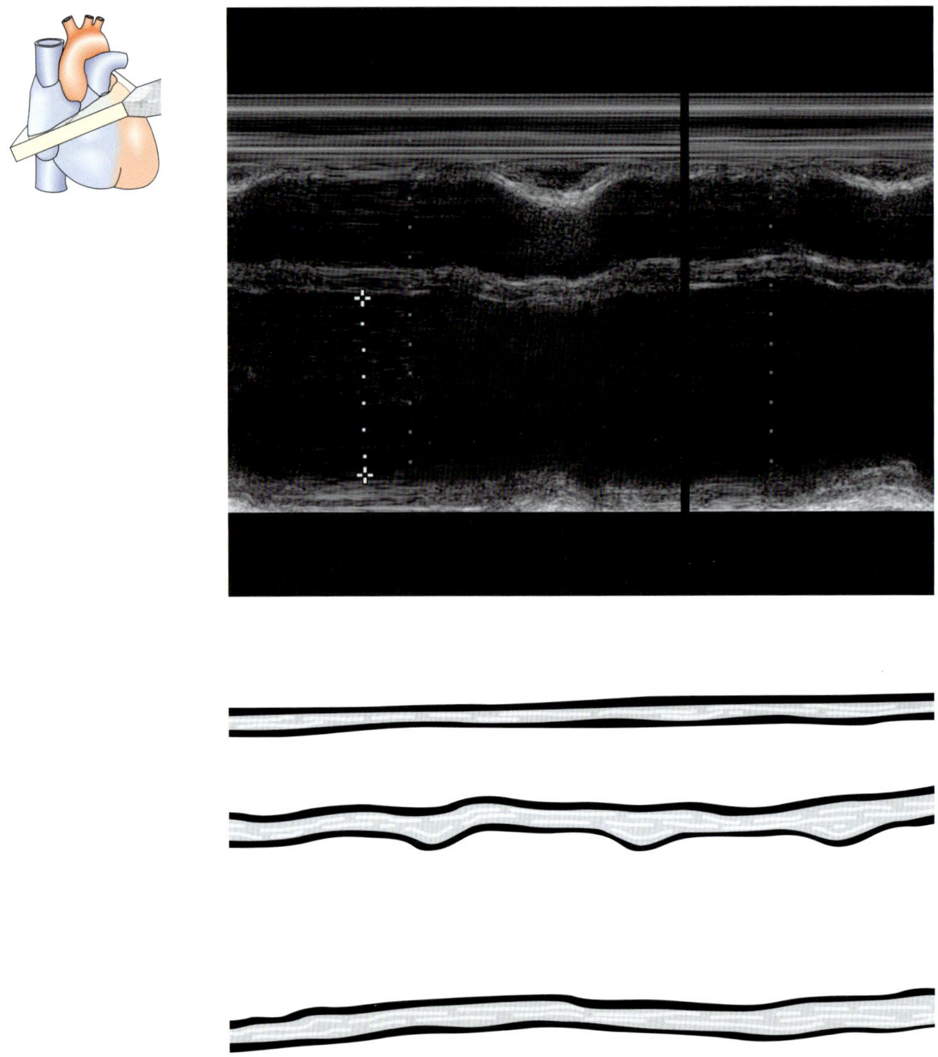

그림 11.3 ● M형 심초음파로 LV의 수축기와 이완기 직경을 평가할 수 있다. LV의 기능이상은 거의 수축기 능장애로 설명할 수 있다.

11.1.2 도플러 영상

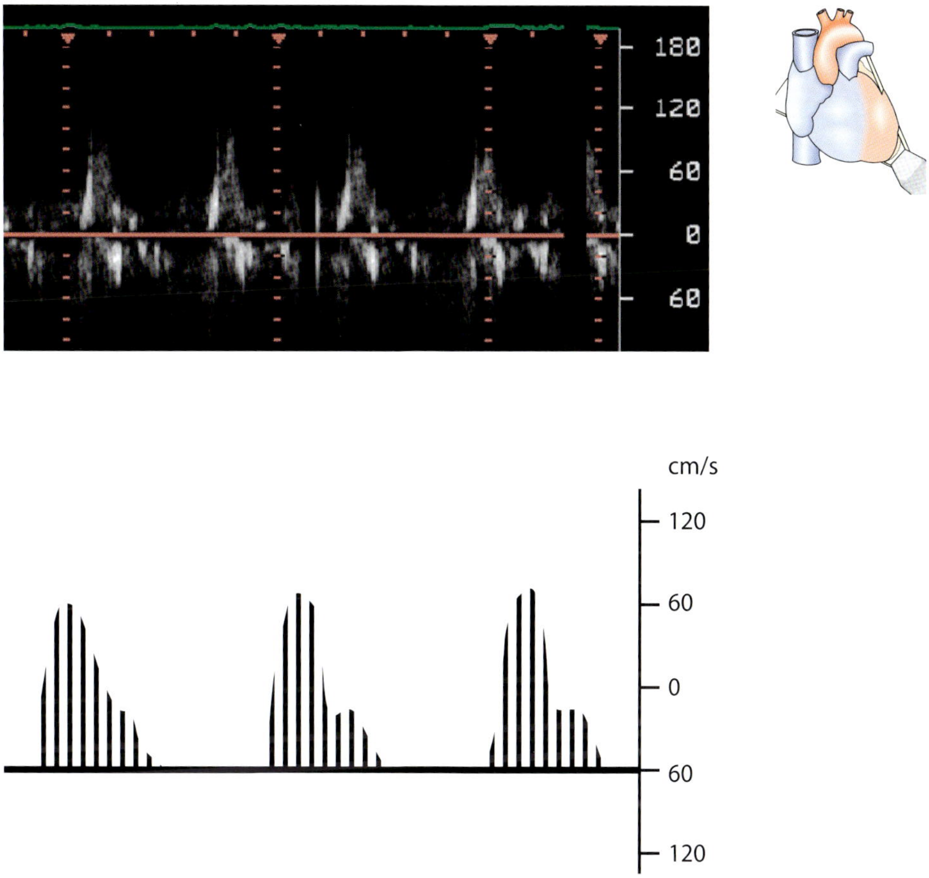

그림 11.4 MV의 위치에 PW Doppler를 시행하면 빈맥과 함께 혈류속도 감소를 볼 수 있으며 stroke volume 감소의 징후이다.

11.1.3 색도플러 영상

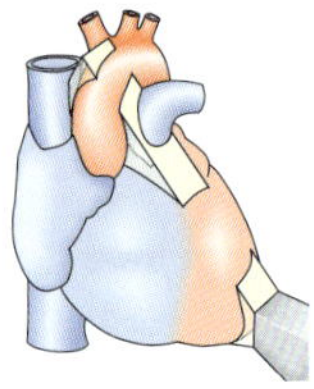

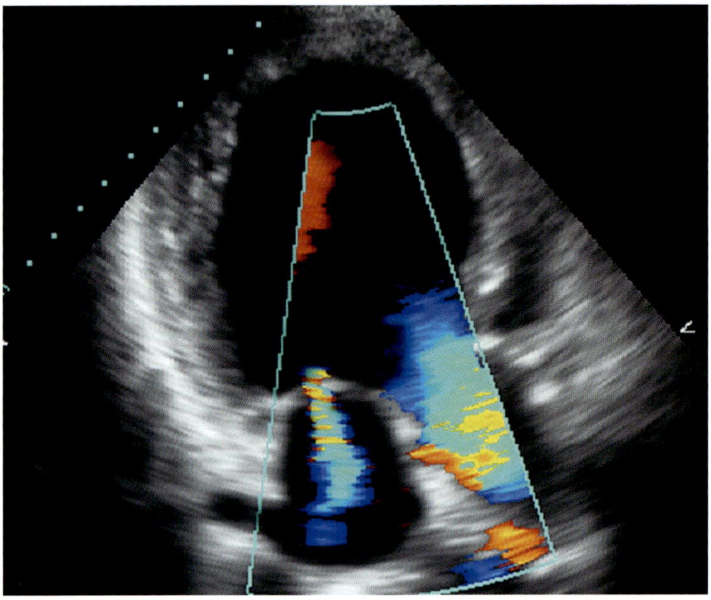

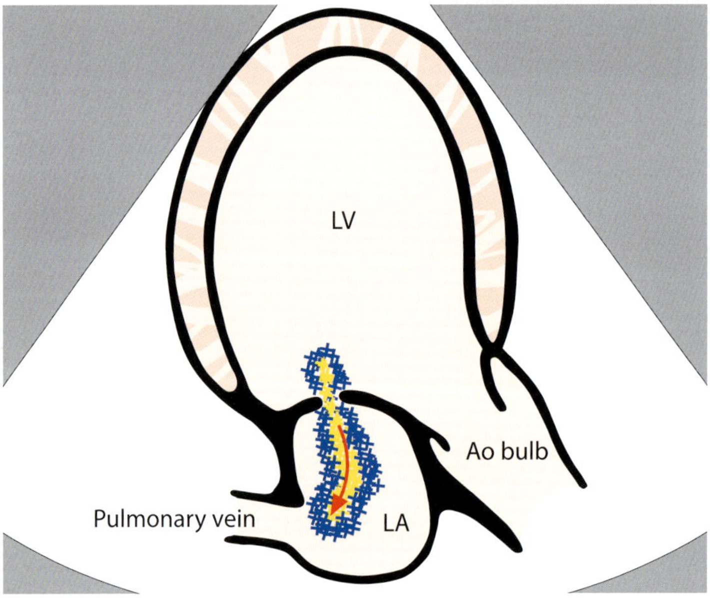

그림 11.5 ● LV의 확장으로 자주 minimal MR이 동반된다. Severe MR이 있으면 추가적으로 TEE 시행을 권고한다.

11.1.4 합병증

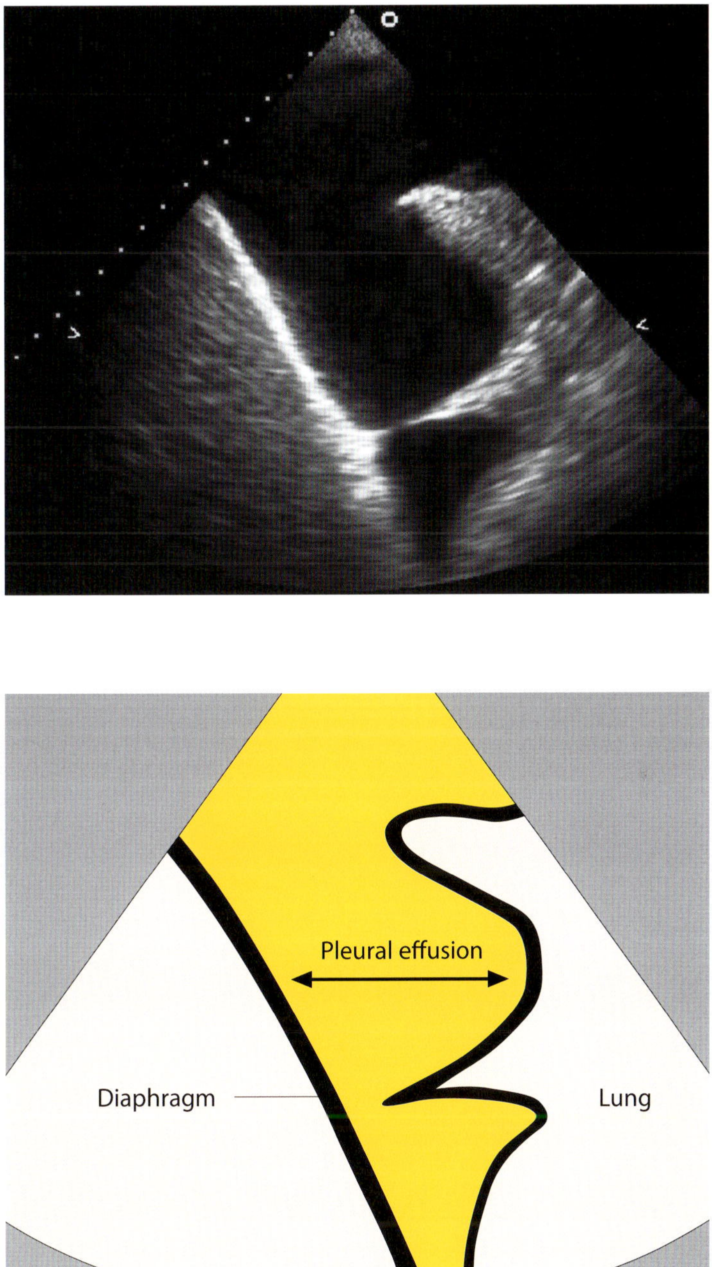

그림 11.6 심장의 펌프기능이상으로 흉막삼출(pleural effusion)이 생길 수 있다. (환자가 누운 자세에서) 횡격막을 뒤로 하고 후액와선(posterior axillary line)에서 초음파 빔이 지나가게 하면 흉막삼출을 관찰할 수 있다.

11.2 폐쇄성 비후성 심근증(hypertrophic obstructive cardiomyopathy, HOCM)

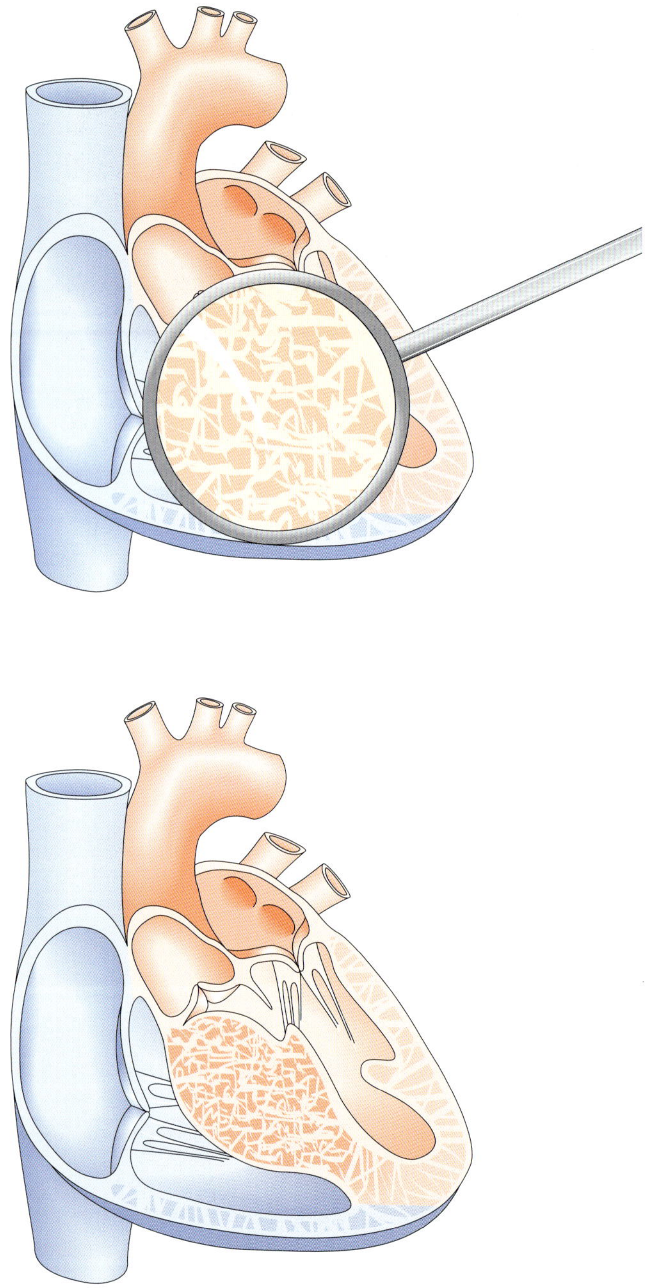

그림 11.7 ● HCM에서 심실중격비후(septal hypertrophy)만 있으면 왼쪽 심장으로부터 수축기 동안 혈류 유출에 장애가 생긴다.

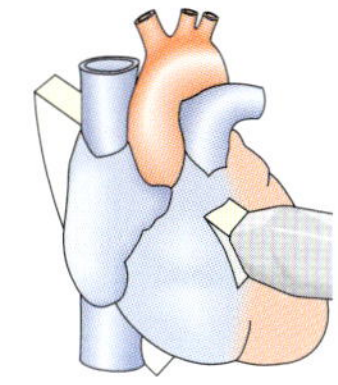

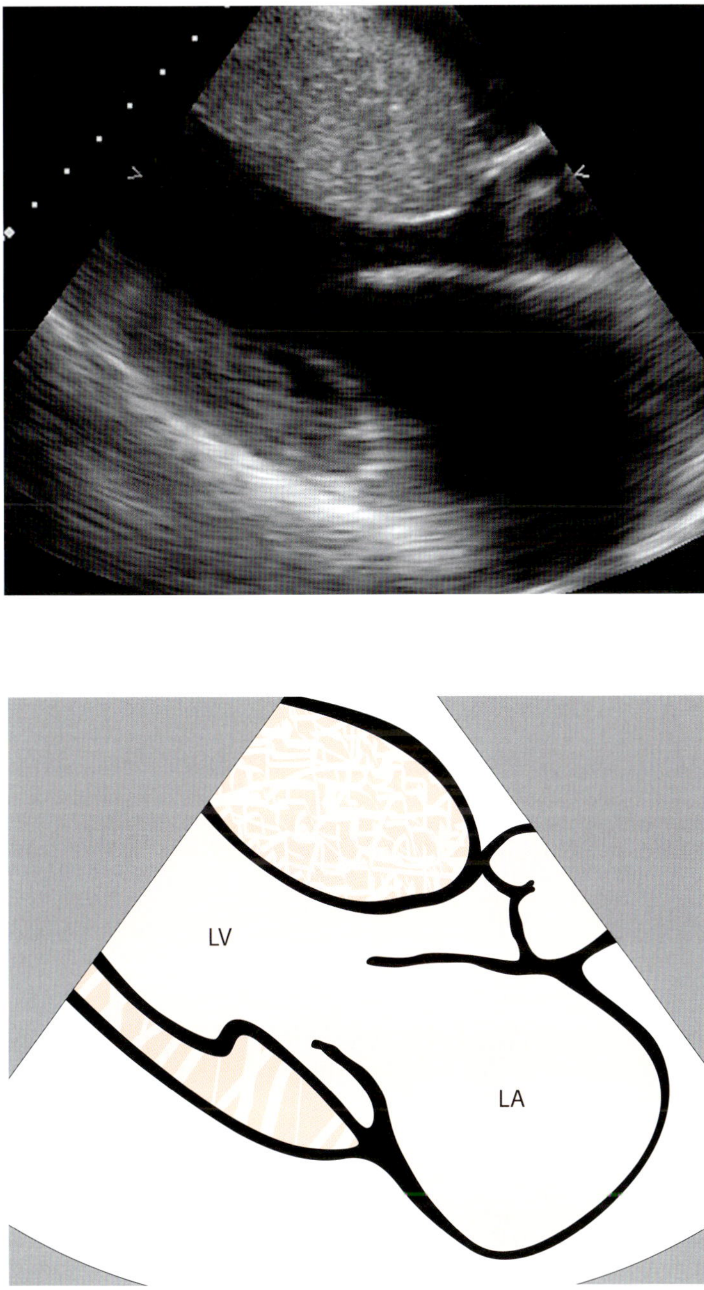

그림 11.8 ● PLAX에서 심실중격비후가 풍선이 부풀어오른 것처럼 보인다.

11.2.1 도플러 영상

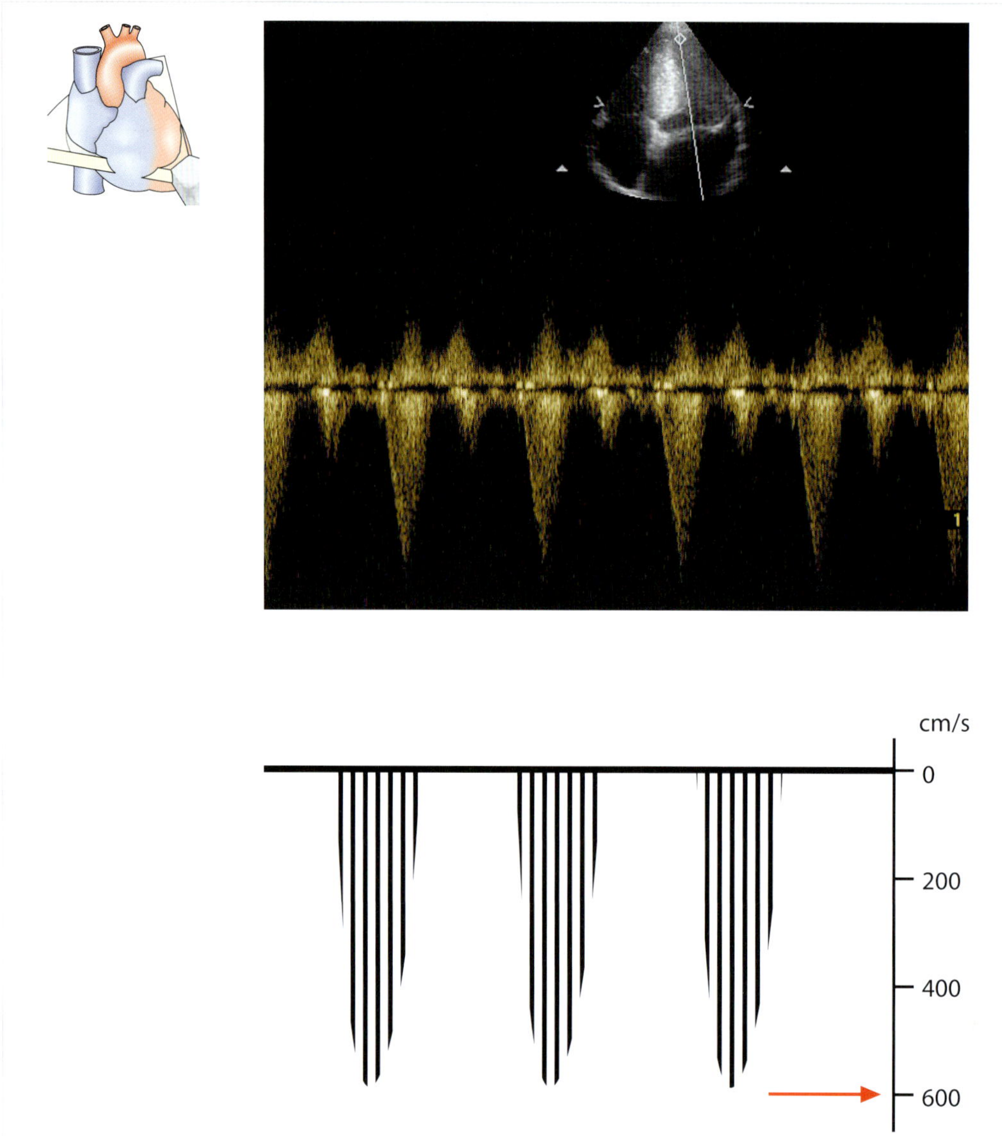

그림 11.9 • 위 : A3C 또는 A5C에서 LVOT에 CW Doppler를 시행한다. • 아래 : V자 형태는 LVOT의 폐쇄를 시사한다.

11.2.2 색도플러 영상

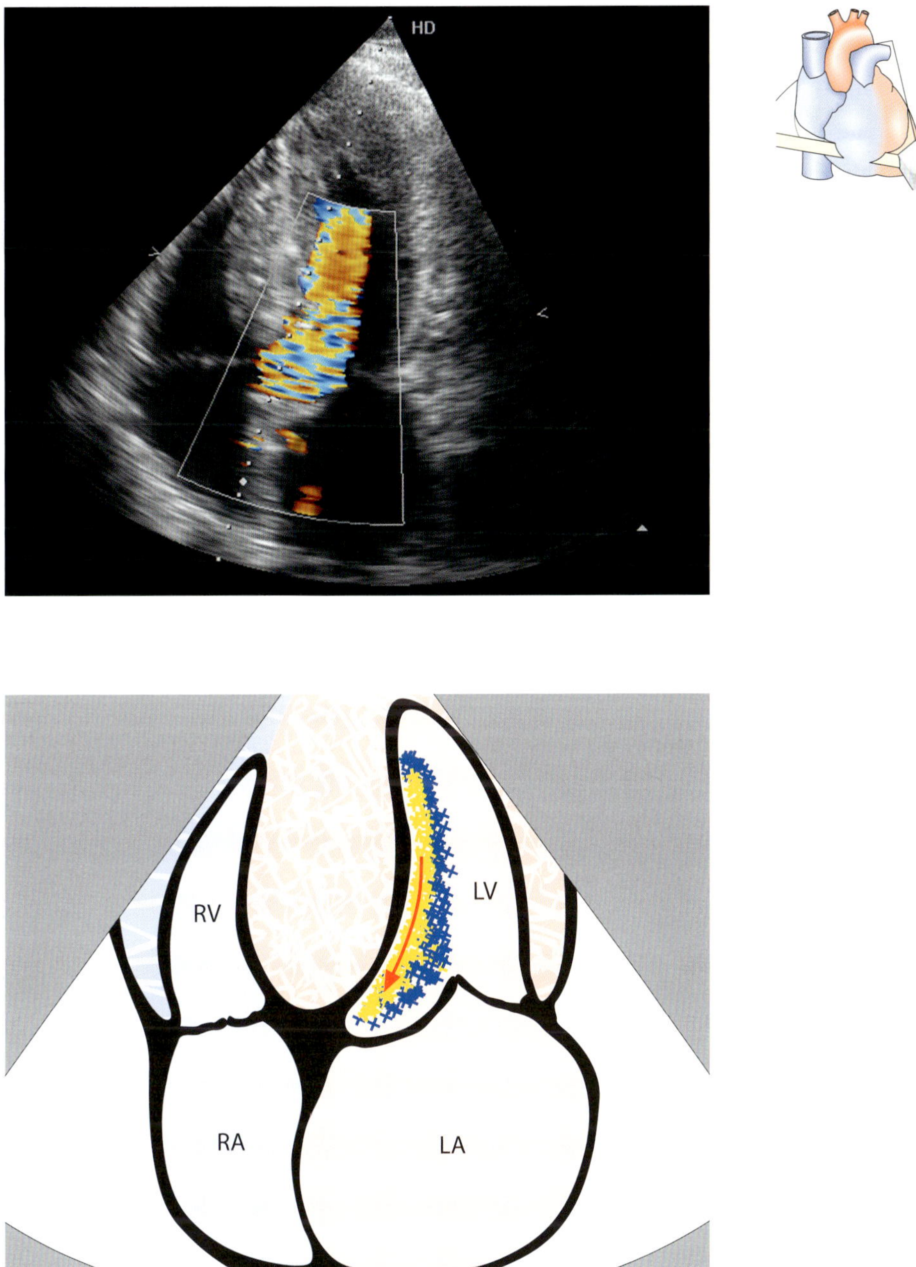

그림 11.10 ● Color Doppler에서 심실중격비후와 누두부의 혈류속도 상승을 볼 수 있다. CW Doppler는 정량화에 사용하는 방법이다(안정 시 또는 유발 후 압력차 평가).

11.3 비폐쇄성 비후성 심근증(nonobstructive hypertrophic cardiomyopathy, HNCM)

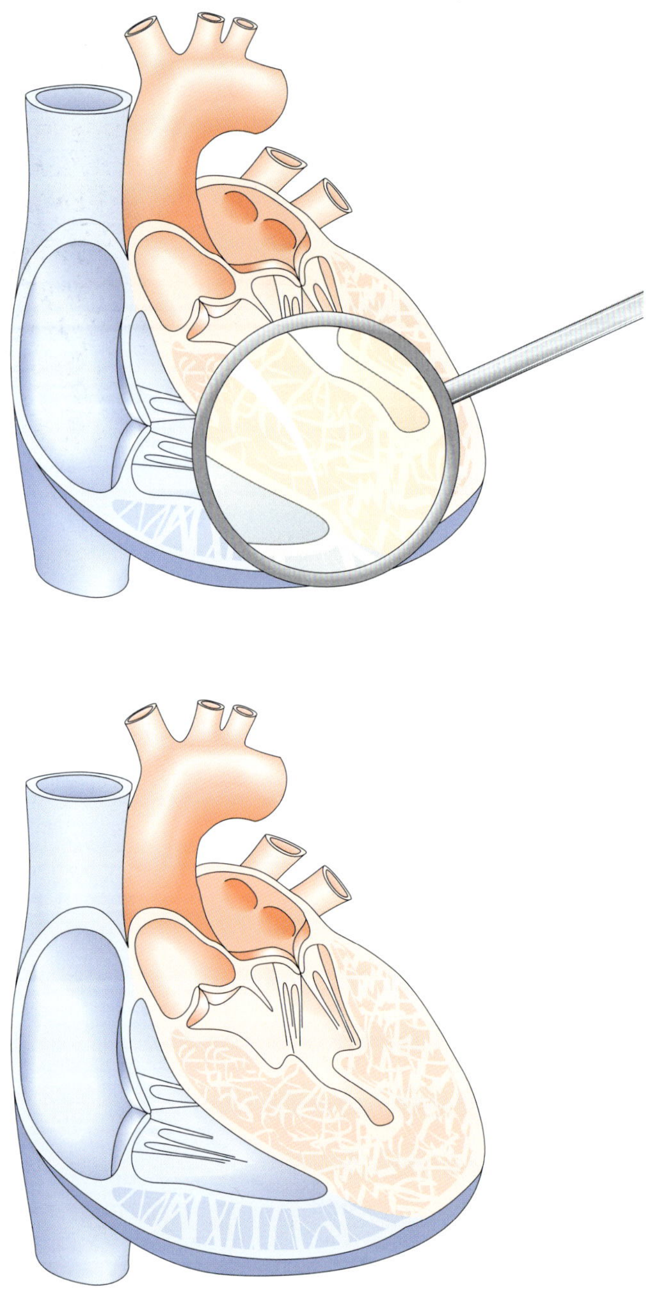

그림 11.11 ● 심근이 비정상적으로 두꺼워져서 모든 심실 영역을 침범해 심실 내강의 크기가 감소한다.

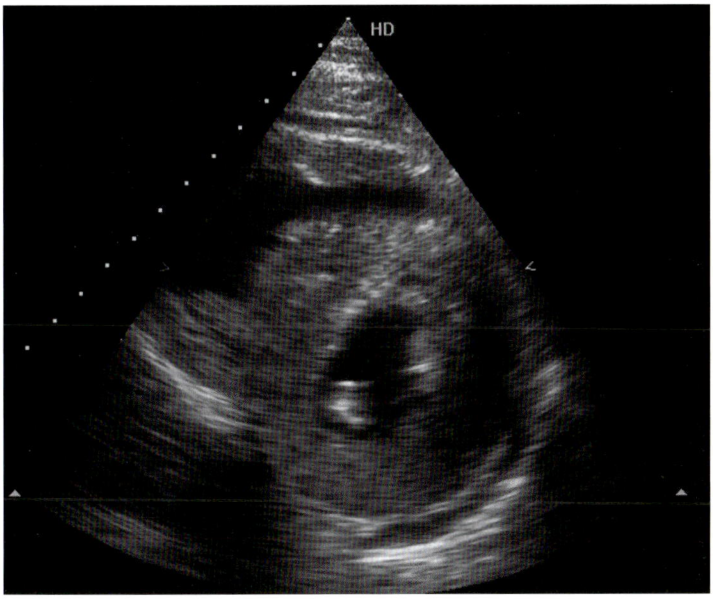

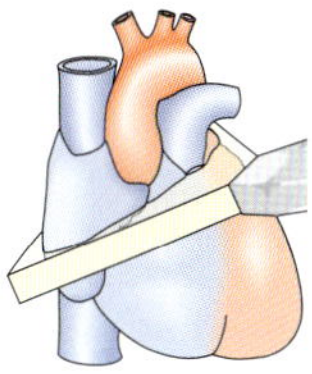

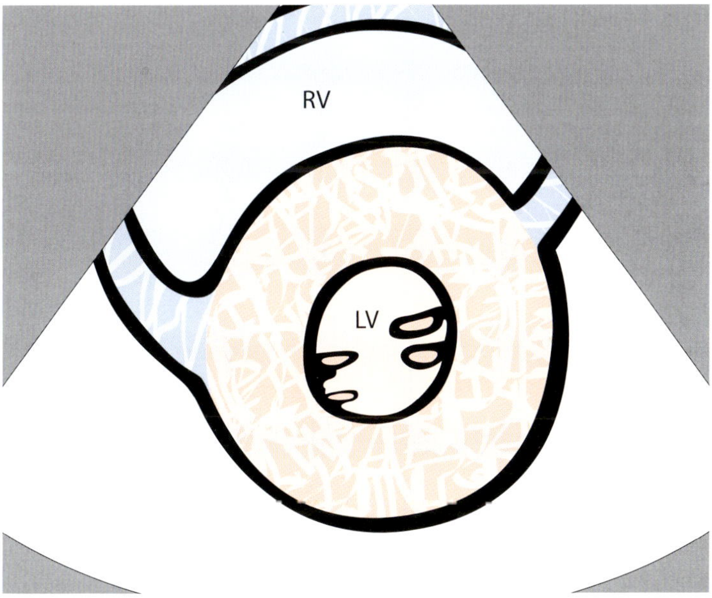

그림 11.12 • PSAX에서 LV의 대칭적 비후로 인해 심실 내 용적이 매우 작은 것을 볼 수 있다.

11.3.1 M형 영상

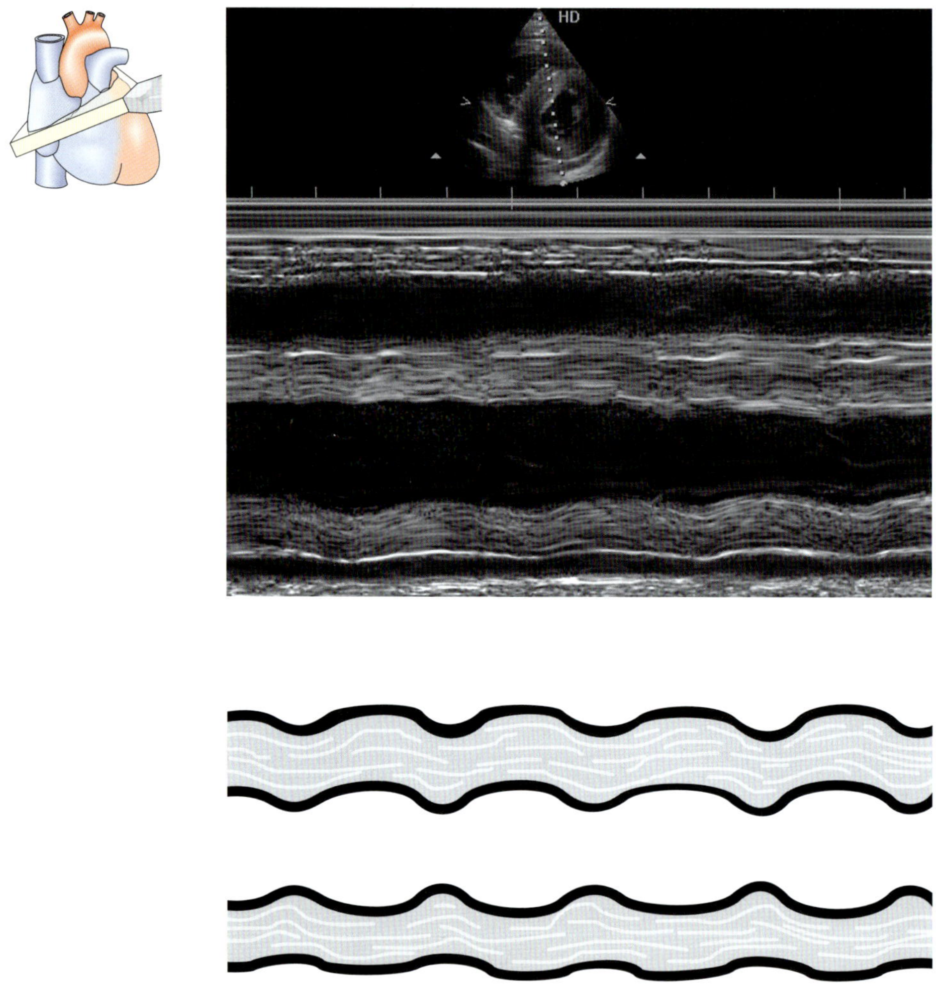

그림 11.13 ● M형 심초음파에서 LV anterior wall과 posterior wall의 비후와 수축기 동안 심실 수축의 진폭이 감소한 것을 볼 수 있다.

11.3.2 색도플러 영상

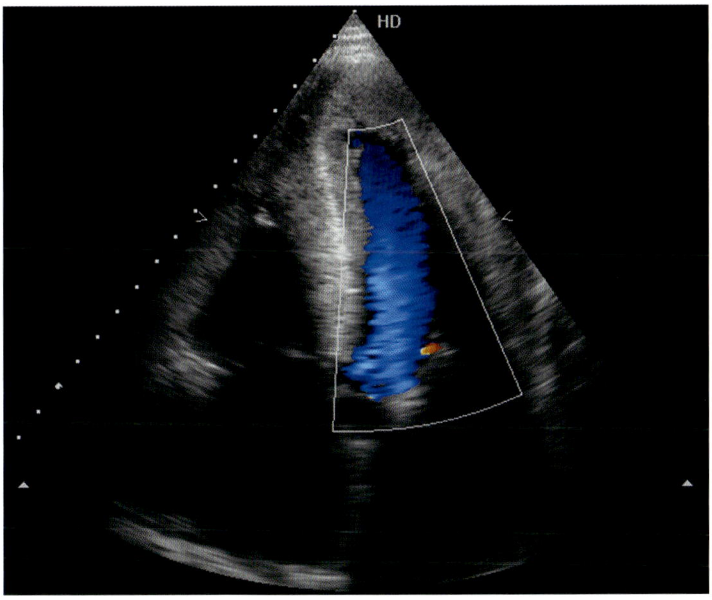

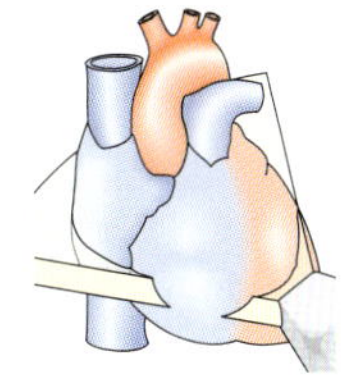

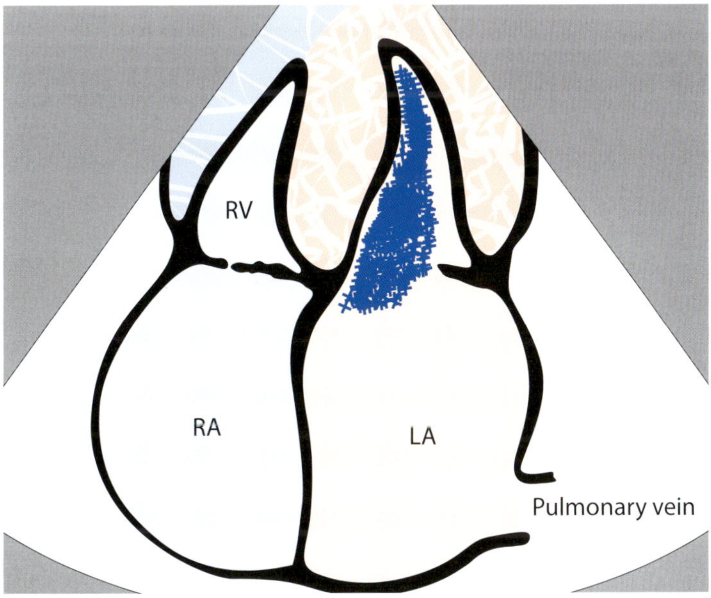

그림 11.14 ● Color Doppler에서 수축기에 혈류속도 상승이 없으므로 폐쇄가 없음을 시사한다.

III

12 인공판막(prosthetic valve)

12.1 대동맥판의 조직판막(bioprosthetic valve)

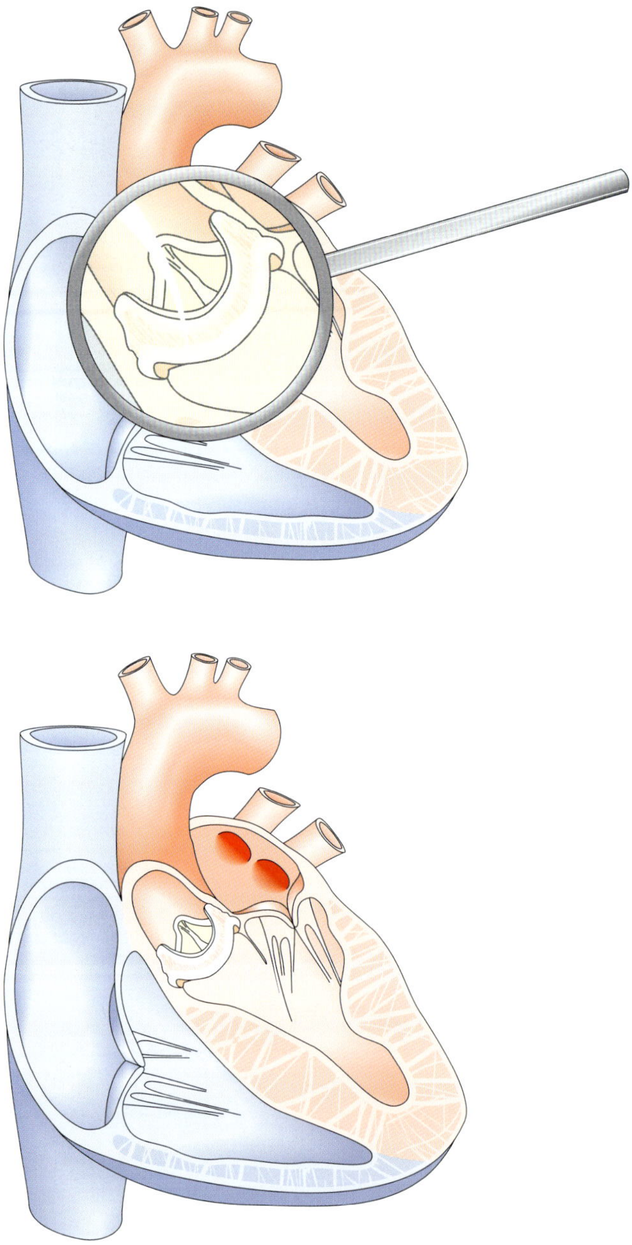

그림 12.1 ● 조직판막은 지지대(strut)가 있는 봉합고리(suture ring)로 구성되며, 그 위에 심낭(pericardium) 또는 돼지의 AV를 장착한다. 수술적 중재를 시행한 대동맥질환의 잔여효과로 수술 후 LVH는 시간이 지나면서 좋아지게 된다.

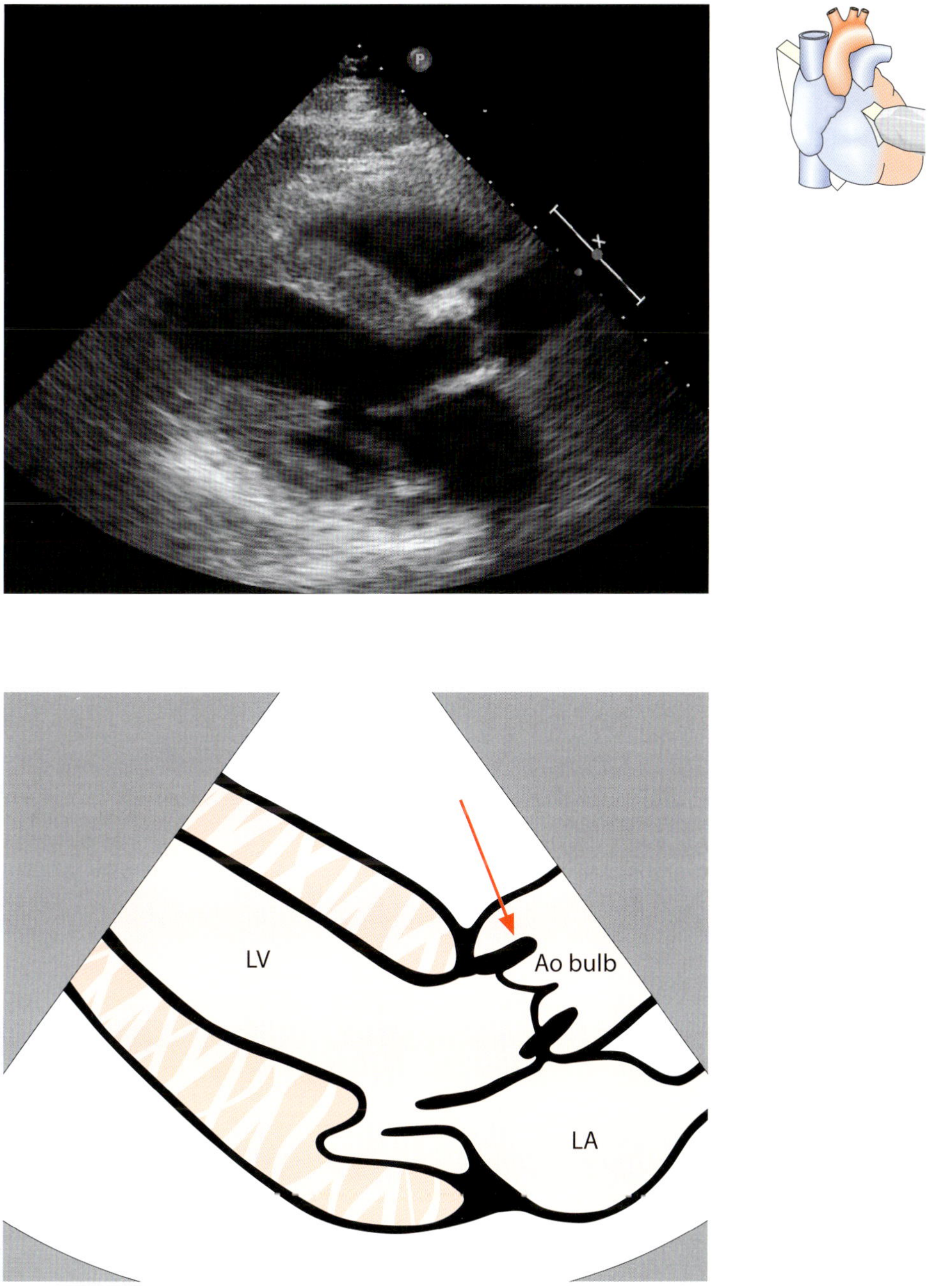

그림 12.2 ● 위 : 조직판막륜은 약간 에코를 발생한다(echogenic). ● 아래 : Parasternal view에서 AV 첨판은 일부만 보인다.

12.1.1 도플러 영상

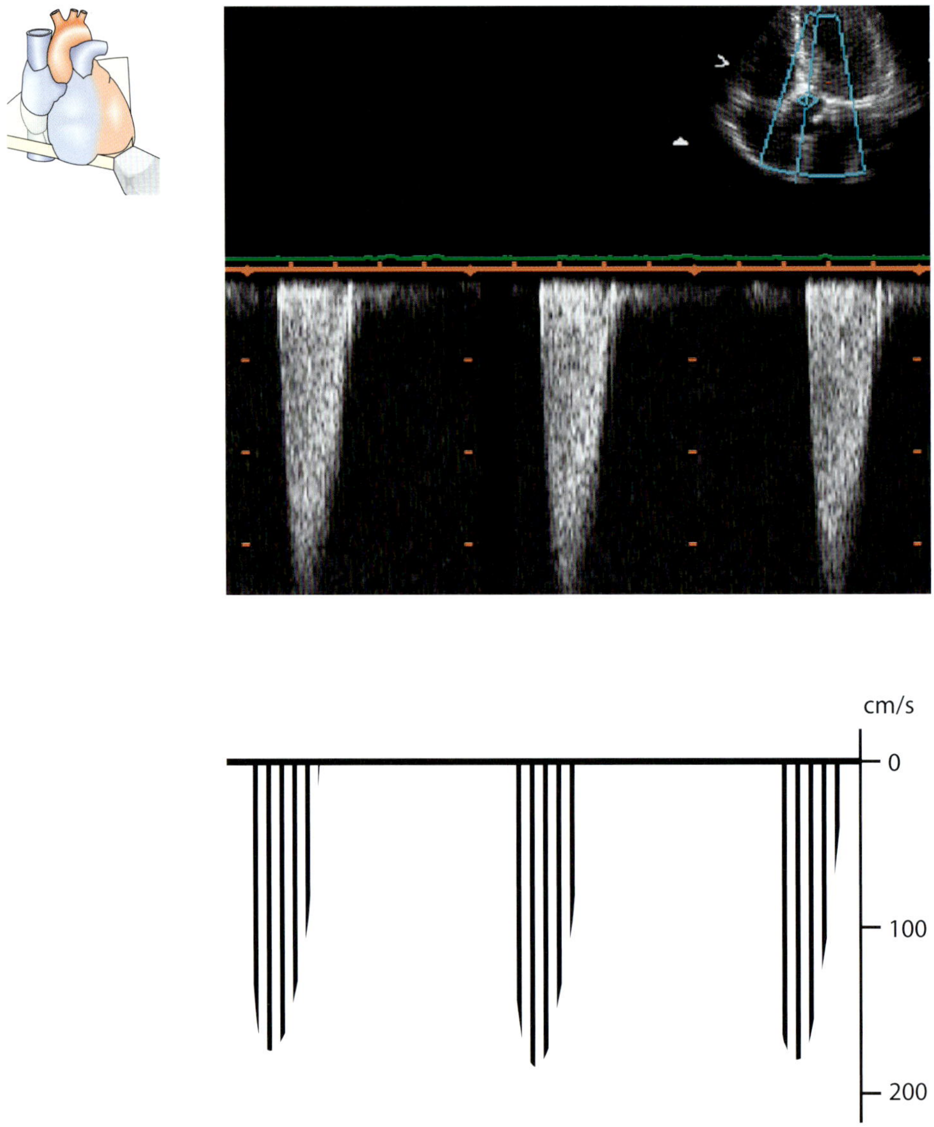

그림 12.3 ● CW Doppler에서 자연판막인 AV처럼 U자 형태의 혈류 양상을 나타낸다.

12.1.2 색도플러 영상

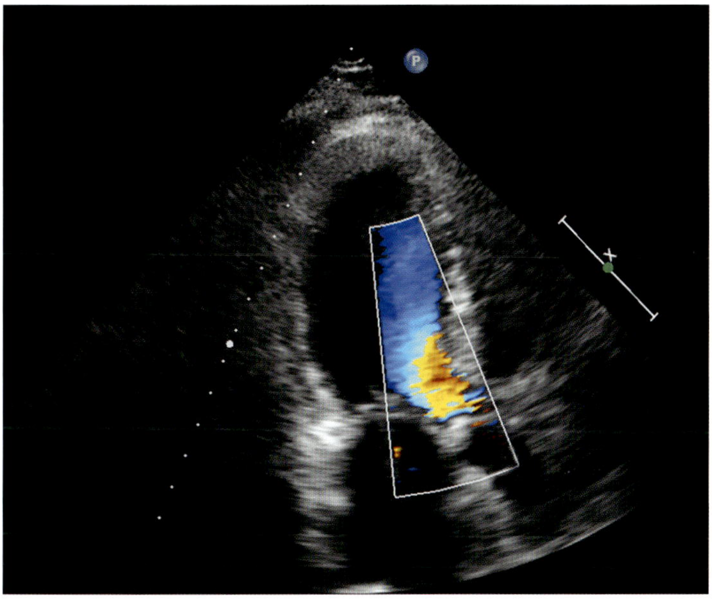

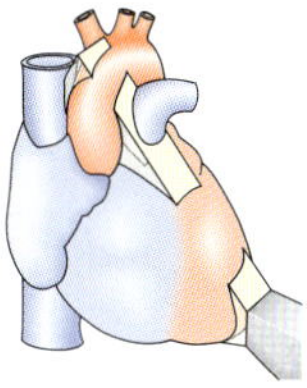

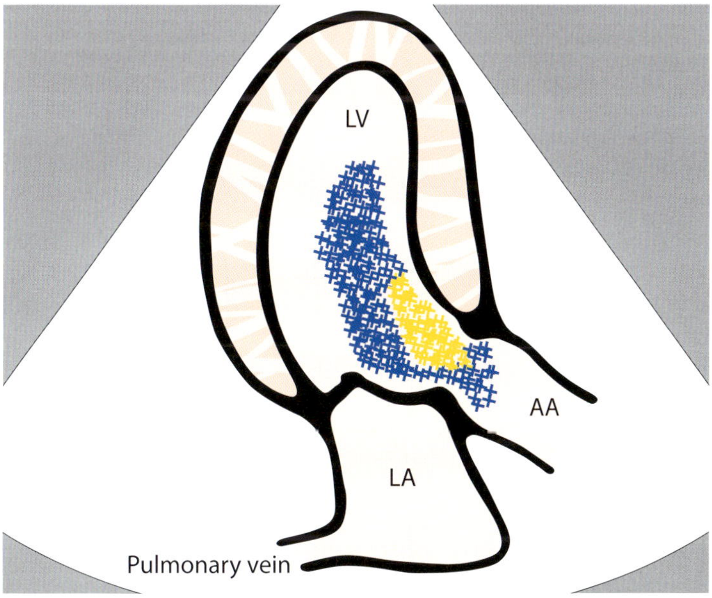

그림 12.4 ● Color Doppler에서 AV를 지나가는 혈류속도 상승을 볼 수 있다. 그러나, 이는 자주 관찰되며 퇴행(degeneration)의 징후는 아니다.

12.2 대동맥판의 기계판막(artificial or mechanical valve)

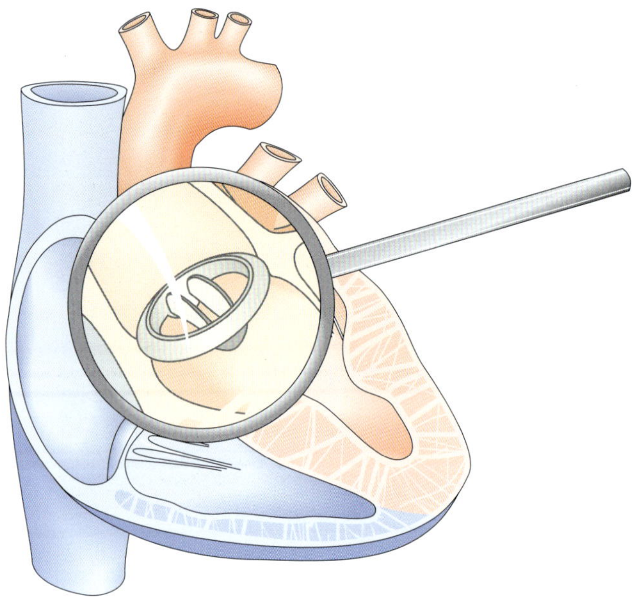

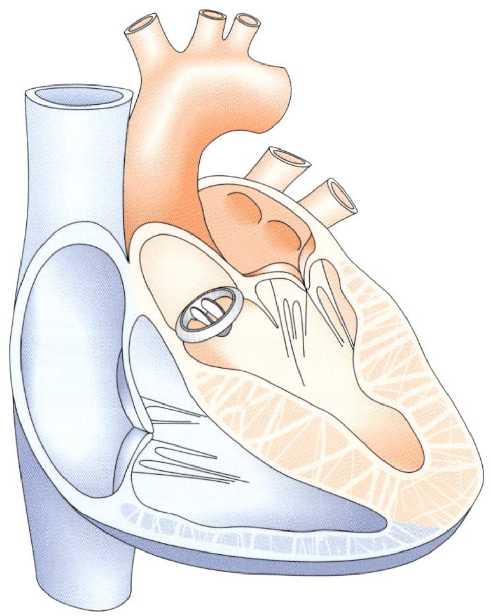

그림 12.5 ● 위 : AV에 흔히 사용되는 기계판막은 봉합고리와 이엽성(bileaflet) 인공판막으로 구성된다. ● 아래 : 수술 직후에는 LVH가 남아있지만 시간이 지나면서 좋아지게 된다.

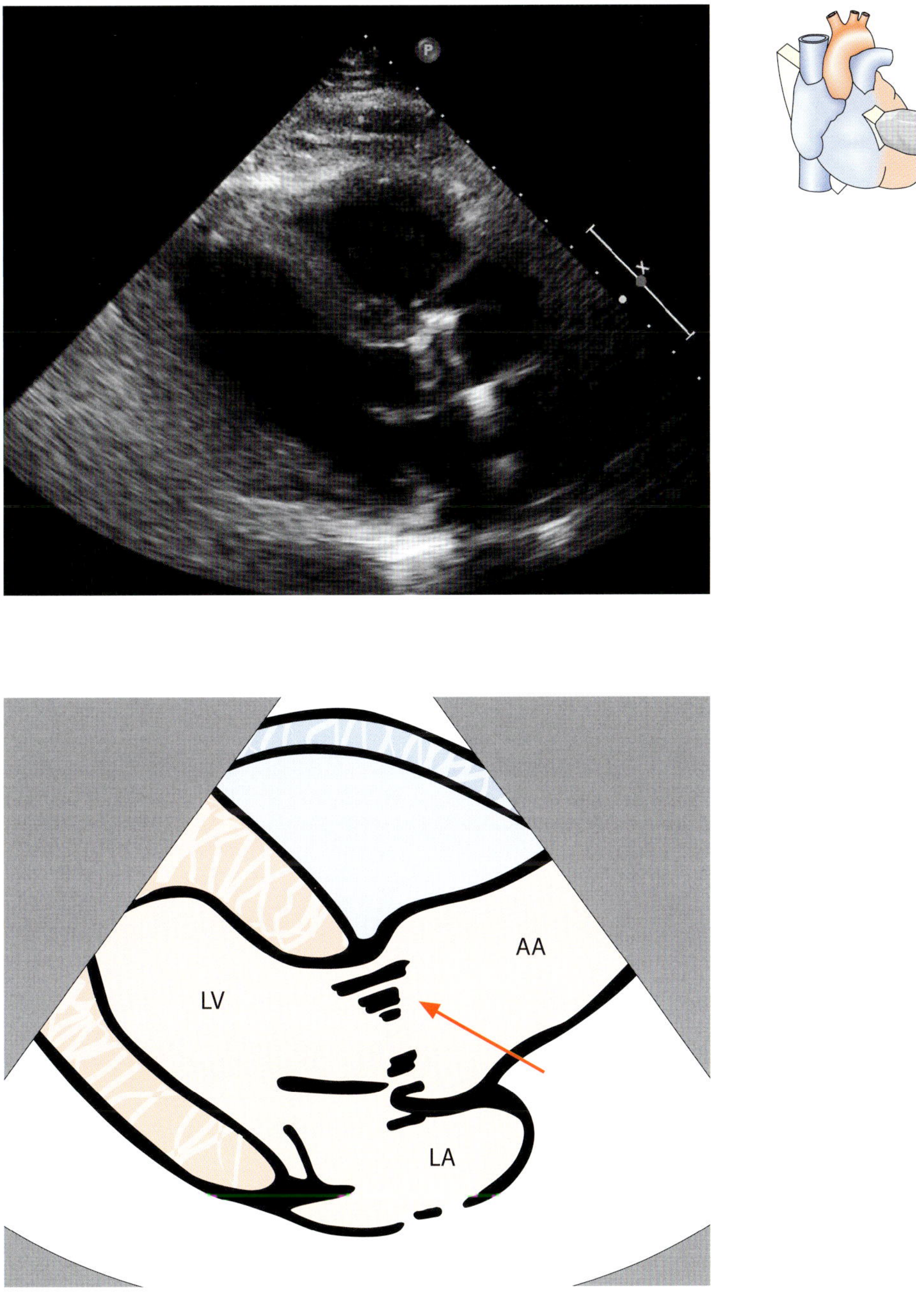

그림 12.6 ● PLAX에서 판막 첨판에 의한 잔향허상(reverberation artifact)이 보인다. 허상으로 인해 각 판막 구조물을 거의 구분할 수 없다.

12.2.1 도플러 영상

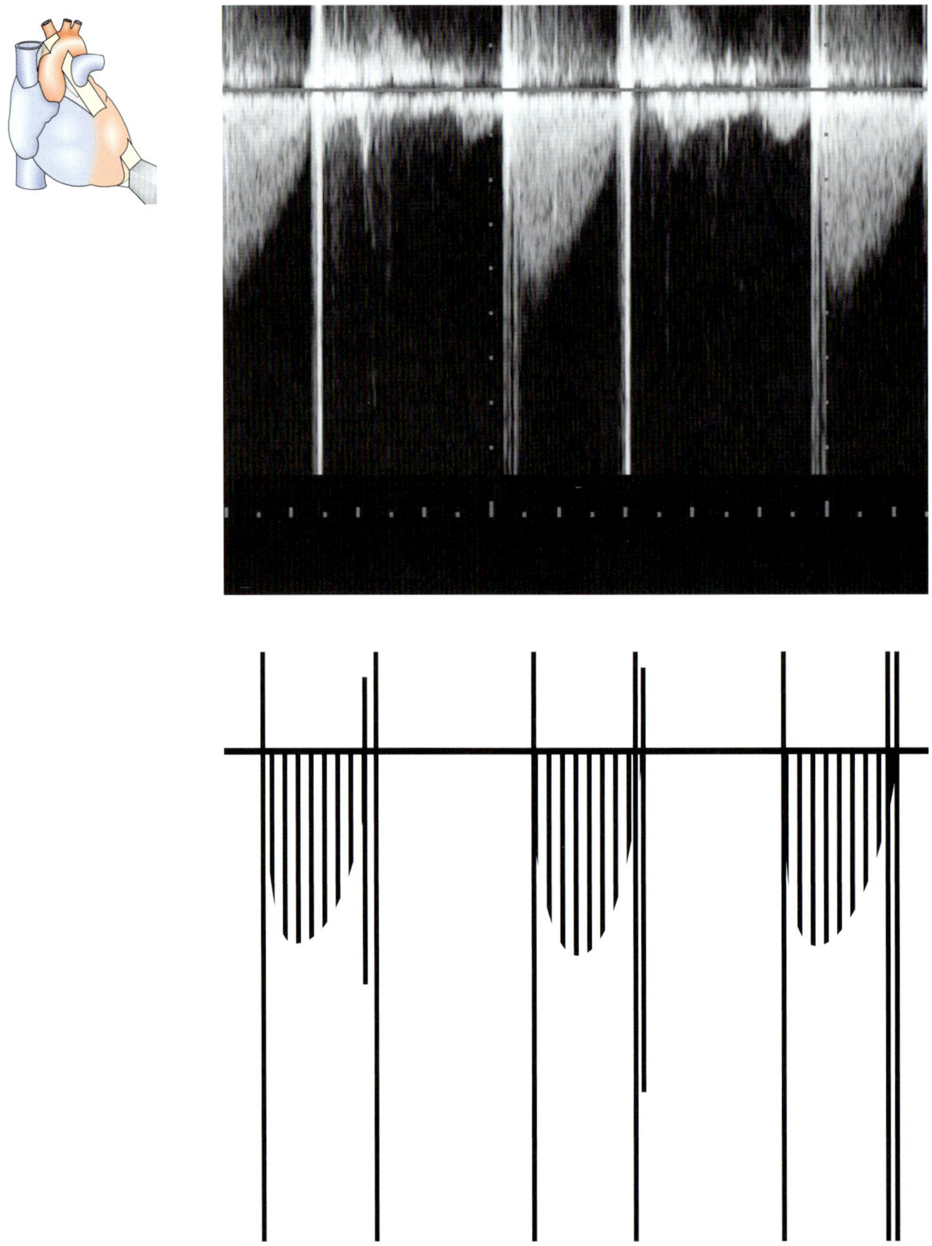

그림 12.7 ● 위 : CW Doppler에서 수축기 초기와 말기에 AV의 기계판막에 의한 특징적인 클릭(click)이 보인다. ● 아래 : 판막의 유형과 크기에 따라 다르지만 AV를 지나가는 혈류속도는 정상적으로 약 2 m/s까지 상승한다.

12.2.2 색도플러 영상

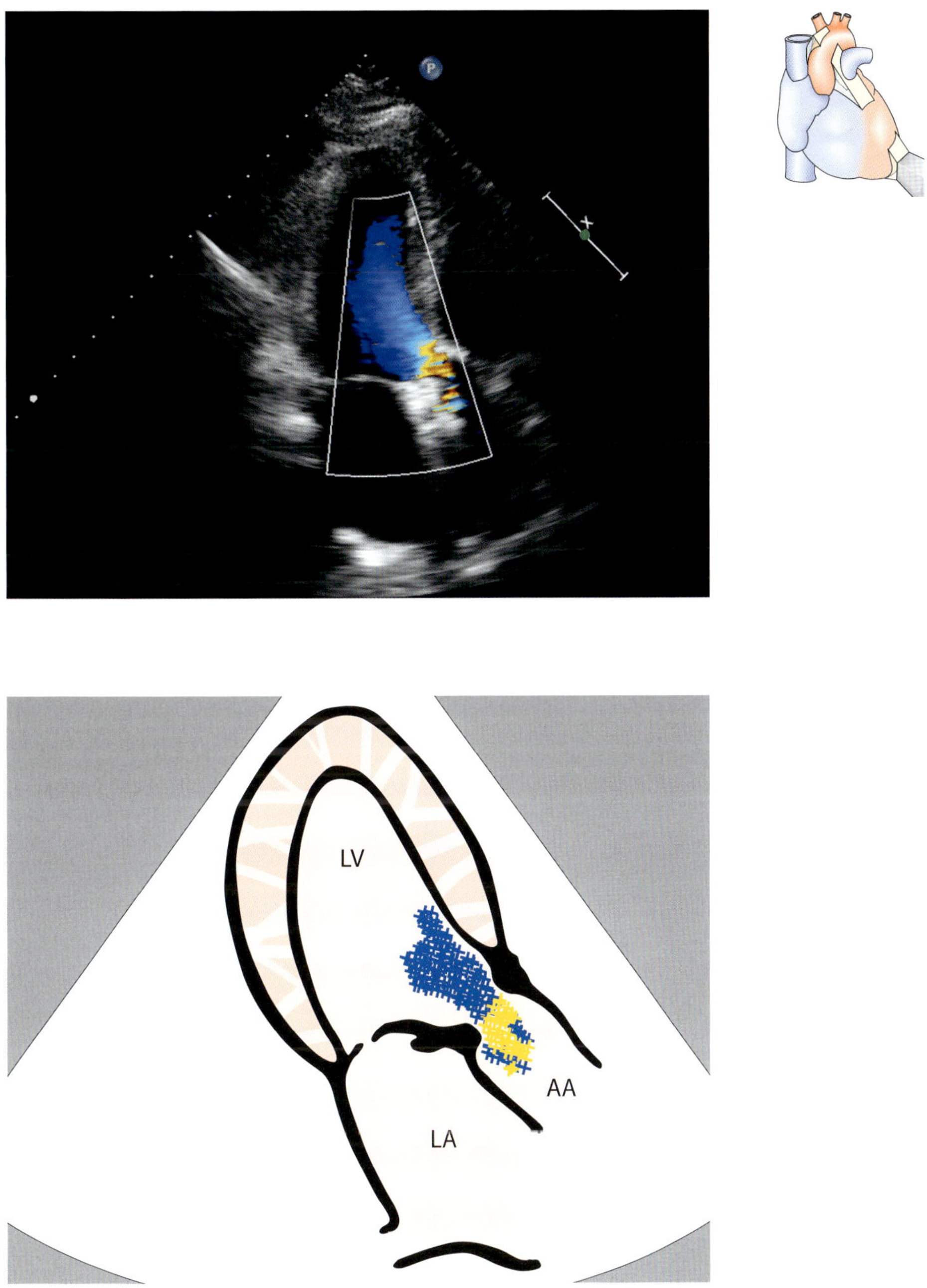

그림 12.8 ● Color Doppler에서 특징적으로 혈류속도가 상승한다. 이는 병리적인 상태로 생각하지 않는다.

12.3 승모판의 기계판막

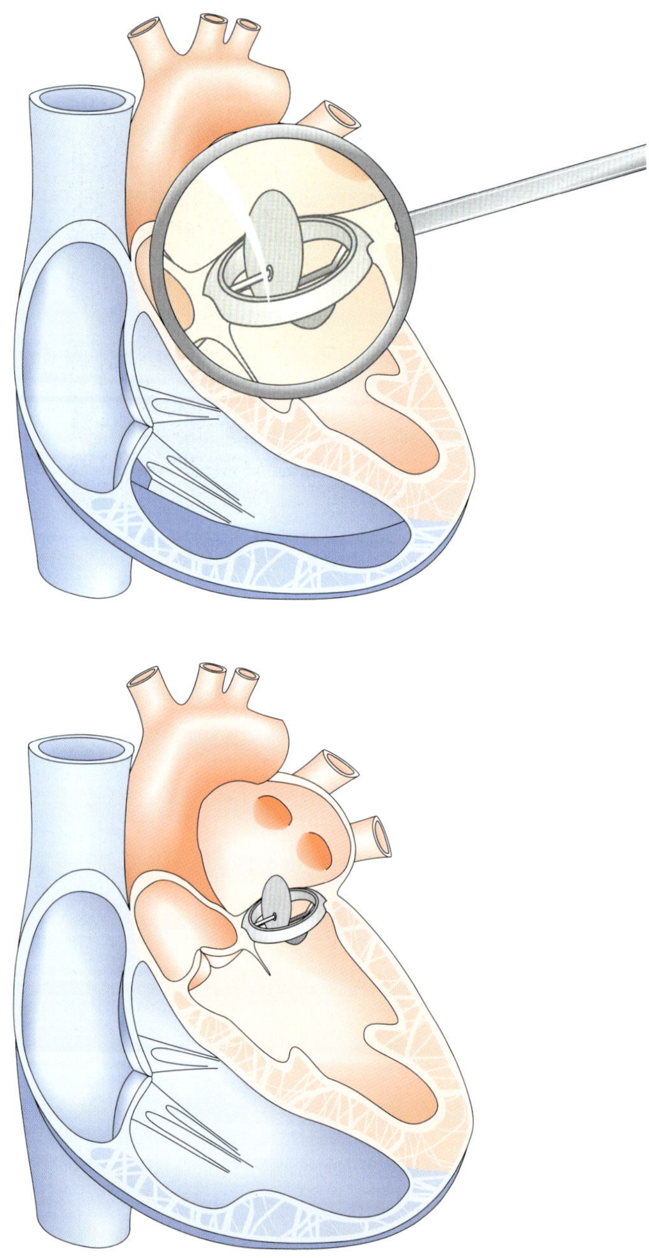

그림 12.9 ● 위 : MV에 흔히 사용되는 기계판막은 봉합고리와 경사 디스크형 판막(tilting-disc valve)으로 구성된다. ● 아래 : LA의 확장이 흔하며, 이는 이전의 MV 이상으로 인한 LA 과부하의 징후로 생각된다.

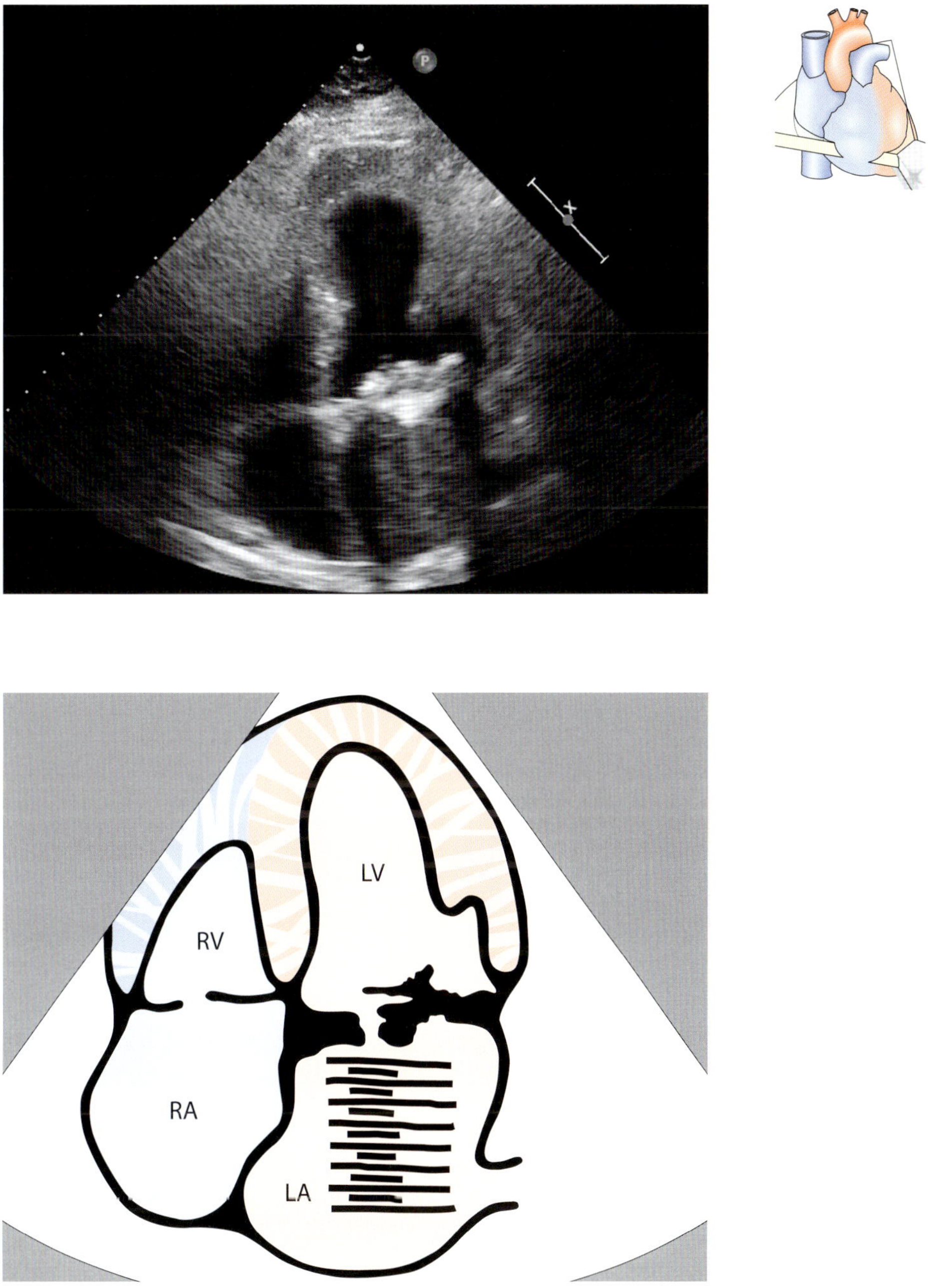

그림 12.10 ● 기계판막으로 인해 생기는 상당한 에코 허상 때문에 각 심장 구조물을 평가하기 어렵다. 특히 apical view에서 LA는 거의 볼 수 없다.

12.3.1 도플러 영상

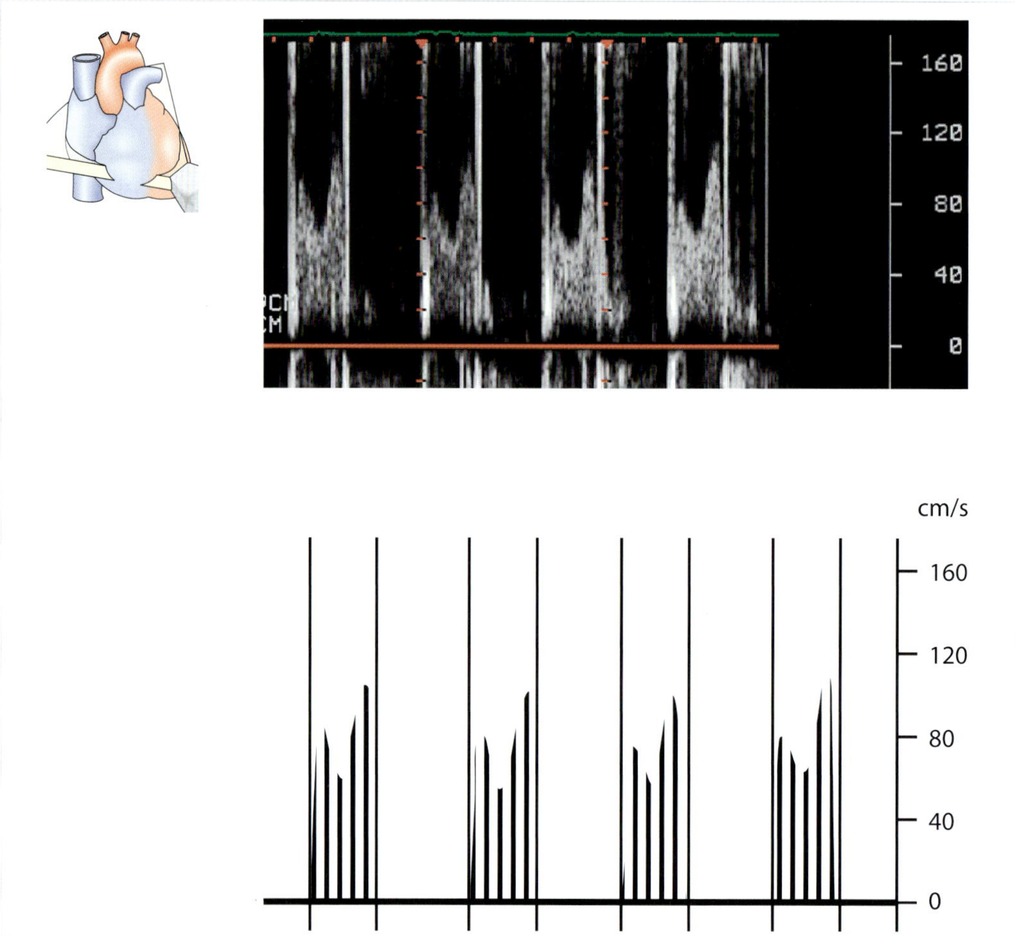

그림 12.11 • 위 : CW Doppler에서 이완기 초기와 말기에 MV의 경사 디스크형 기계판막에 의한 클릭이 보인다. • 아래 : CW Doppler에서 특징적인 mitral inflow 양상과 정상적인 판막기능이 보인다.

12.3.2 색도플러 영상

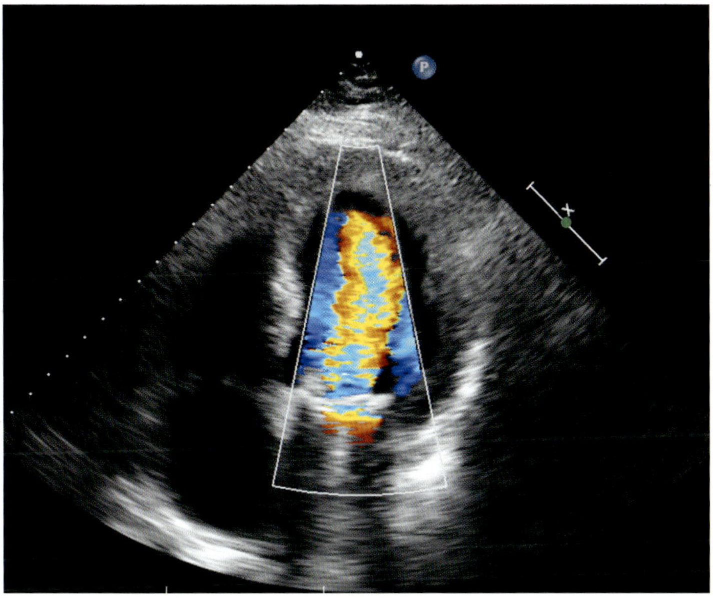

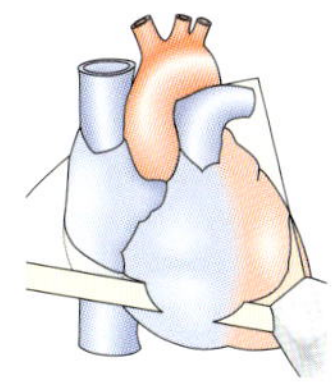

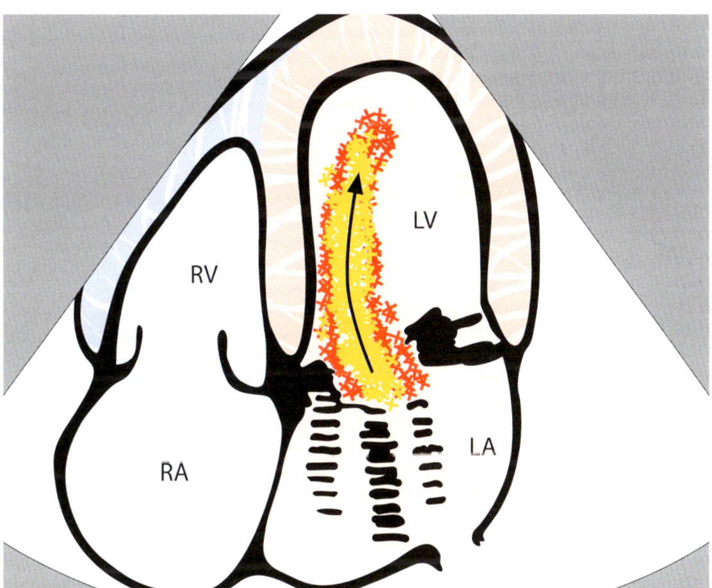

그림 12.12 ● 인공판막을 지나는 혈류는 주로 color Doppler로 적절히 평가할 수 있다. 그러나, LA는 잘 안 보일 수 있다. 임상적으로 의미 있는 MR이 의심되면 TEE를 시행해야 한다.

12.4 승모판의 고리 인공삽입물(ring prosthesis)

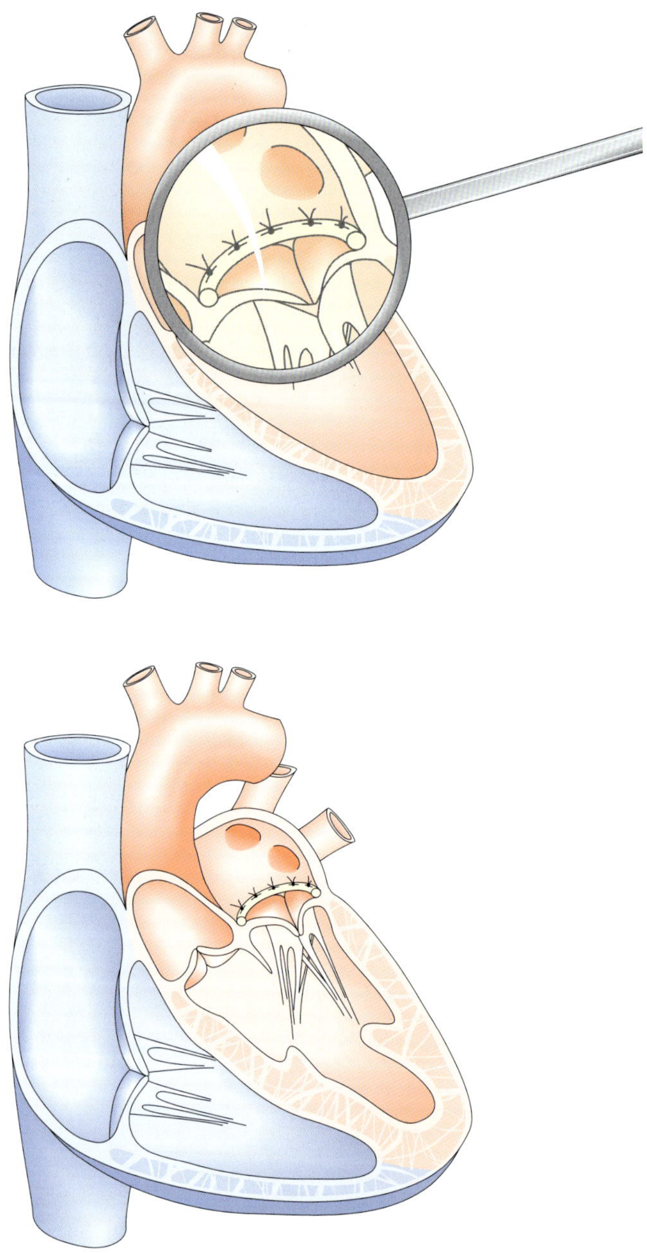

그림 12.13 • 위 : 판막의 폐쇄부전이 있으면 판막륜에 인공고리를 봉합해 보강할 수 있다. • 아래 : LA의 확장이 자주 동반되는데 오른쪽 심장 과부하의 징후로 생각된다.

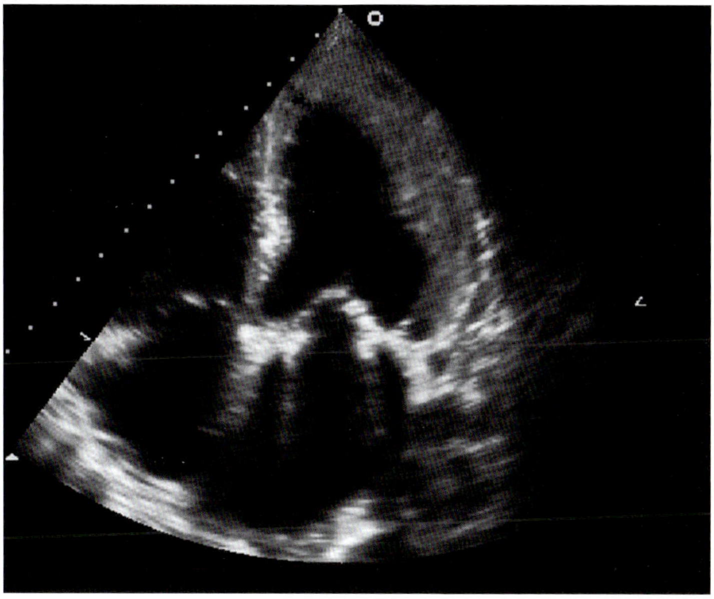

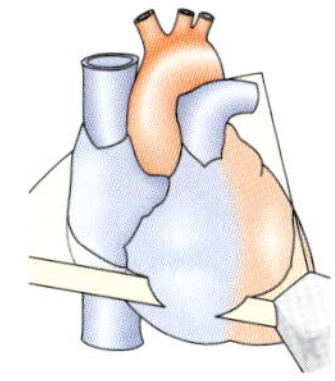

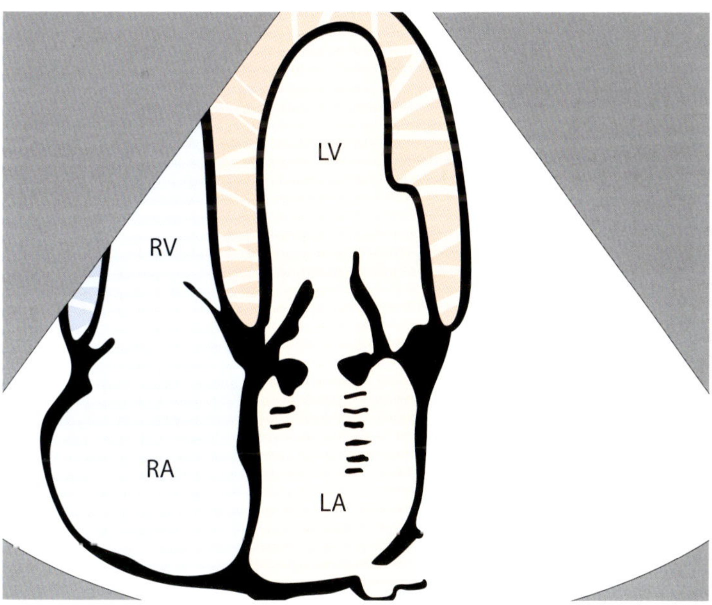

그림 12.14 ● 인공고리는 MV의 기저부 근처에서 고에코성인데 자연적인 MV 판막륜의 경화(sclerosis)로 오인하기 쉽다.

III

12.4.1 도플러 영상

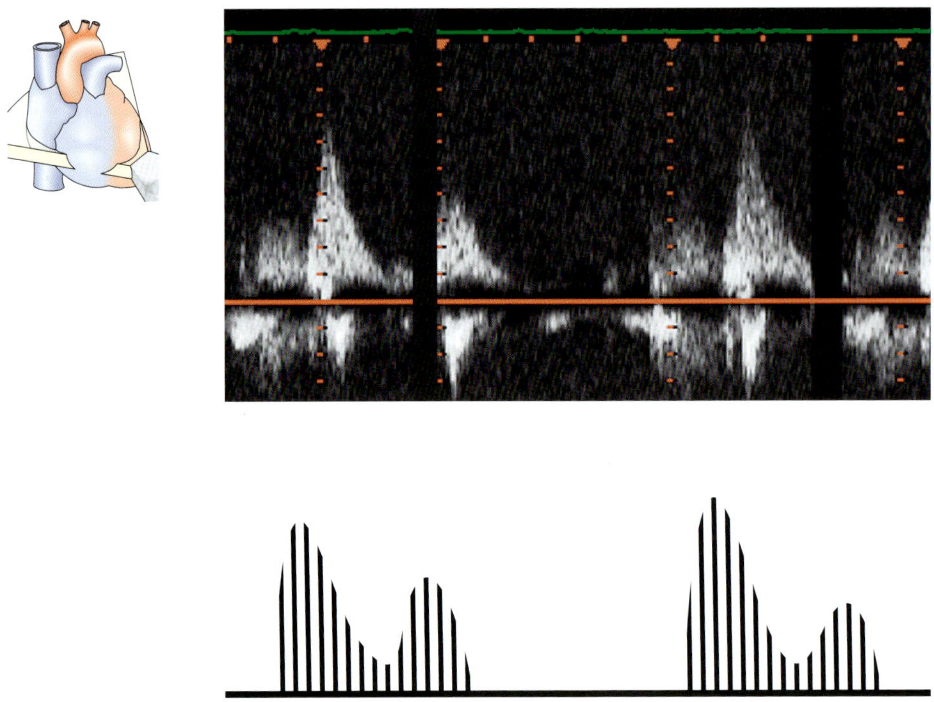

그림 12.15 ● 심첨부로부터 MV에 CW Doppler를 시행하면 MS의 징후 없이 LV로 유입되는 규칙적인 혈류를 볼 수 있다. MR도 있을 수 있지만 반드시 Color Doppler 영상으로 진단해야 한다.

12.4.2 색도플러 영상

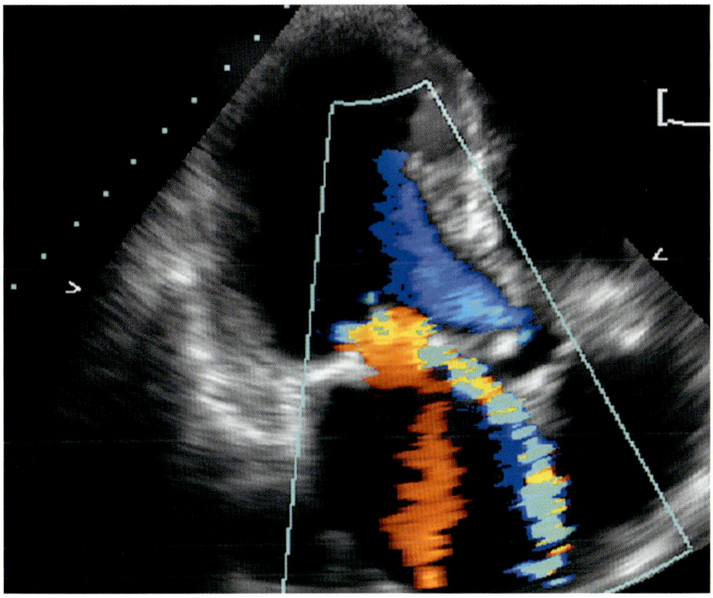

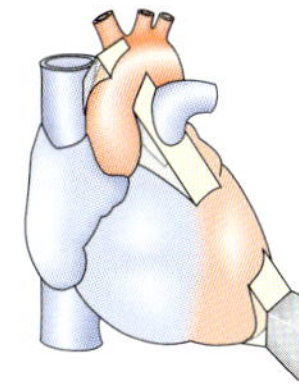

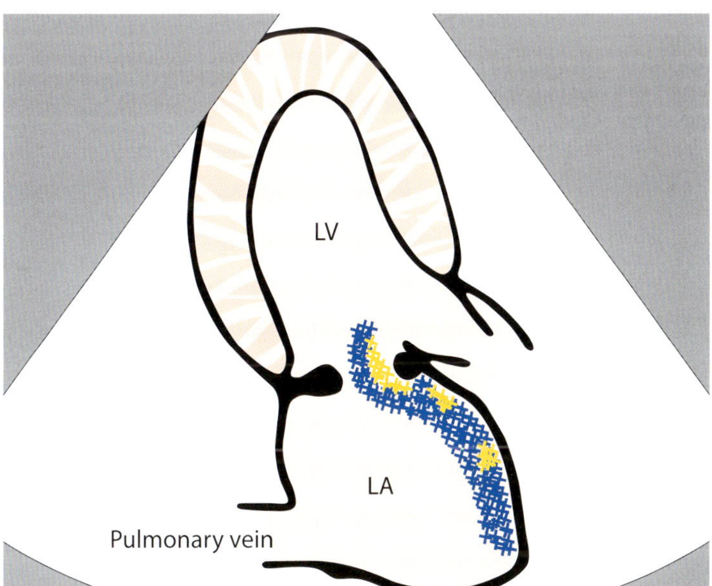

그림 12.16 • Color Doppler에서 eccentric MR 제트가 관찰된다.

III

13 심장염(carditis)

13.1 승모판의 심내막염(endocarditis)

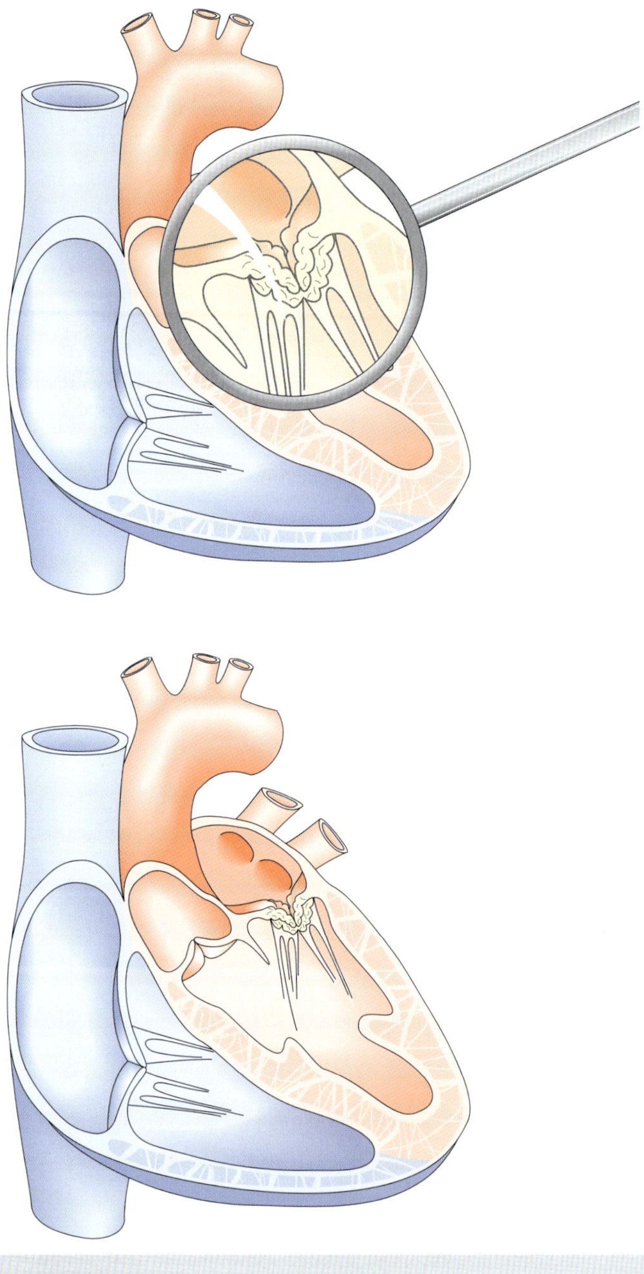

그림 13.1 ● MV의 염증성 변화와 판막의 가장자리에 특징적인 증식물이 생겼다. 그 결과 MR이 발생해 LA가 확장되고 오른쪽 심장이 커졌다.

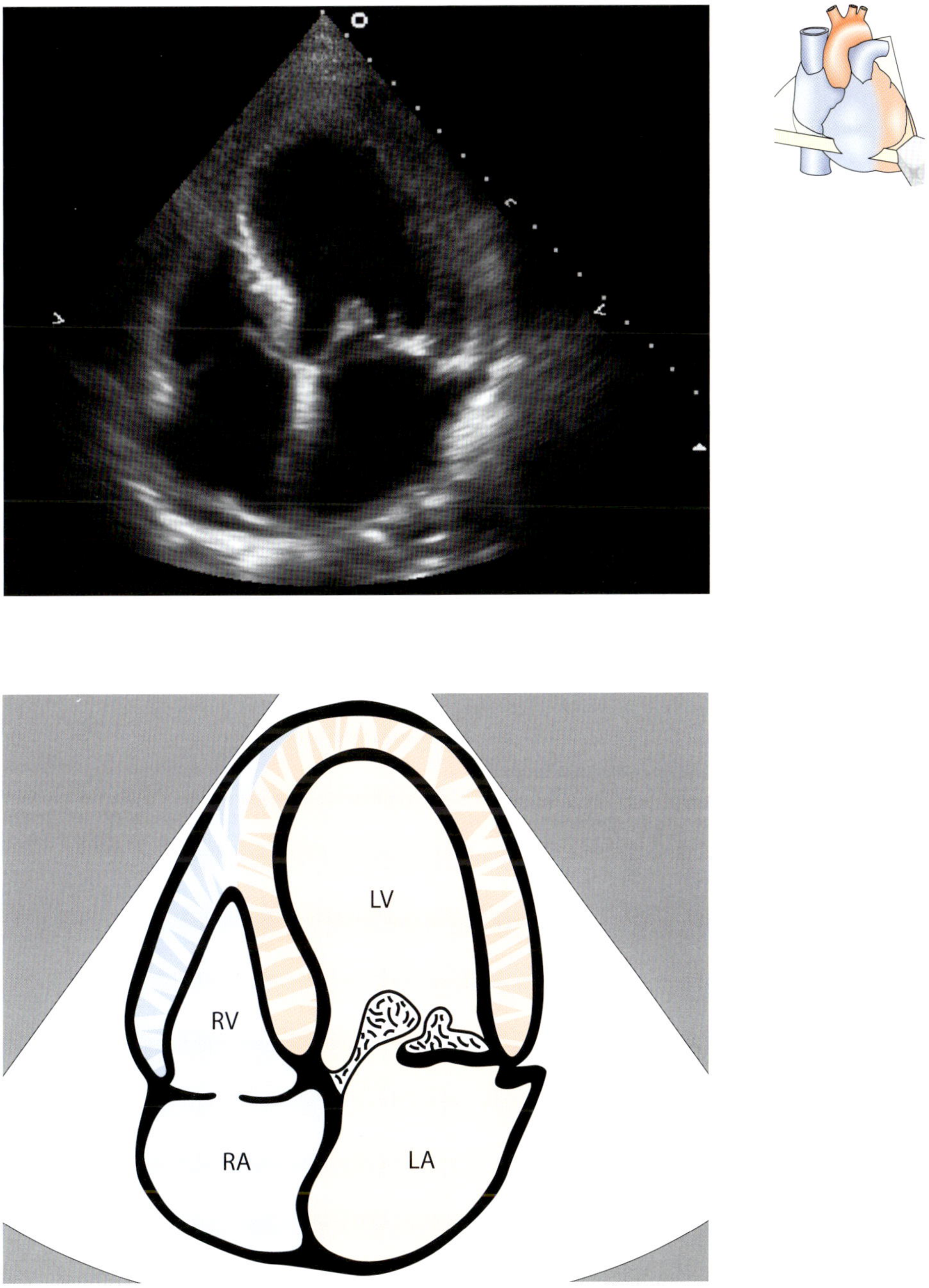

그림 13.2 • 폴립 모양의 심내막염의 증식물은 MVL의 자유연(free edge)에 주로 생긴다.

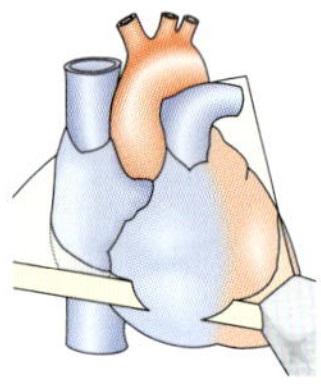

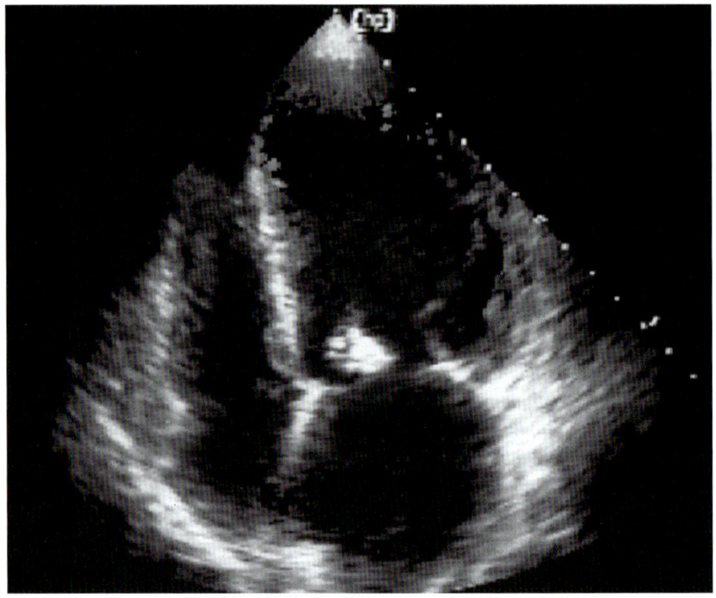

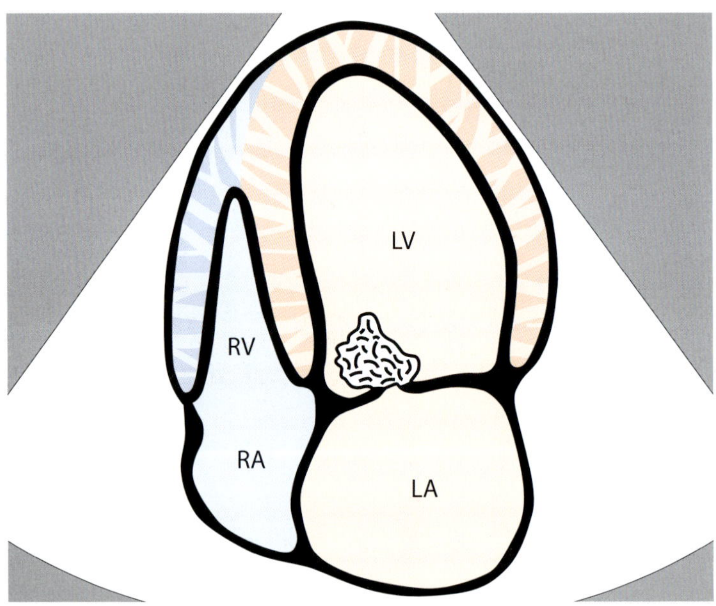

그림 13.3 ● 심내막염의 증식물은 석회화처럼 고에코성이지만 매우 많이 움직인다.

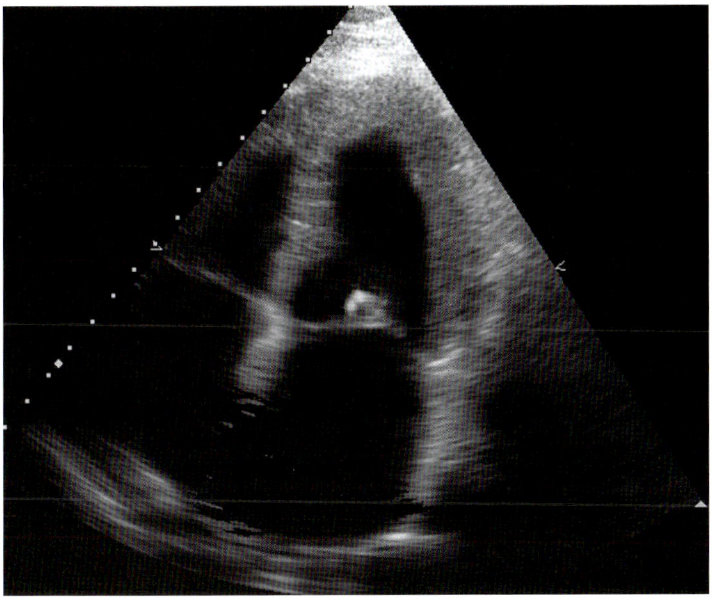

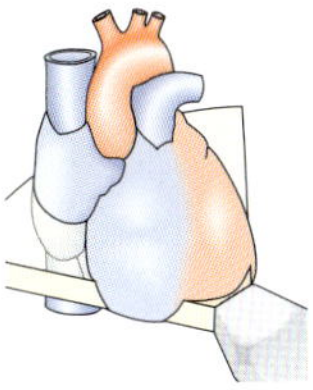

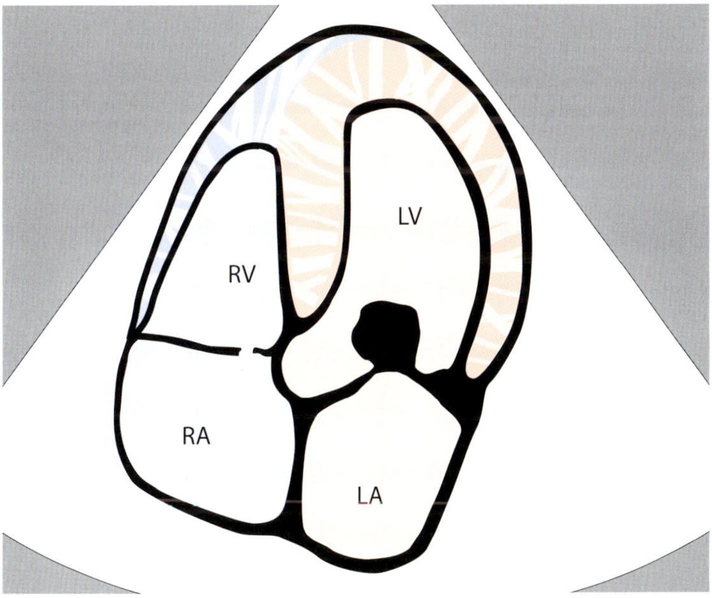

그림 13.4 ● 폴립 모양의 증식물은 전신 색전증을 유발할 수 있다.

III

13.2 대동맥판의 심내막염

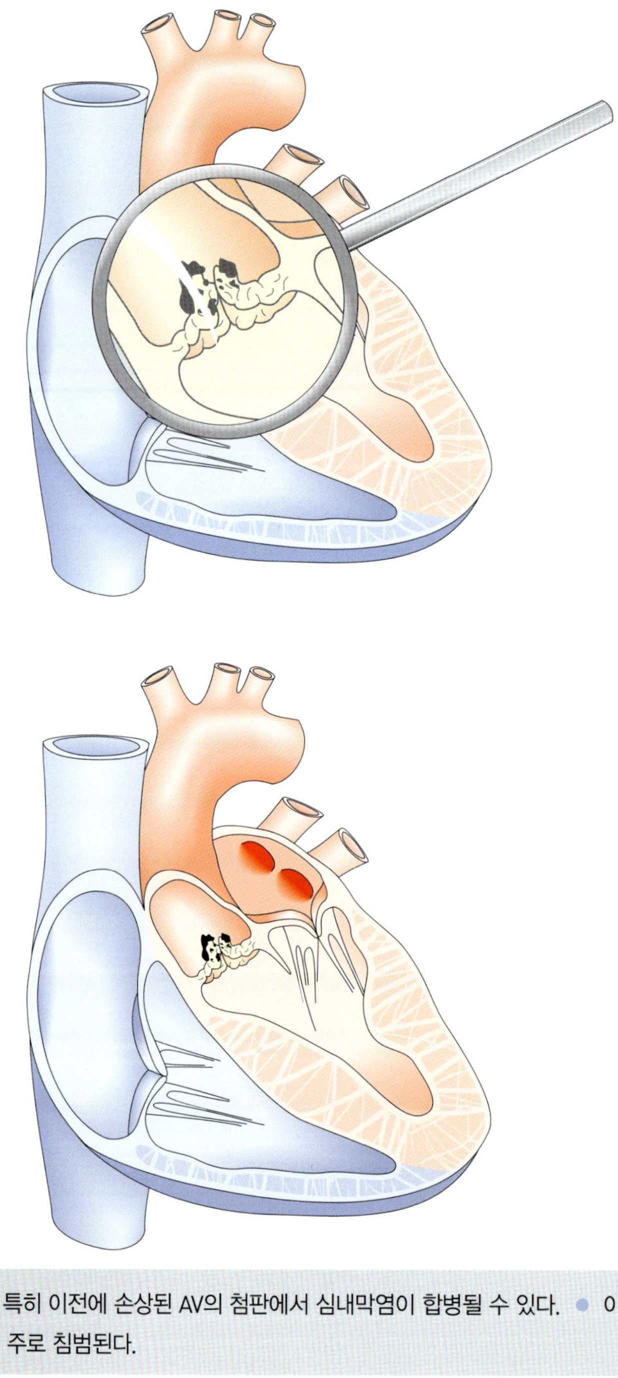

그림 13.5 • 위 : 특히 이전에 손상된 AV의 첨판에서 심내막염이 합병될 수 있다. • 아래 : MV와 마찬가지로 첨판의 자유연이 주로 침범된다.

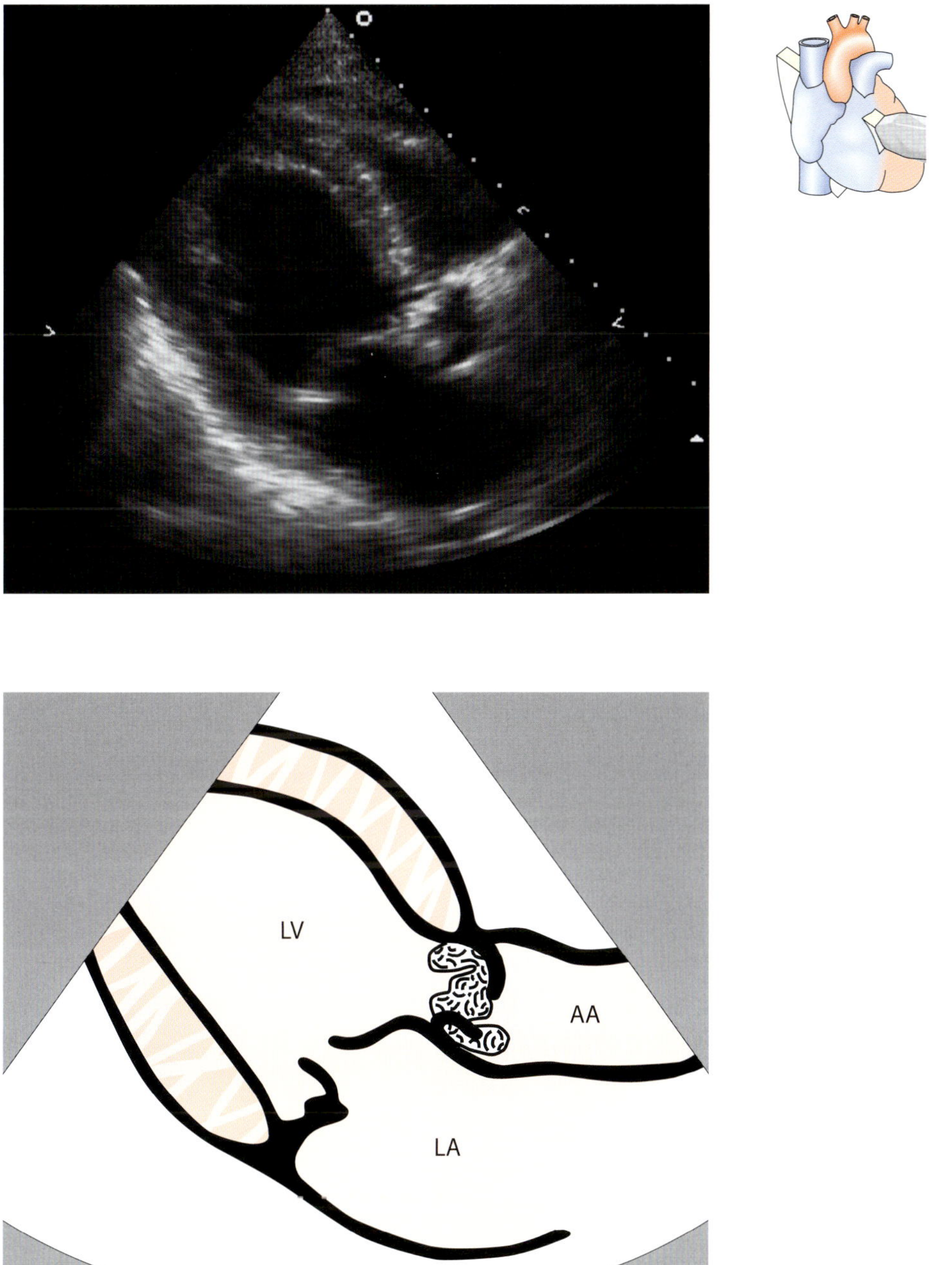

그림 13.6 ● 퇴행성 변화가 생긴 판막의 가장자리를 경계짓는 것이 매우 어렵지만 AV의 첨판을 모든 단면에서 검사해야 한다.

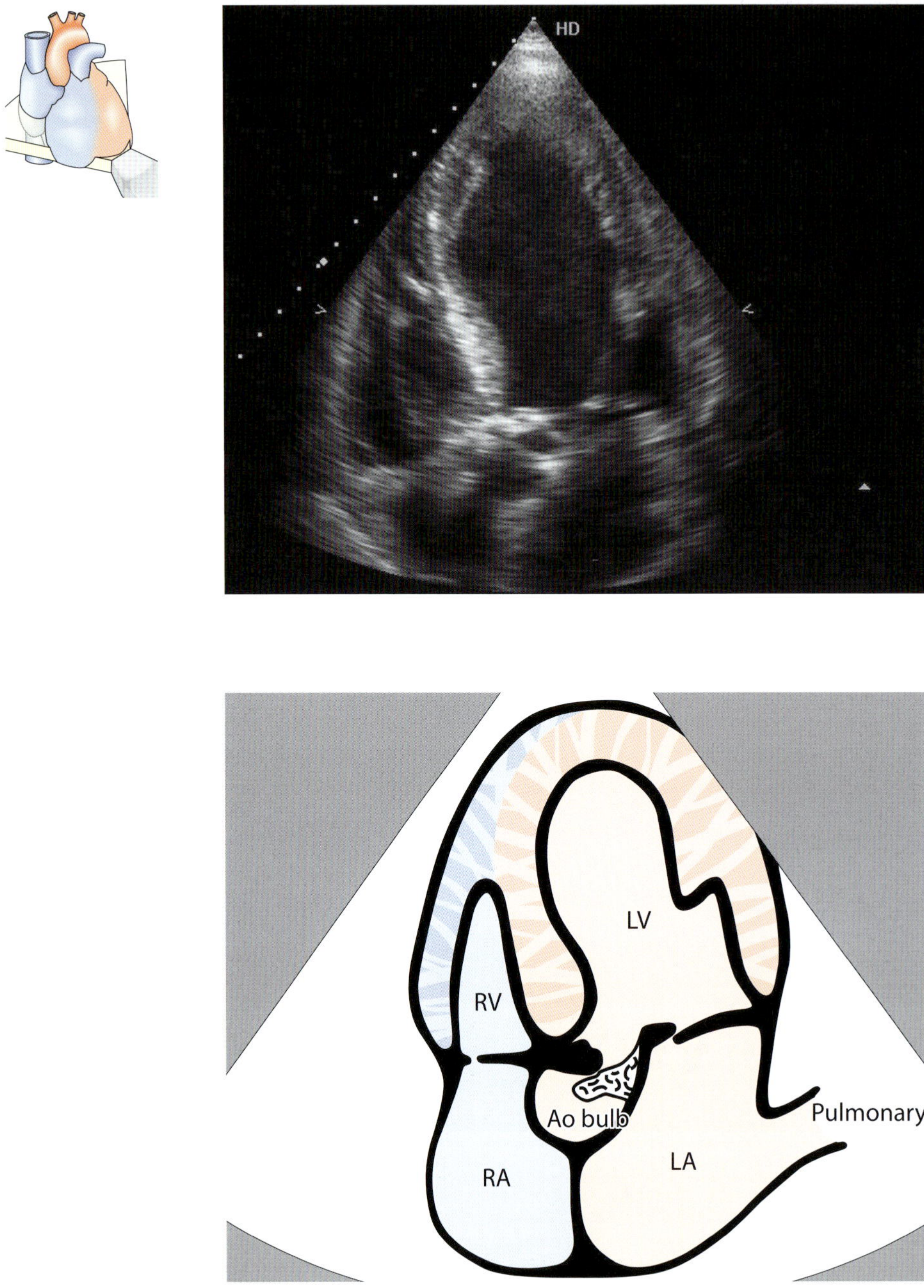

그림 13.7 ● AV의 심내막염은 MV의 심내막염에 비해 첨판이 작고 덜 눈에 띄지만 심내막염 증식물이 수축기, 이완기 모두에서 잘 움직인다.

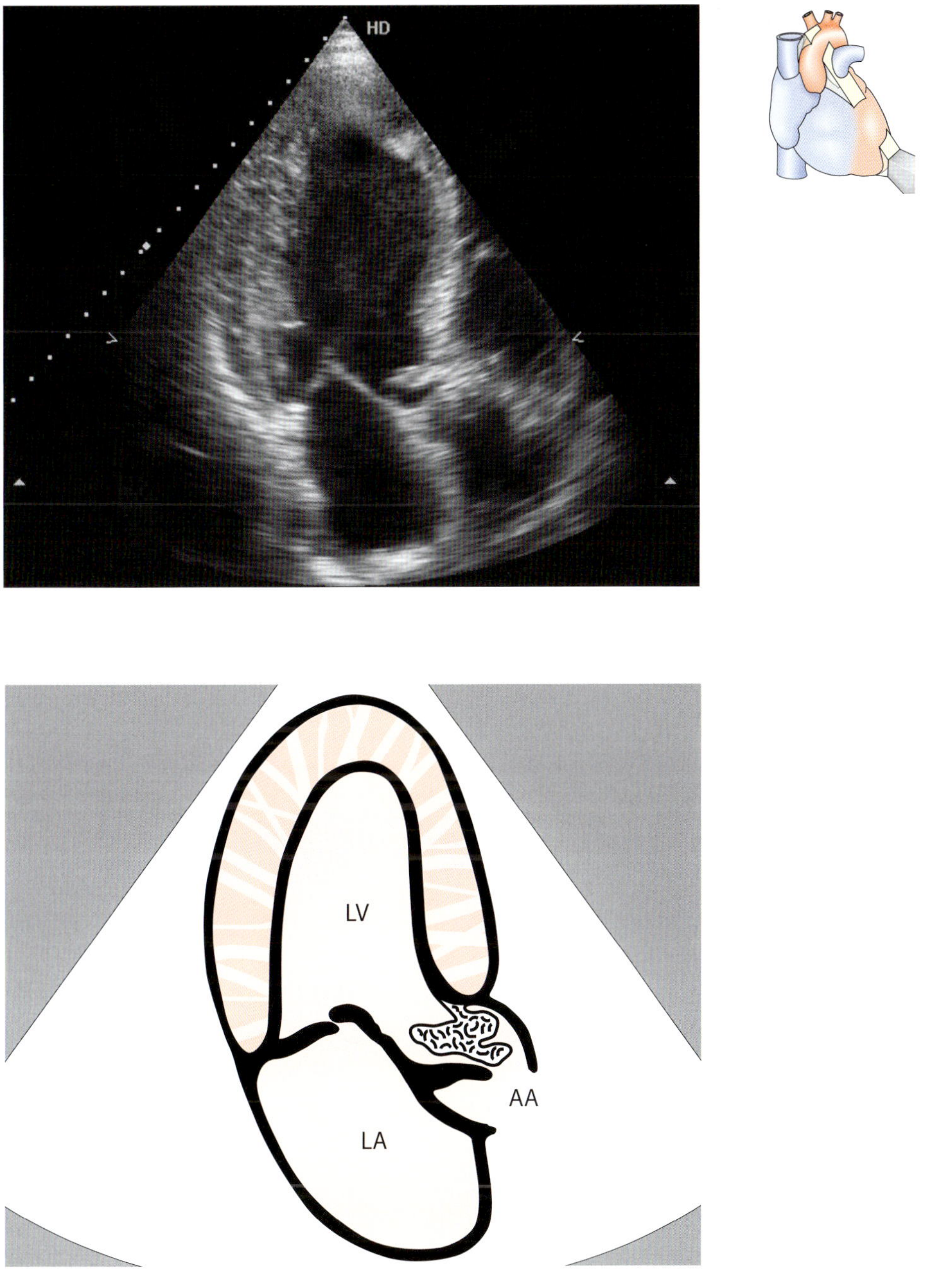

그림 13.8 ● 심내막염으로 추정 진단한 증례에서 증식물의 크기가 커지면 확진을 위해 TTE와 TEE를 반복 시행해야 한다.

III

13.3 심낭삼출(pericardial effusion)

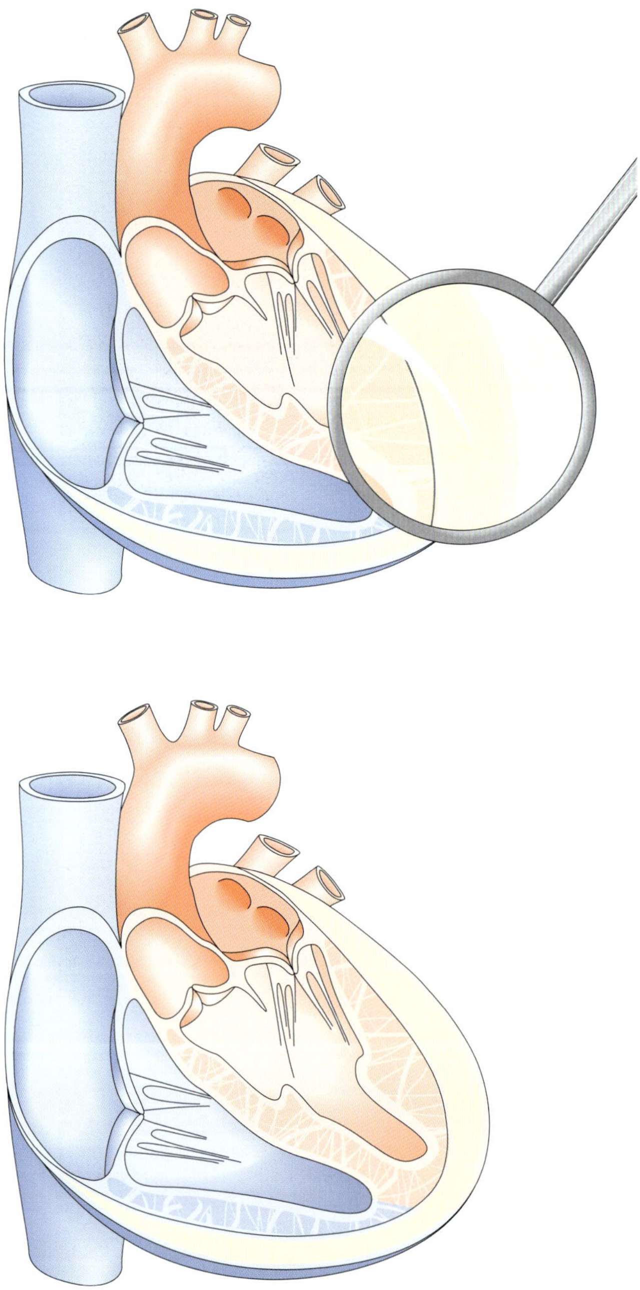

그림 13.9 ● 위 : 심낭삼출(pericardial effusion)에 의해 심낭이 분리되었다. ● 아래 : 심낭삼출이 혈역학적으로 의미가 있을 정도가 되면 심실이 압박될 수 있다.

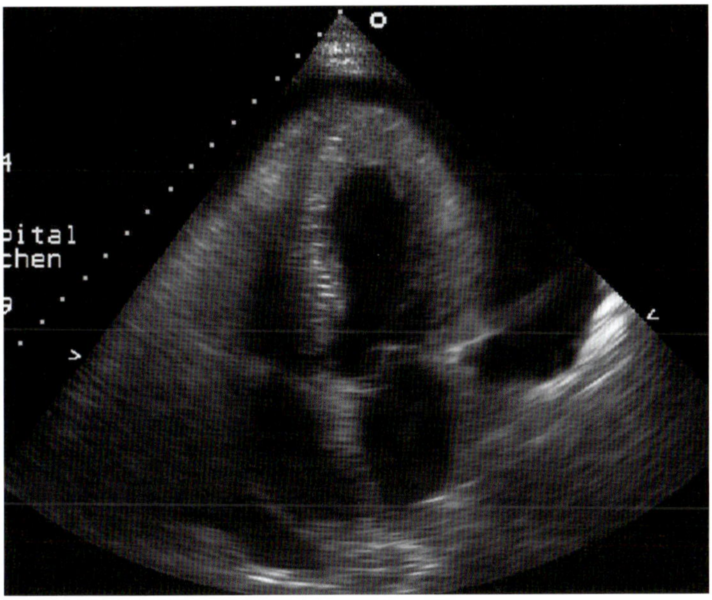

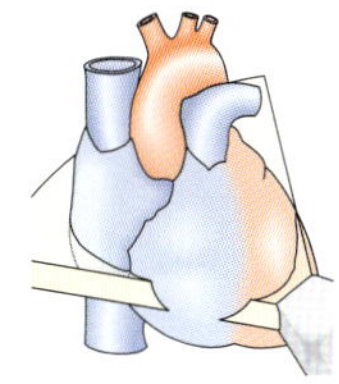

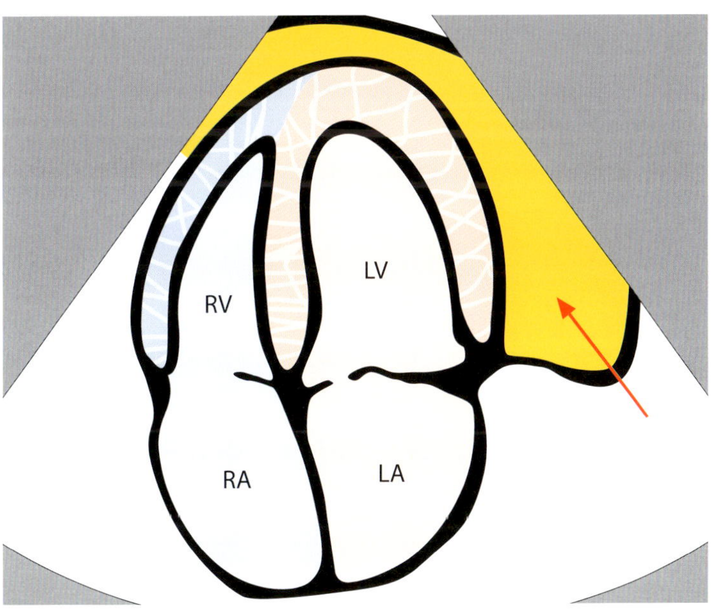

그림 13.10 ● 위 : 심낭삼출의 양이 많더라도 특히 만성적일 경우 반드시 혈역학적 이상을 일으키지는 않는다. ● 아래 : 화면에서 심방과 심실의 크기는 정상이다. 그러나, 기능적 효과까지 추정해서는 안 된다.

13

13.3.1 M형 영상

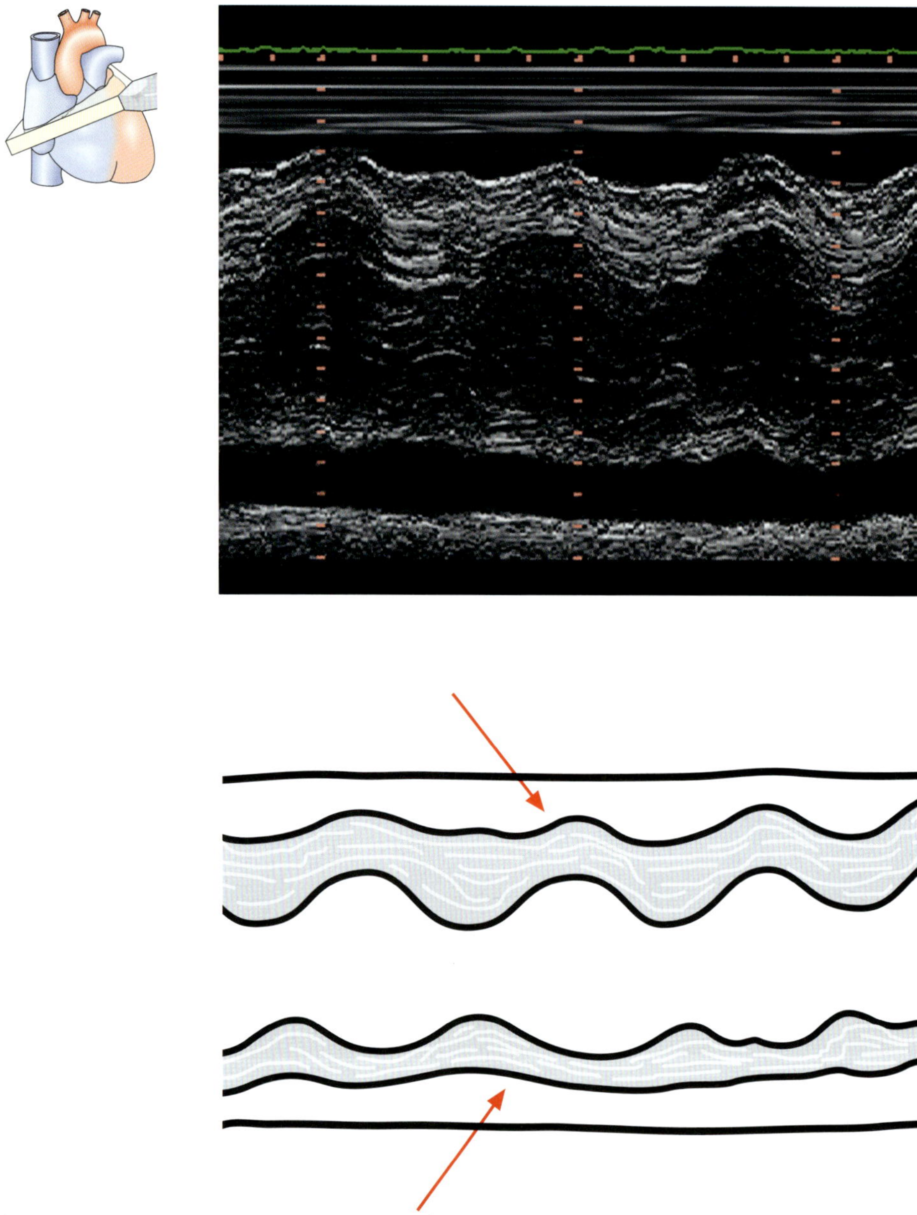

그림 13.11 ● 혈역학적으로 영향을 주지 않는 심낭삼출에서는 수축기 동안 심실의 수축과 직경은 정상이다.

13.4 심낭압전(pericardial tamponade)

13.4.1 M형 영상

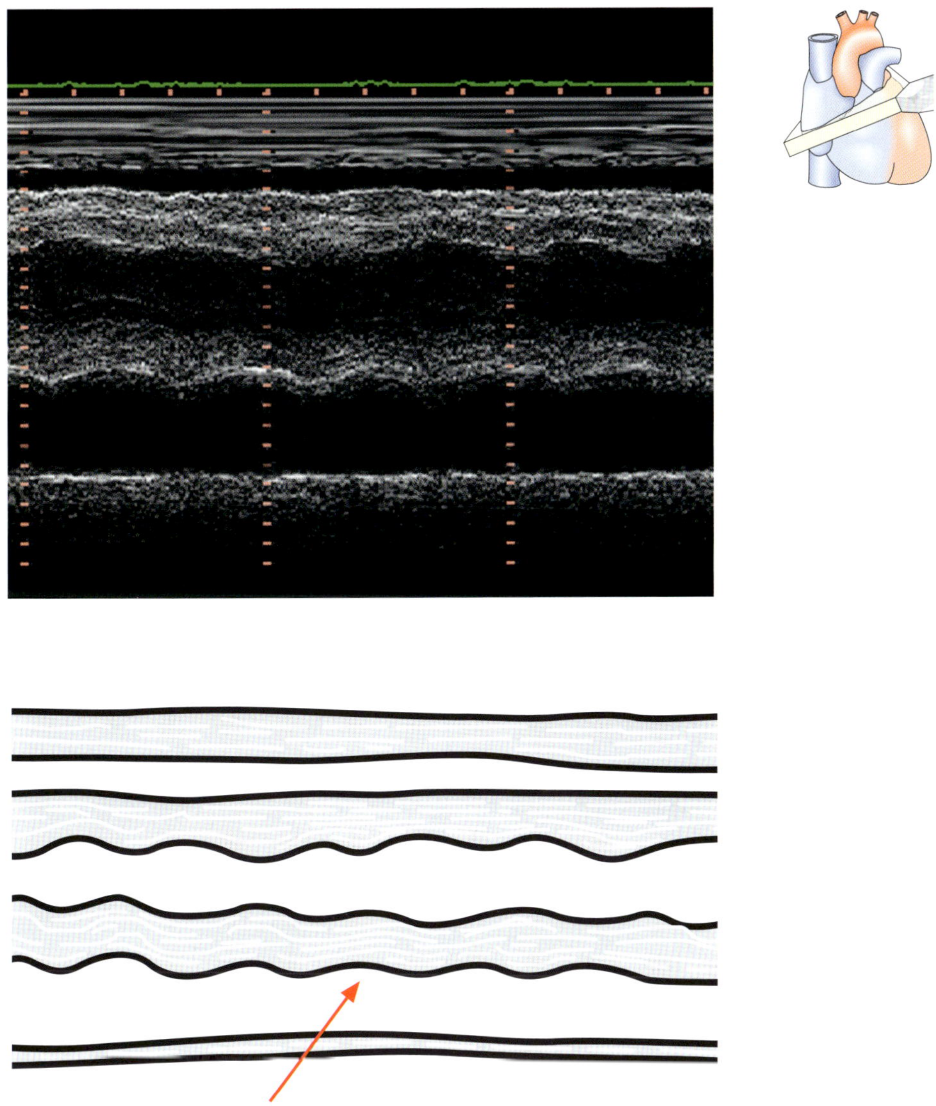

그림 13.12 ● 특징적으로 심낭삼출로 인한 심낭압전(cardiac tamponade)에서 빈맥과 함께 혈류유입 장애로 인해 수축기 동안 심실 수축이 제한되고 심실 직경이 감소한다.

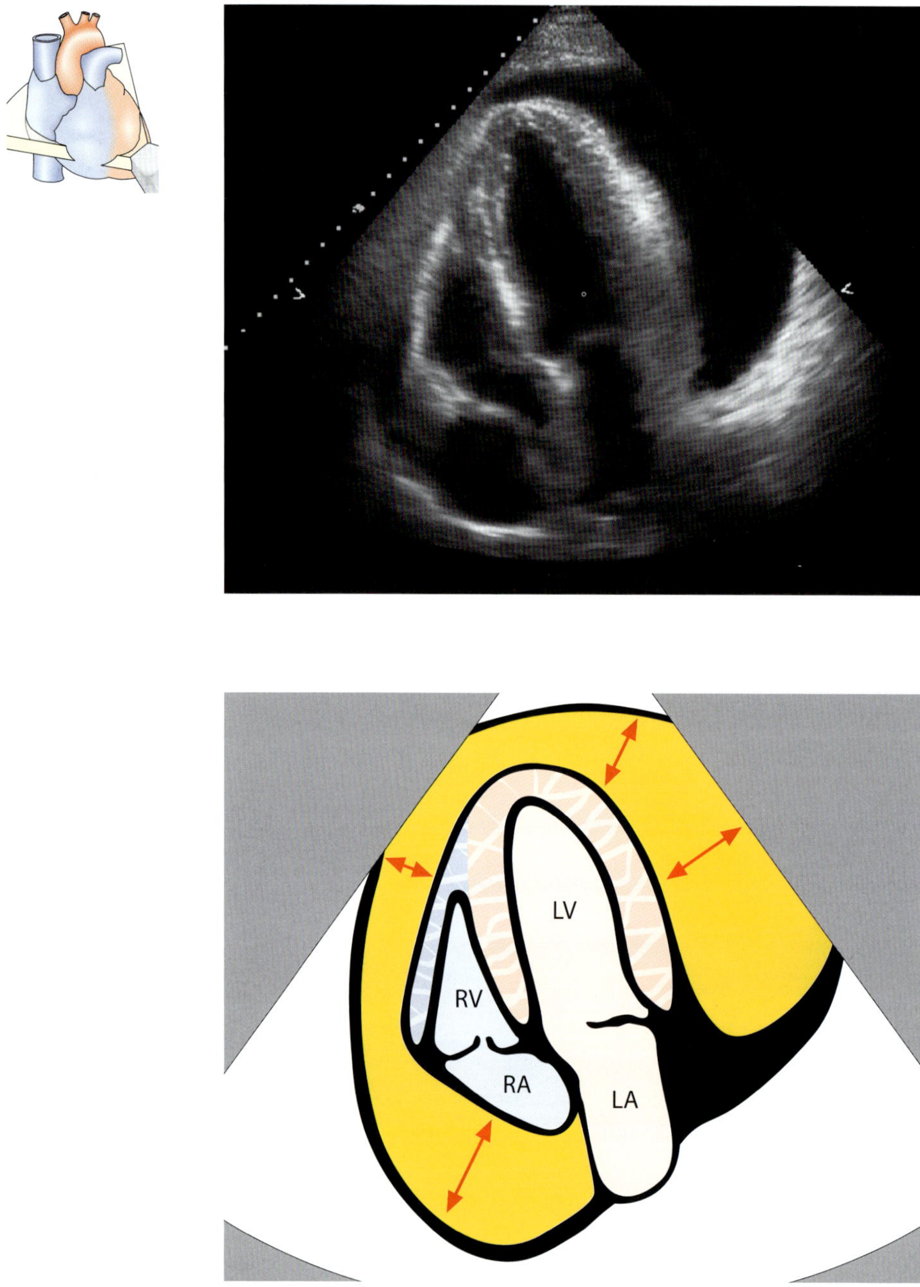

그림 13.13 ● 심낭압전으로 인해 압박을 받은 심실과 작아진 심방이 보인다.

13.4.2 도플러 영상

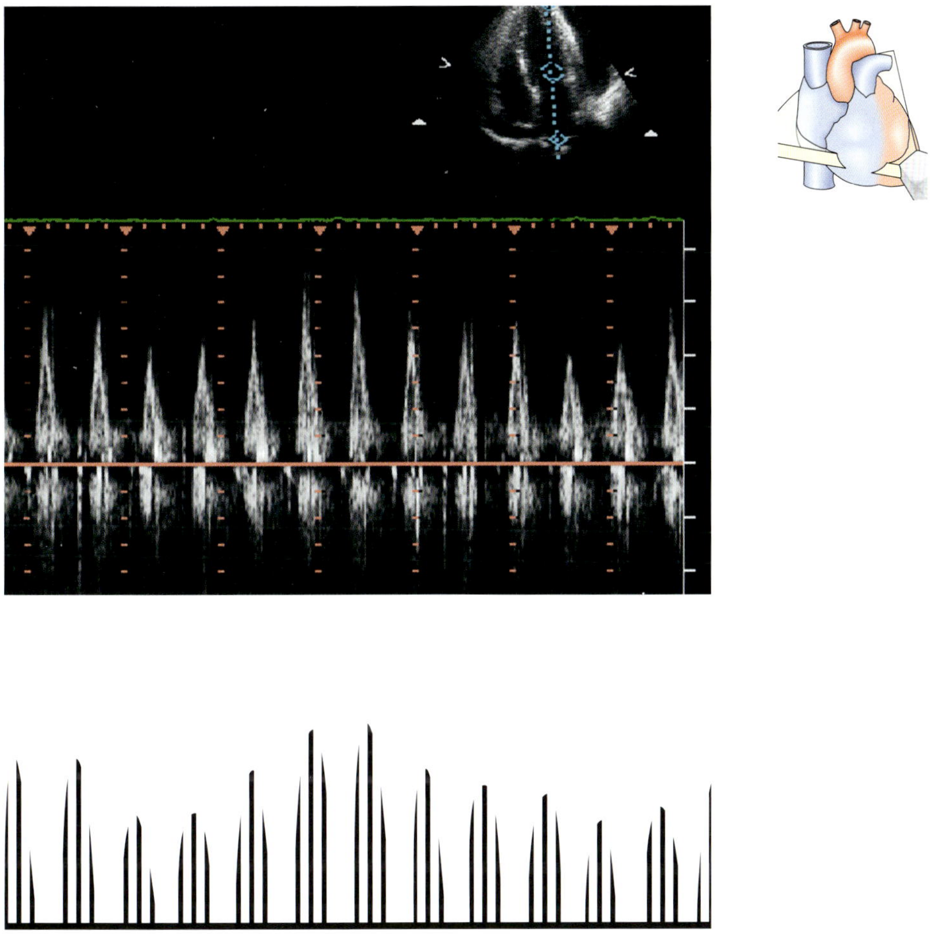

그림 13.14 ● 호흡주기에 따라 심실충만용적과 stroke volume이 다양해져서 심장 내 혈류(여기에서는 transmitral inflow)의 호흡성 변동이 현저한 것이 특징이다.

13

III

14 중격결손(septal defect)

14.1 심방중격결손(atrial septal defect, ASD)

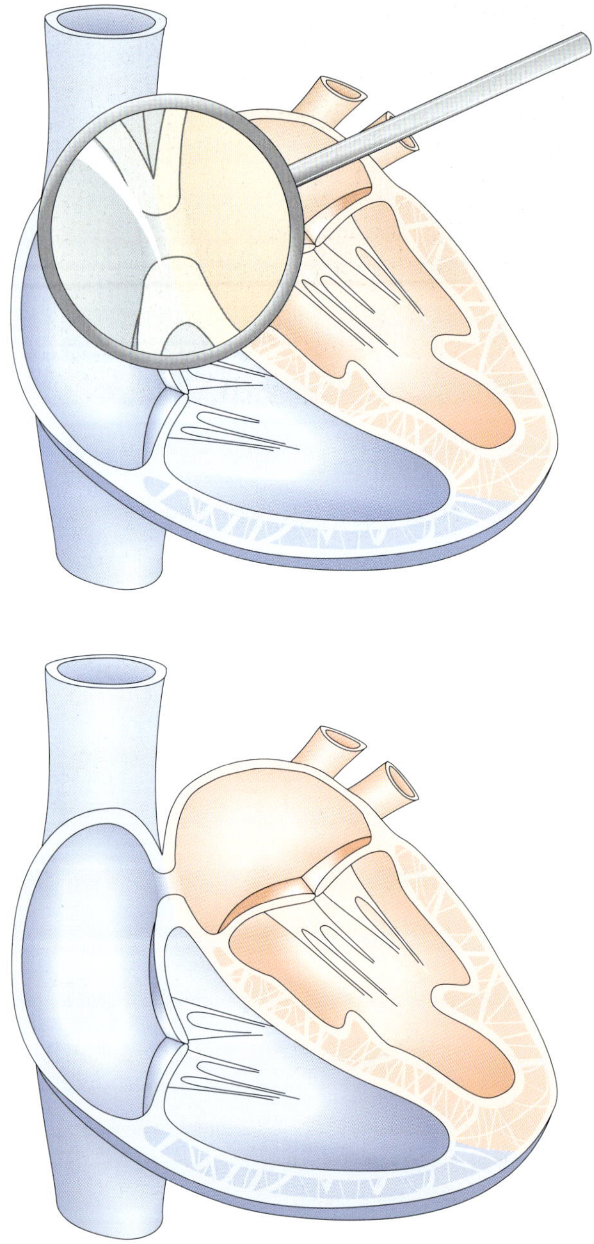

그림 14.1 ● 위 : ASD에서 심방중격의 이차공이 있다. ● 아래 : 오른쪽 심장이 커지는 좌우단락(left–right shunt)이 주로 생긴다.

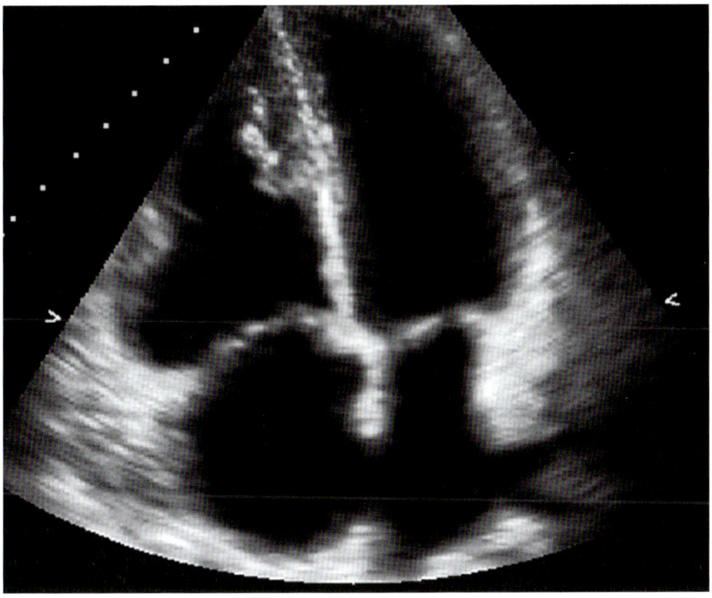

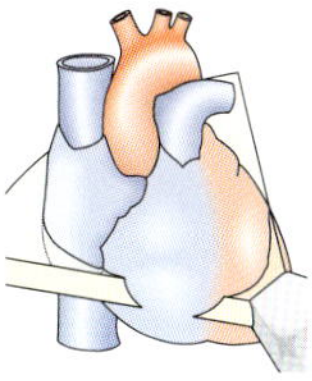

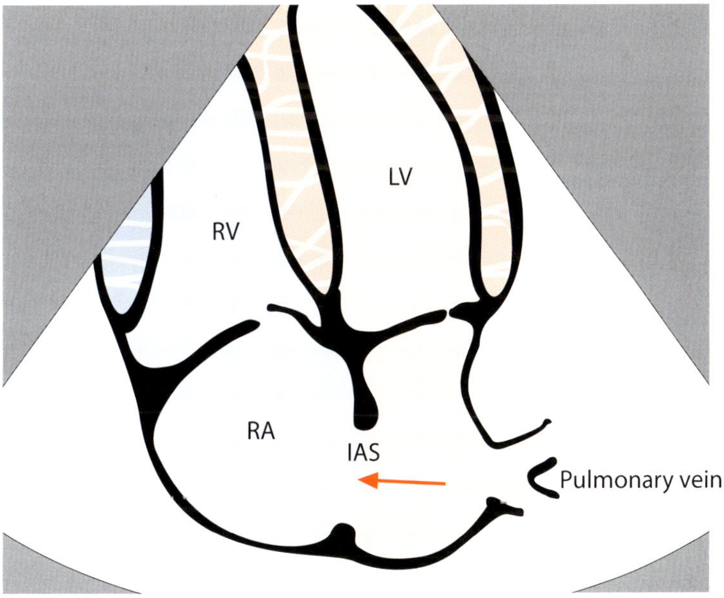

그림 14.2 ● 오른쪽 심장이 매우 커진 것은 ASD의 특징이다. 그러나, apical view에서 심방중격(IAS)은 적절하게 반사되지 않으므로 ASD가 있더라도 찾을 수 없다.

14.1.1 색도플러 영상

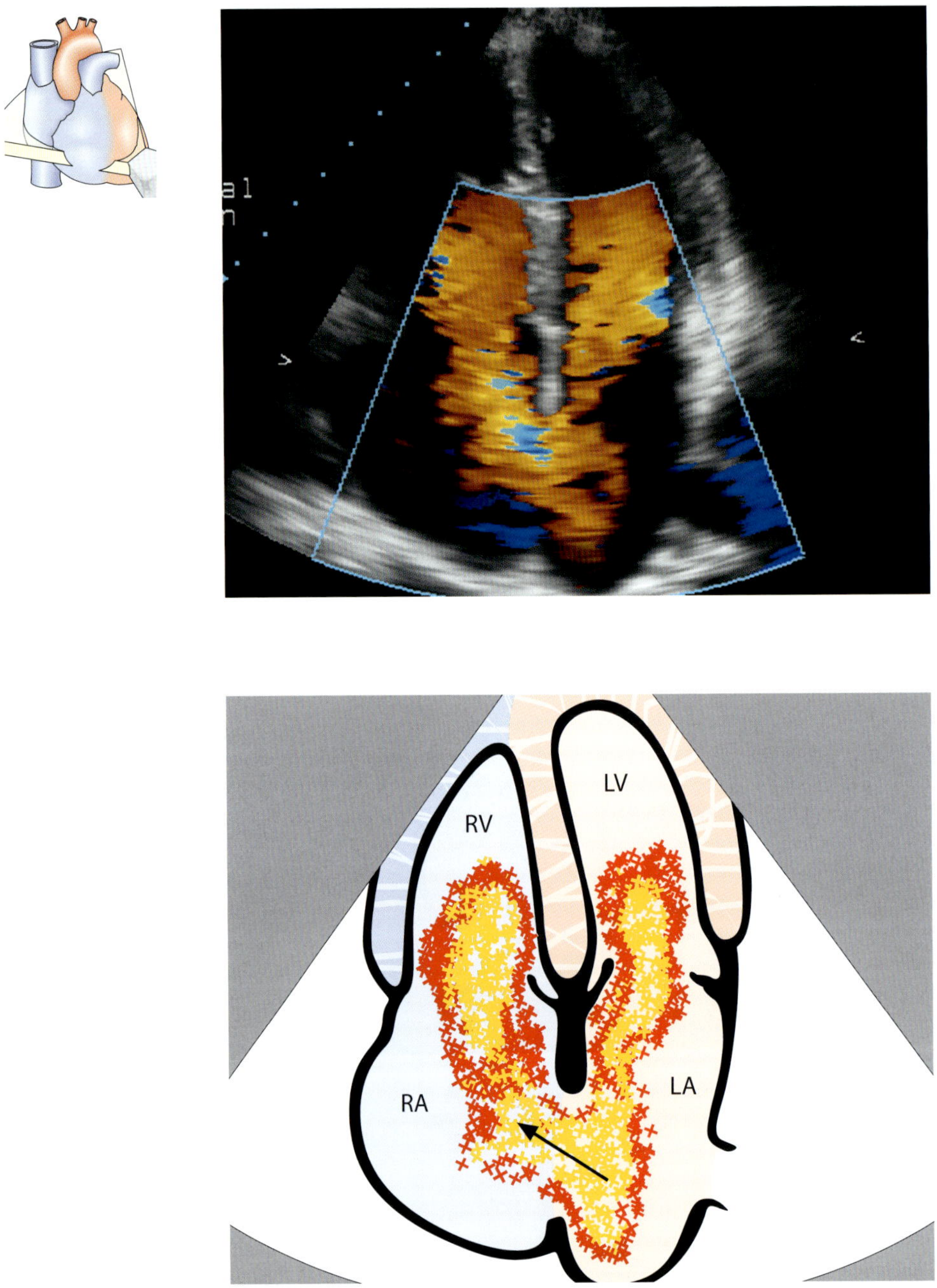

그림 14.3 • TTE에서 잘 보이면 좌우단락을 선명하게 볼 수 있다. TTE에서 잘 보이지 않고 심방 수준에서 좌우 심방 압력이 같아지면 TTE로 ASD를 충분히 배제할 수 없다.

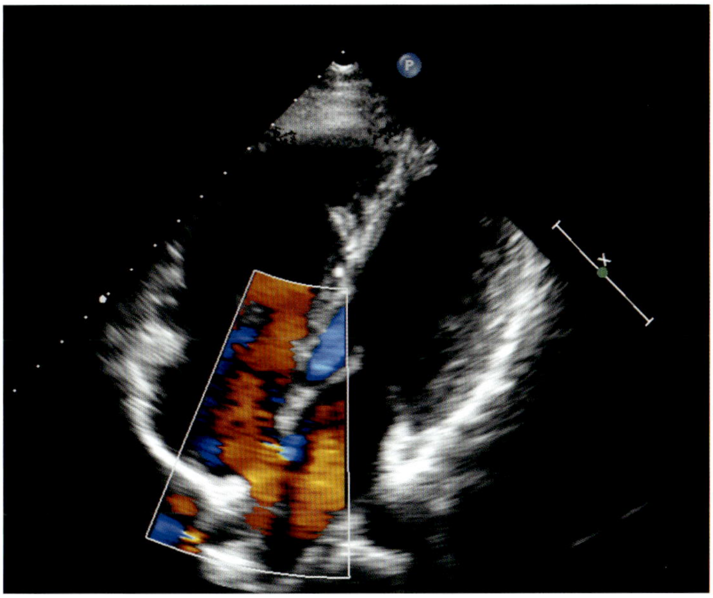

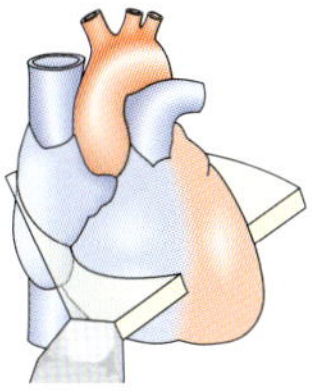

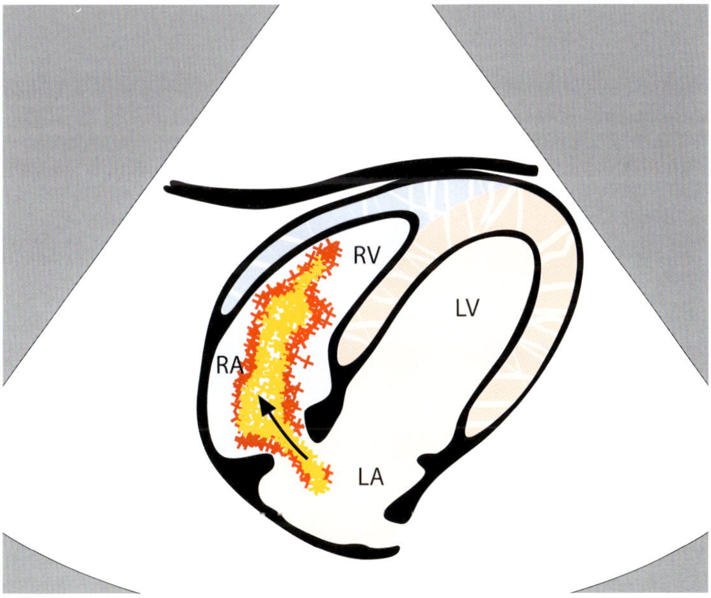

그림 14.4 ● ASD가 의심되면 subcostal view를 시행해야 한다. Subcostal view에서 shunt flow는 탐촉자 방향으로 예각을 이뤄 더 잘 볼 수 있기 때문이다.

14.2 심실중격결손(ventricular septal defect, VSD)

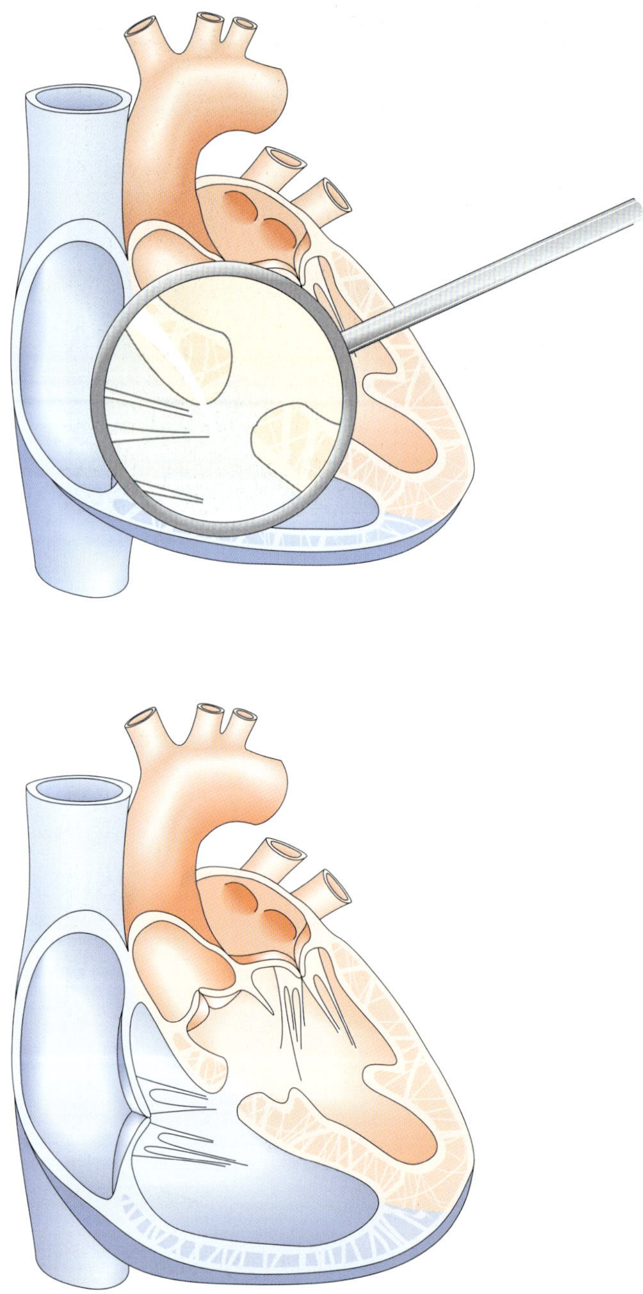

그림 14.5 • 위 : VSD는 크기와 위치가 다양하다. • 아래 : 작은 결손에서는 좌우단락만 관찰되지만 큰 결손에서는 LV도 확장된다.

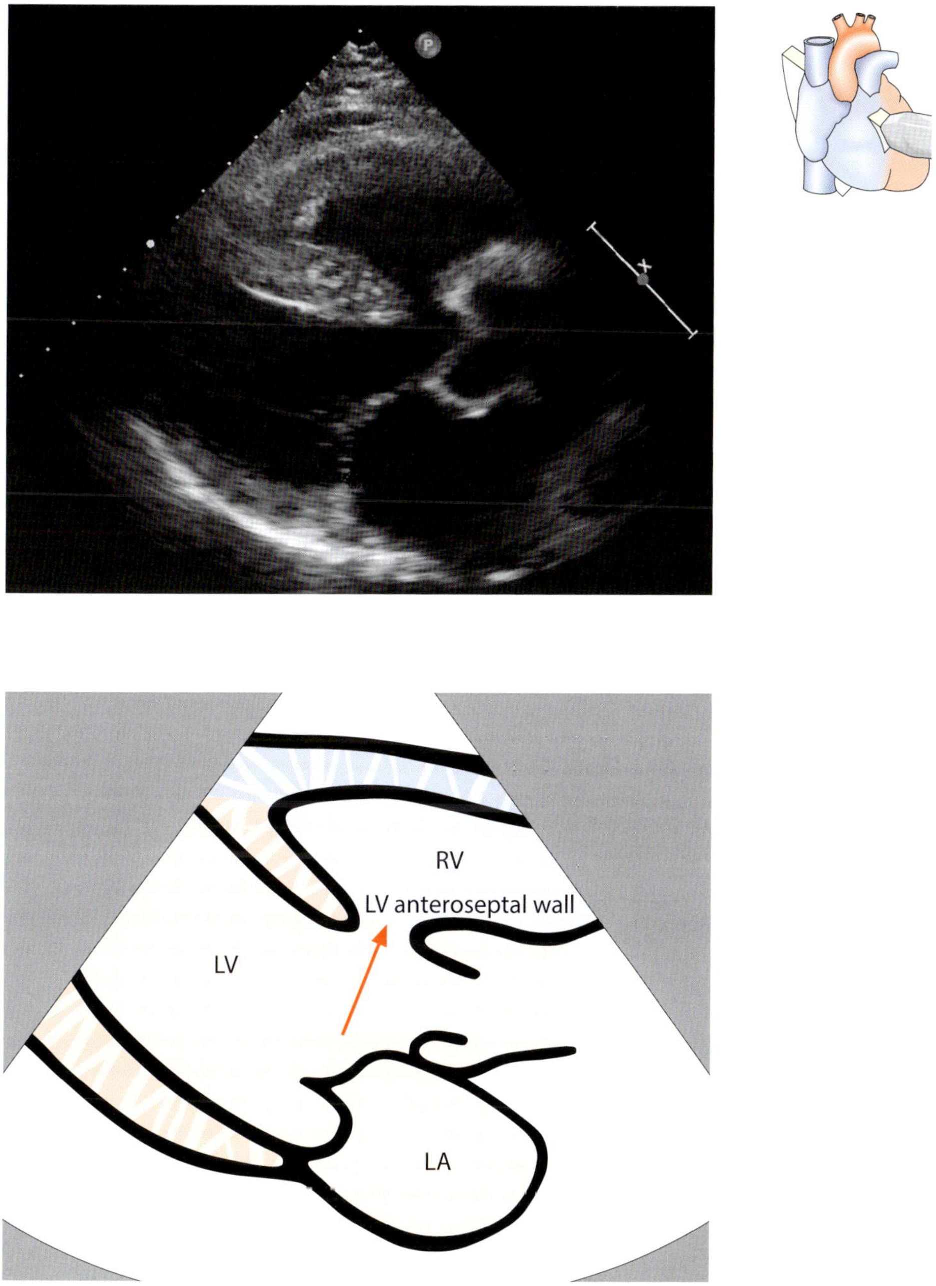

그림 14.6 • Parasternal view에서 심실중격에 큰 결손이 있어야 잘 보인다.

14.2.1 색도플러 영상

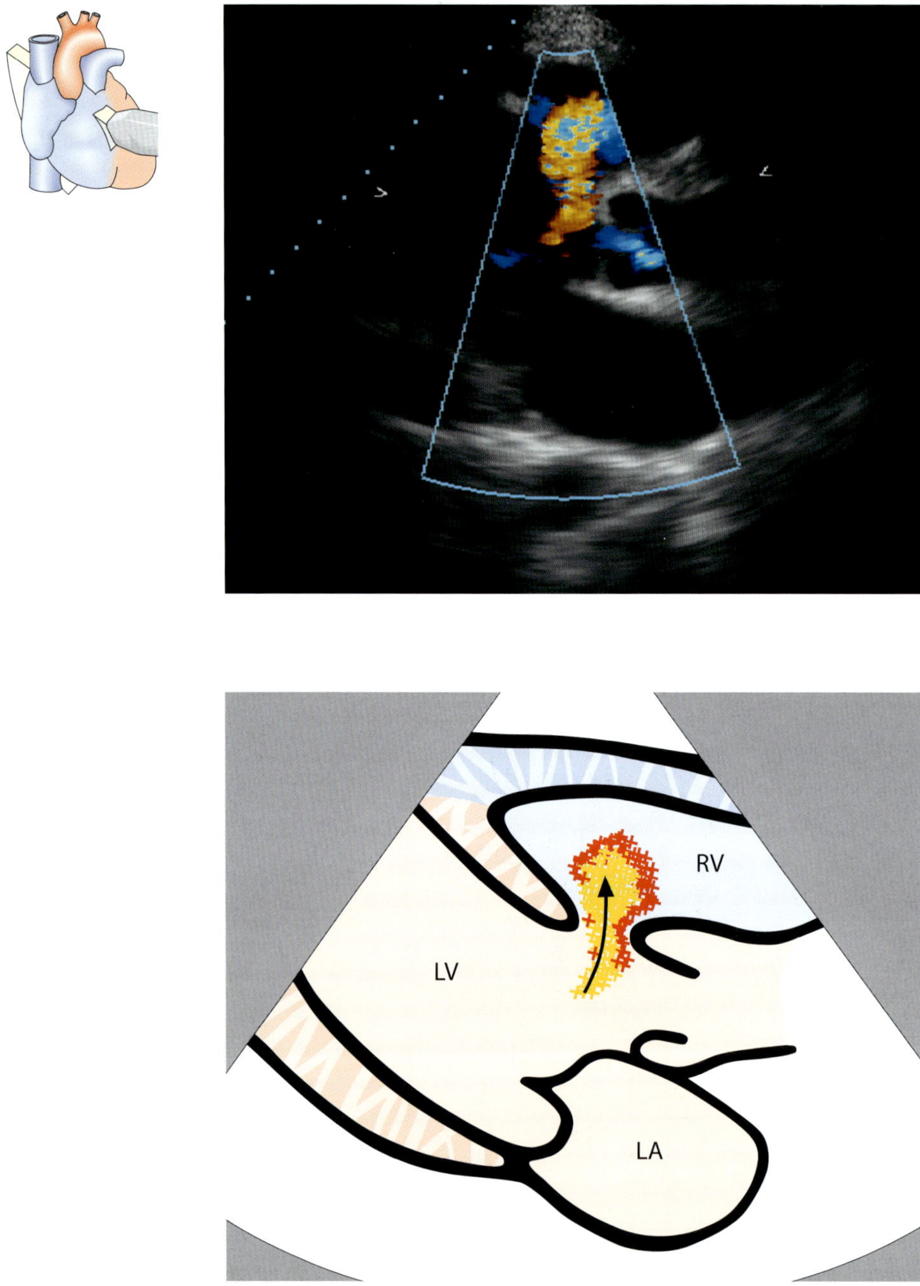

그림 14.7 PLAX에서 shunt flow가 RV 내 혈류속도 상승으로 타오르는 불꽃처럼 보이는 것을 쉽게 관찰할 수 있다.

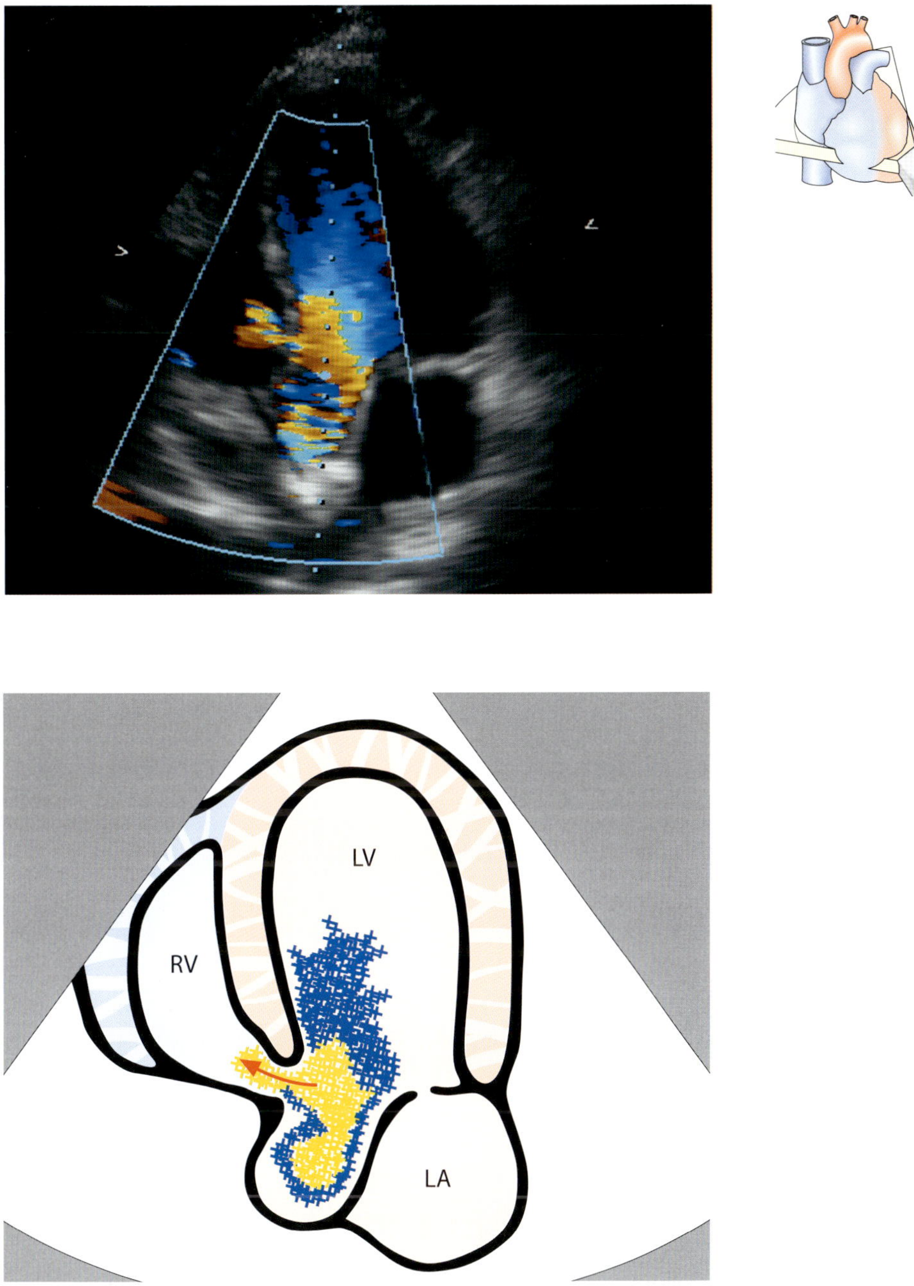

그림 14.8 Apical view에서 shunt flow는 초음파 빔의 축과 직각을 이뤄 잘 안 보일 수 있다.

14.3 심방중격류(atrial septal aneurysm)

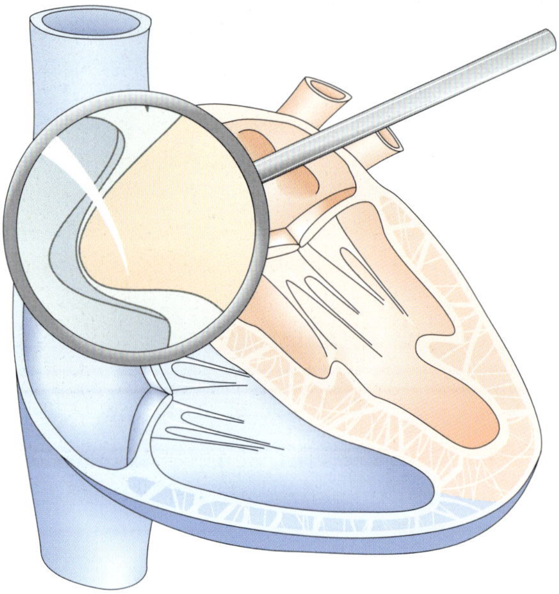

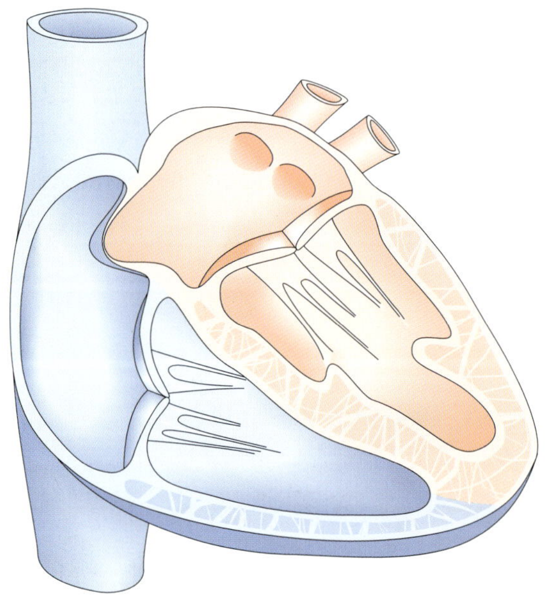

그림 14.9 ● 위 : 소낭성 심방중격류(saccular aneurysm)가 있다. ● 아래 : ASD가 동반되어 있으면 좌우 단락으로 인해 오른쪽 심장이 확장된다.

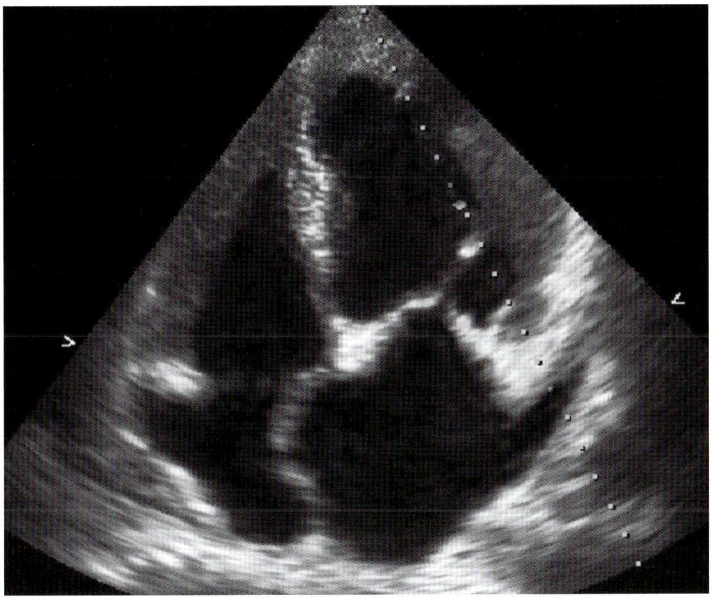

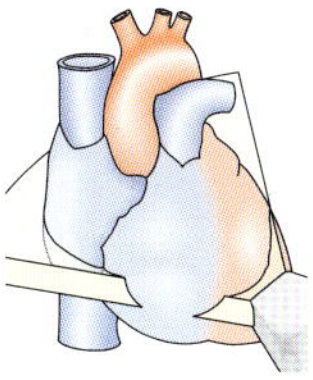

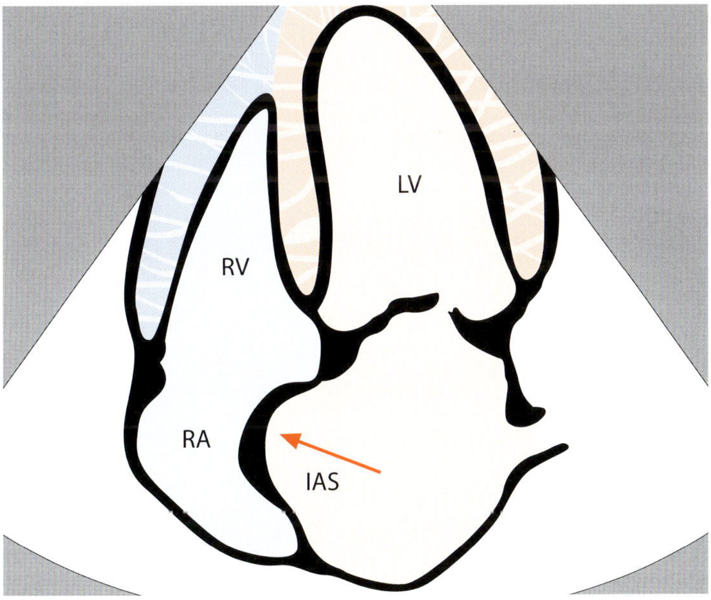

그림 14.10 ● 심방중격류(atrial septal aneurysm)의 특징적인 편위(deviation)가 보인다. 심방중격류는 심장 색전증을 일으킬 수 있다. TEE로 심방벽에 붙어있는 혈전을 발견할 수 있다.

15 고혈압성 심질환(hypertensive heart disease)

15.1 고혈압성 심질환

III

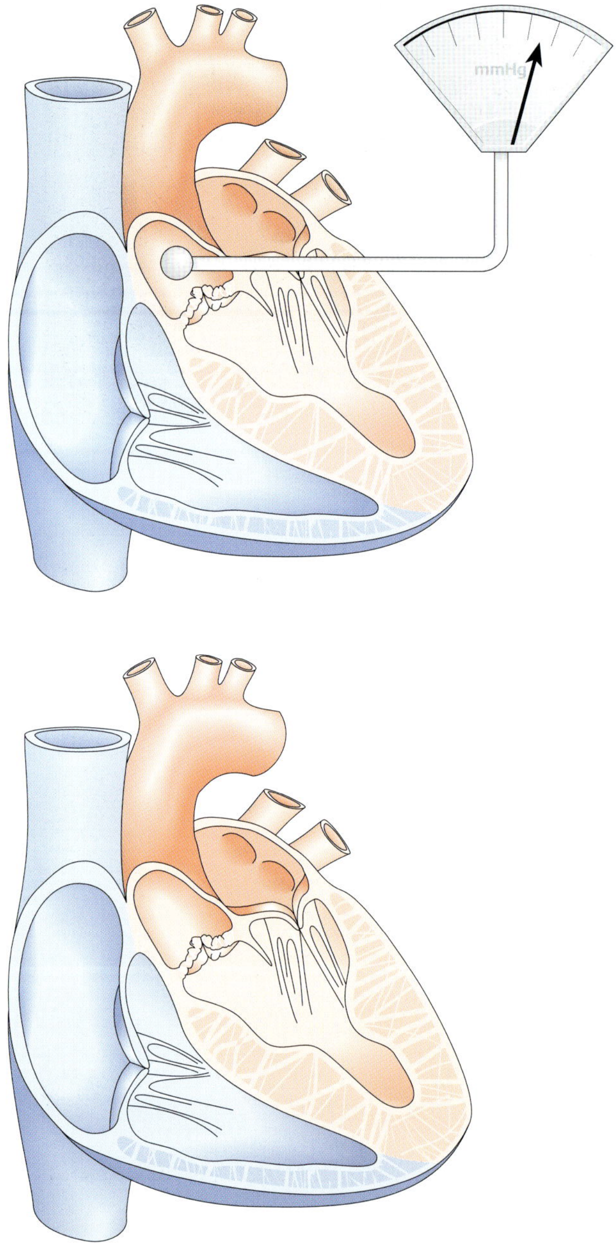

그림 15.1 ● 전신 순환에서 압력과부하는 LVH와 AV의 경화와 같은 이차성 변화를 유발한다.

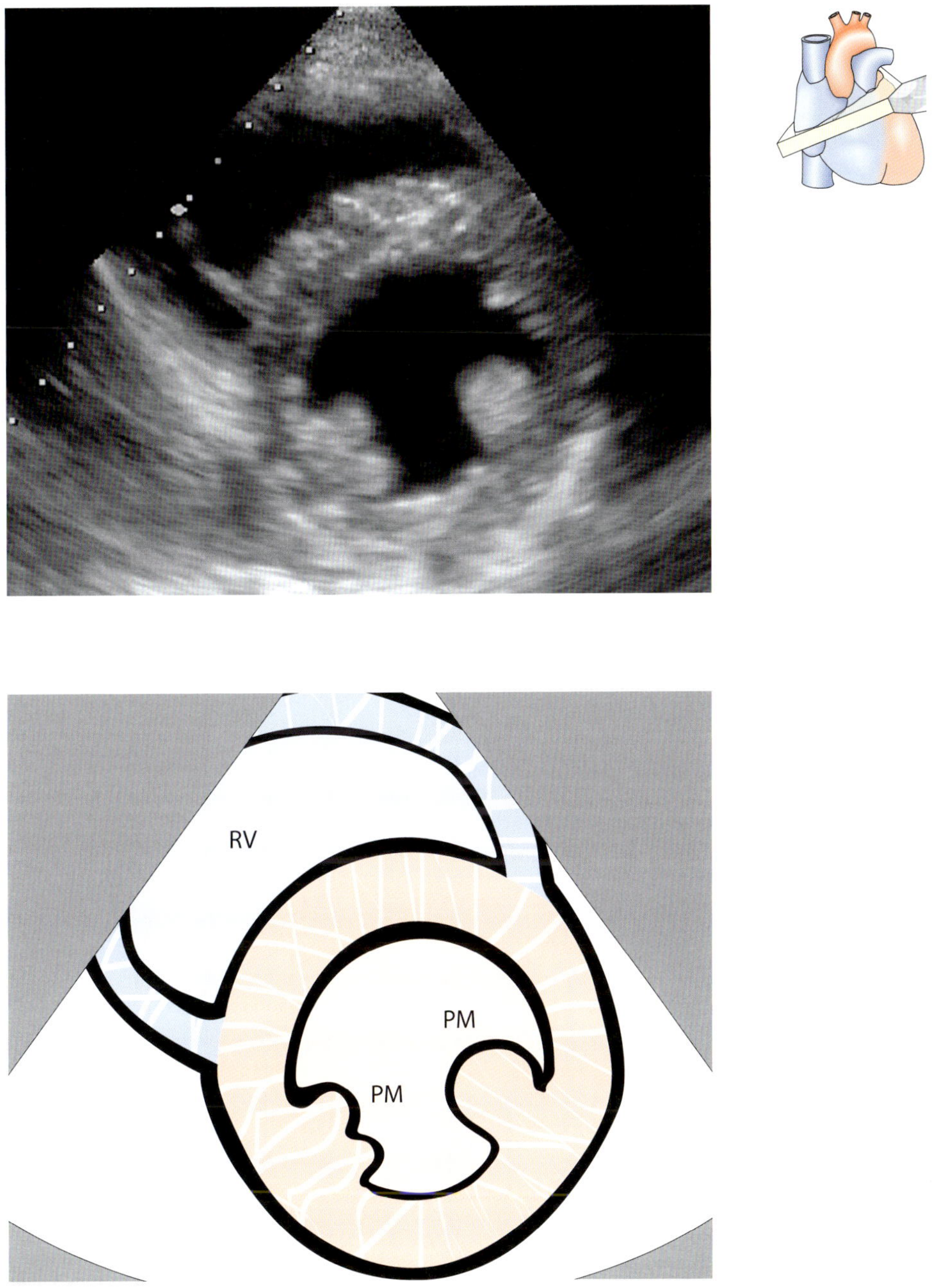

그림 15.2 ● LV wall이 두꺼워져 보일 수 있다. 추적검사를 통해 LV wall의 두께와 함께 수축기말 직경, 이완기말 직경을 측정해야 한다.

15.1.1 도플러 영상

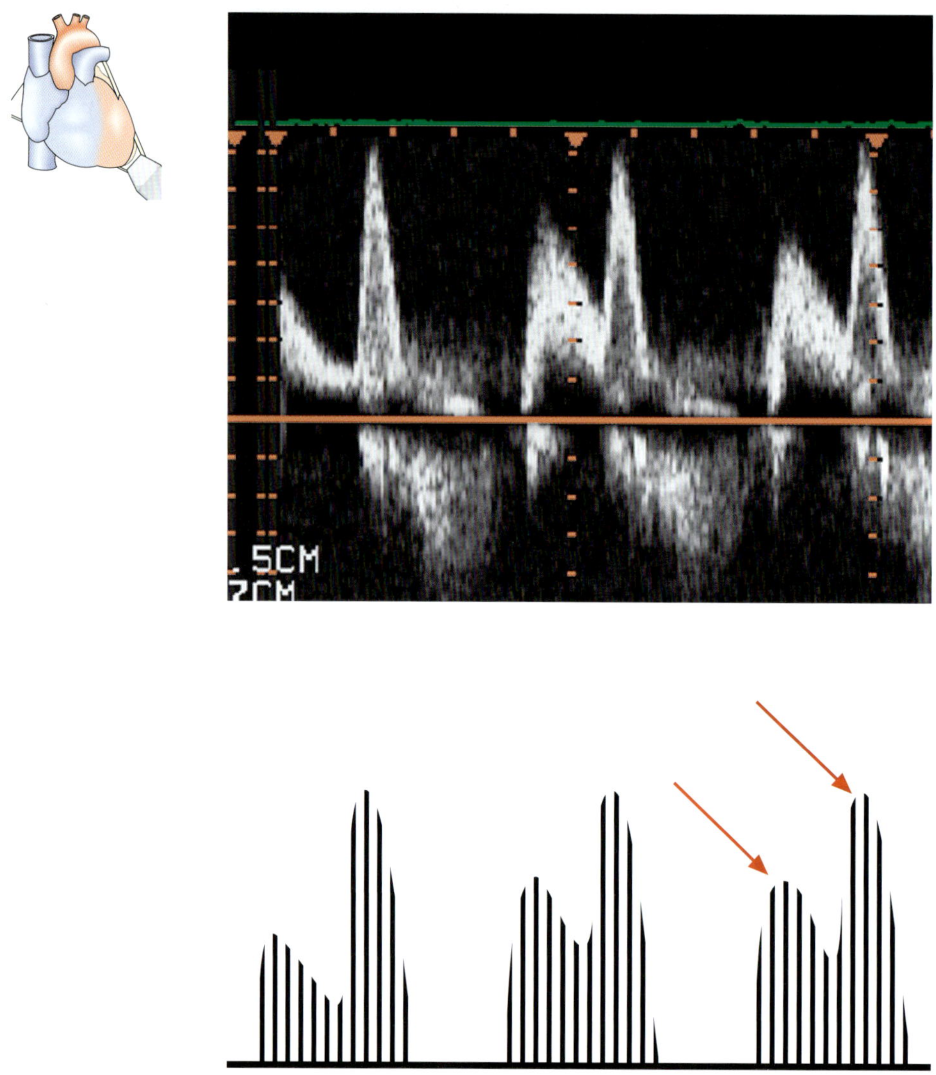

그림 15.3 • 위 : 탄성(elasticity)이 감소하면 LV에서 이완기 초기 유입혈류가 감소하게 된다. • 아래 : Transmitral inflow가 역전되는 양상은 이완기능장애가 있음을 시사한다.

15.1.2 색도플러 영상

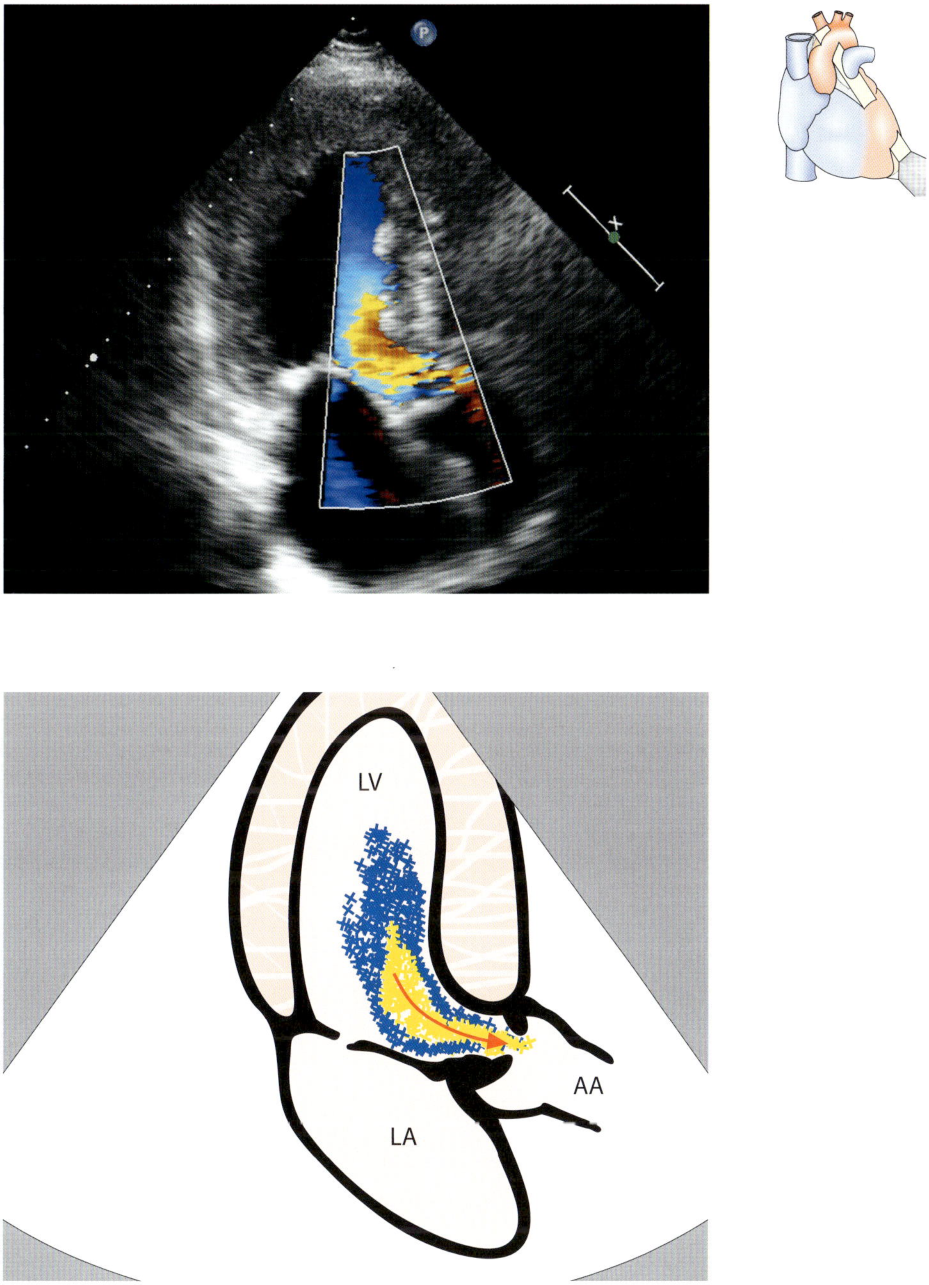

그림 15.4 • 누두부 비후(infundibular hypertrophy)가 있으면 퇴행성 AV와 심실중격을 지나면서 LV outflow의 속도가 상승할 수 있다.

III

15.2 폐성심(cor pulmonale)

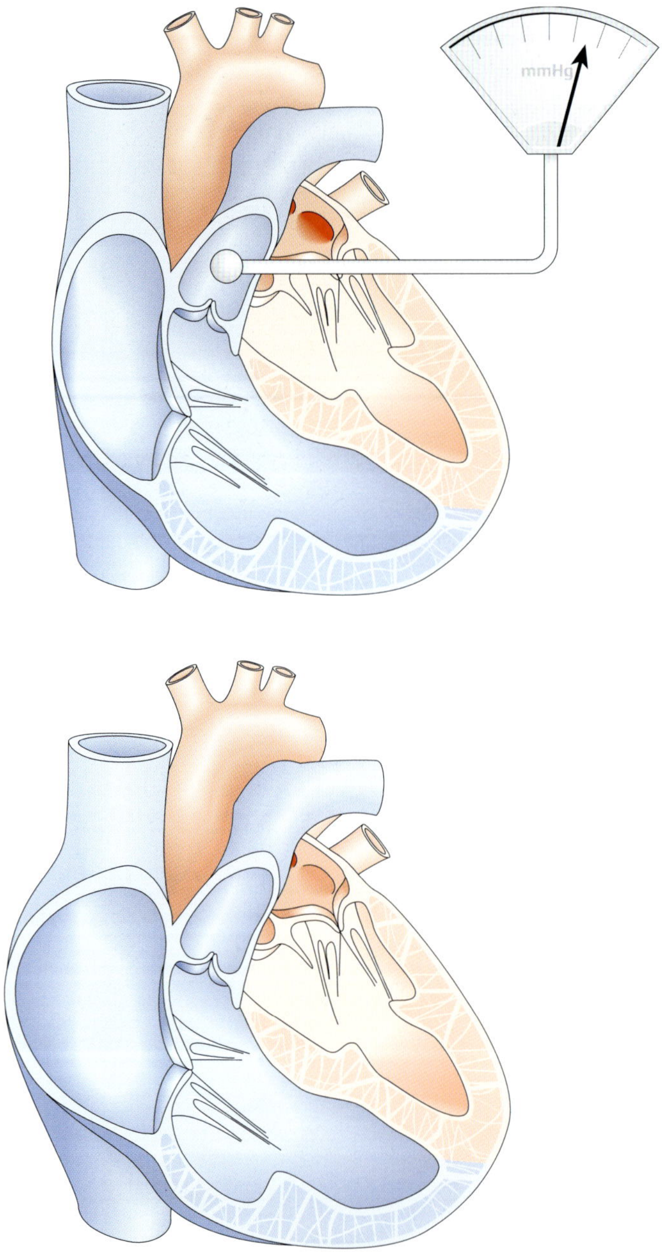

그림 15.5 • 위 : 오른쪽 심장의 압력과부하는 왼쪽 심장질환뿐만 아니라 폐동맥 유출로의 이동으로 인해 발생한다. • 아래 : 장기간 압력 상승이 지속되면 오른쪽 심장은 확장되고 RVH가 생긴다.

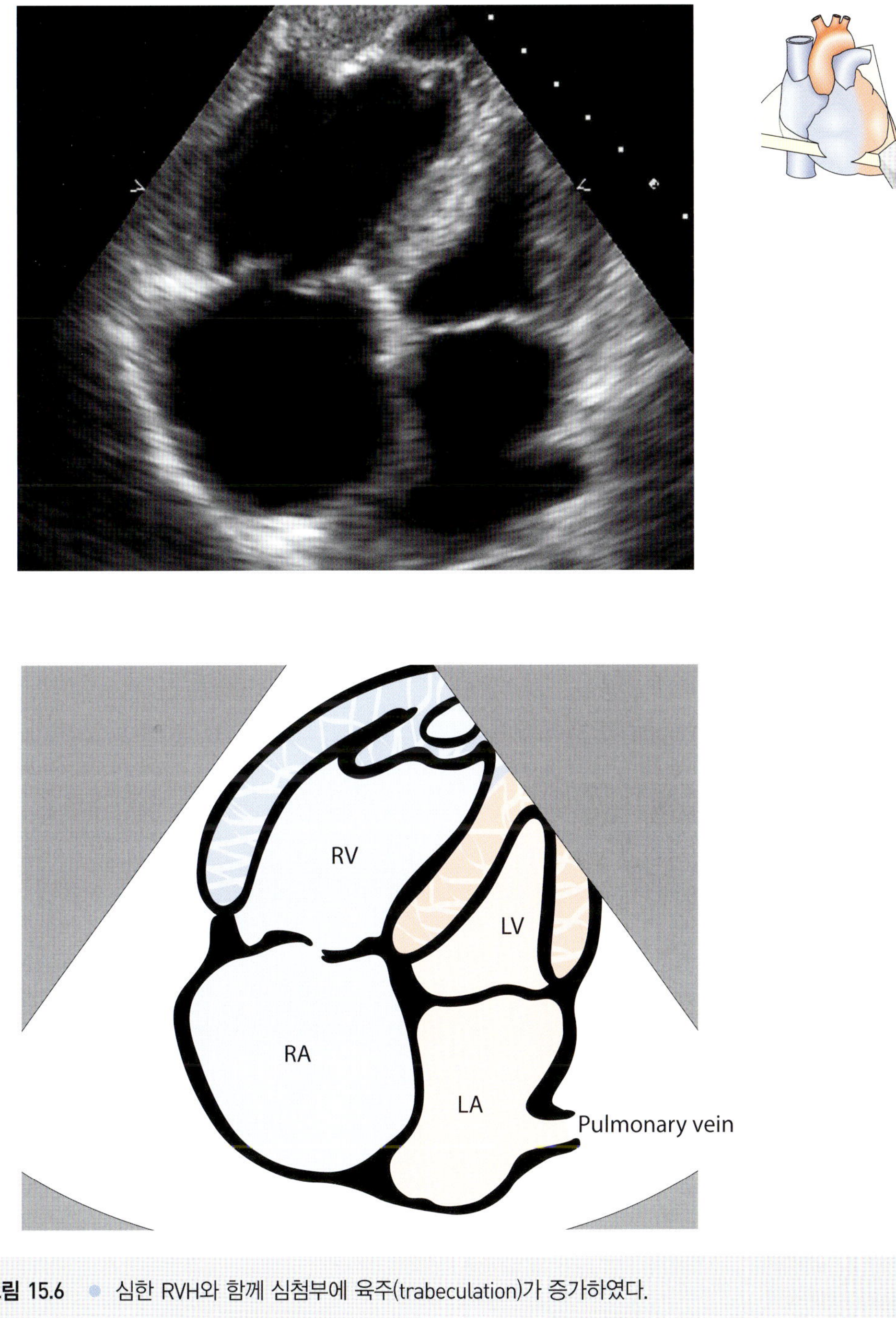

그림 15.6 ● 심한 RVH와 함께 심첨부에 육주(trabeculation)가 증가하였다.

15.2.1 도플러 영상

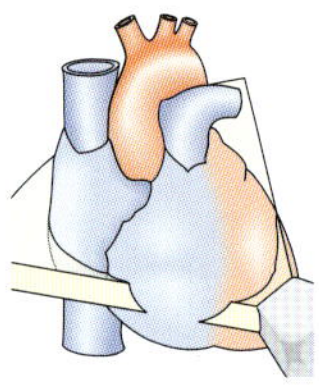

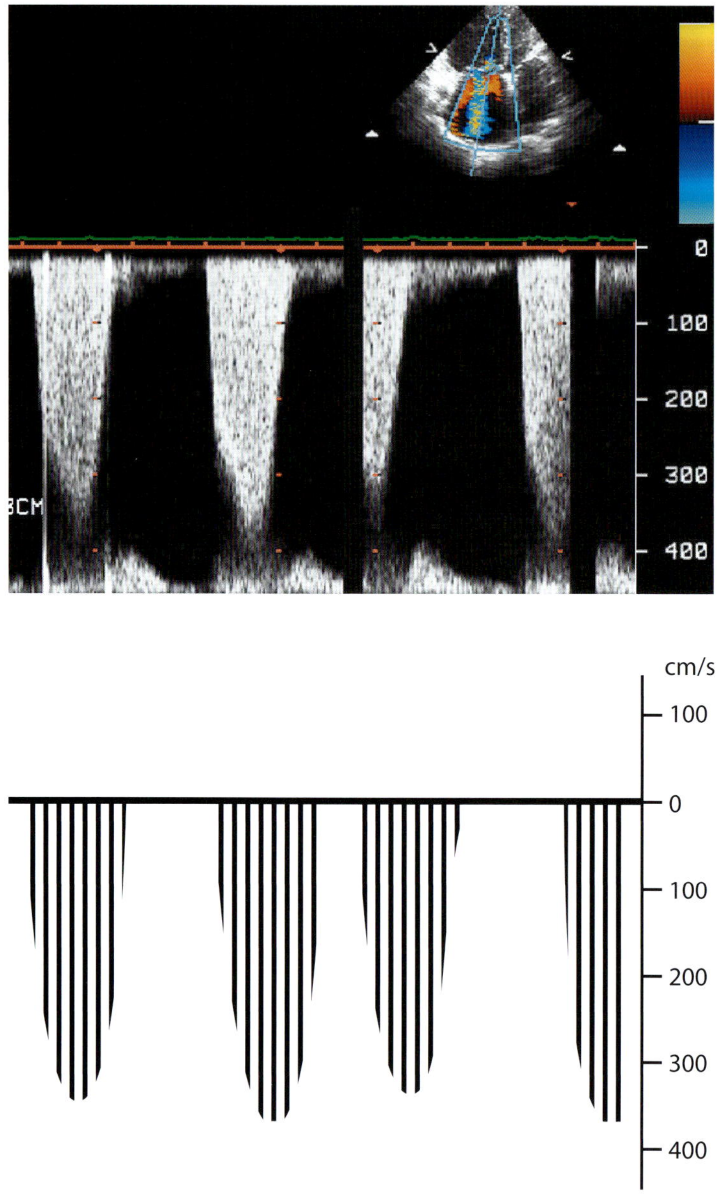

그림 15.7 위 : 오른쪽 심장 확장과 압력 상승으로 인해 주로 TR이 생길 수 있다(9.6장 참고). 아래 : 최대 속도는 RV의 수축기 압력을 예측하는데 사용된다.

15.2.2 색도플러 영상

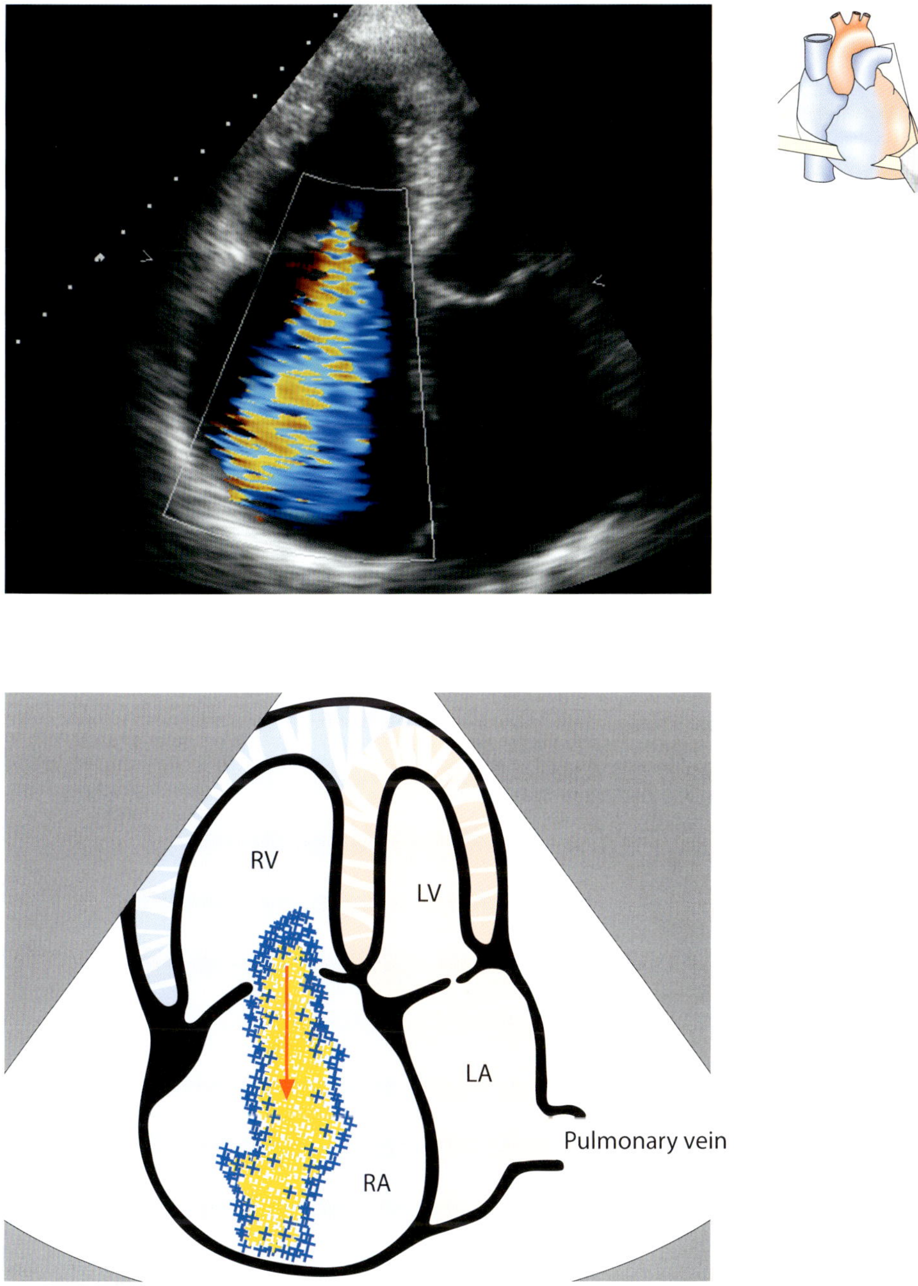

그림 15.8 ● A4C에서 동반된 TR을 확인할 수 있다(9.6장 참고). 추적검사 시 역류제트의 정도를 기록해야 한다.

16 심장 내 종괴(intracardiac mass)

16.1 우심방(right atrium) 내 심박조율기 유도(pacemaker lead)

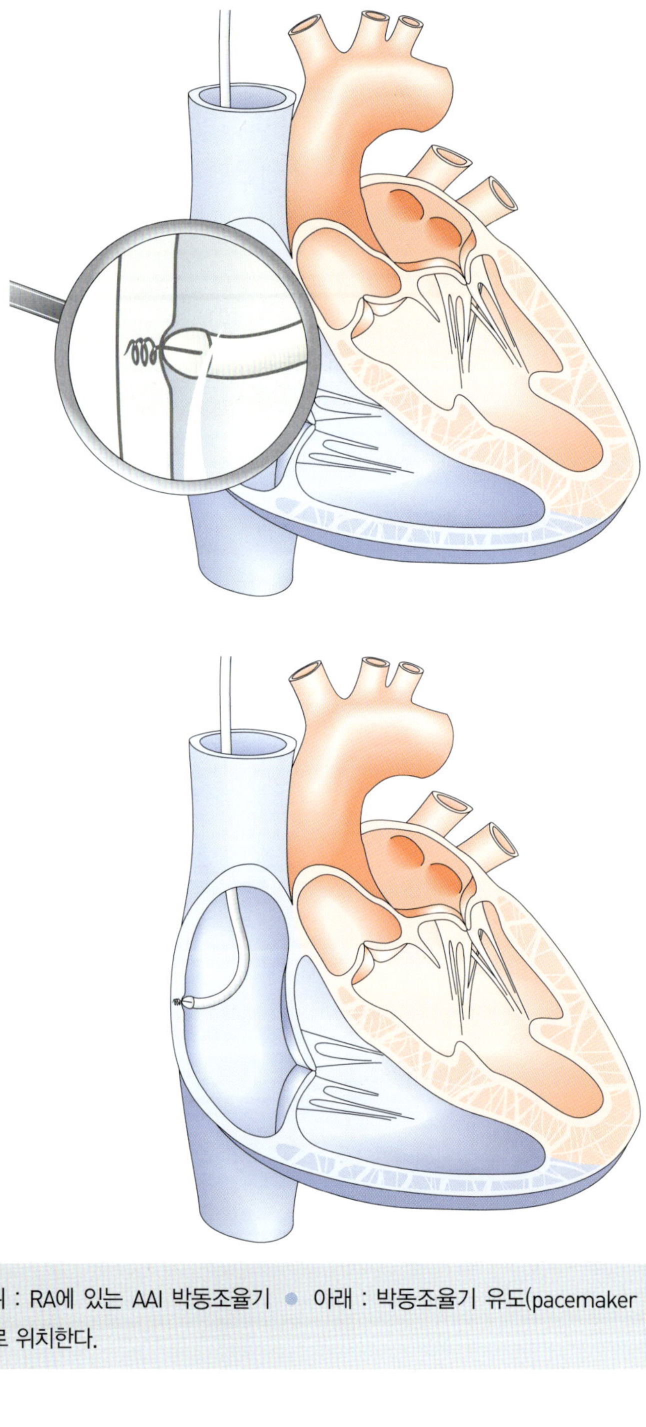

그림 16.1 ● 위 : RA에 있는 AAI 박동조율기 ● 아래 : 박동조율기 유도(pacemaker lead)는 RA lateral wall에 J자 형태로 위치한다.

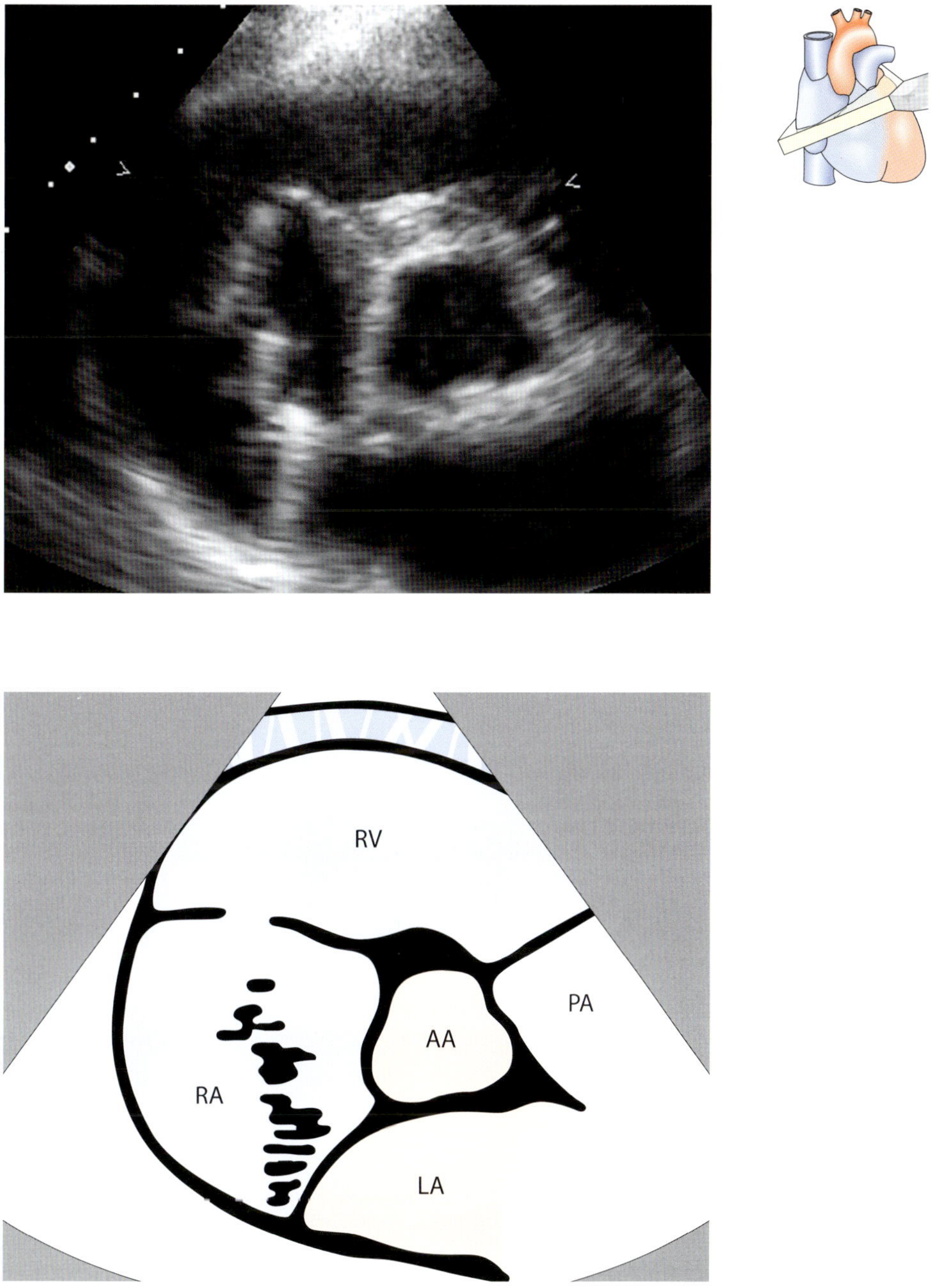

그림 16.2 • 금속 전극선 유도는 허상을 많이 유발한다. 따라서, 전극선의 경로를 관찰하기 어렵다.

16.2 좌심방(left atrium) 내 점액종(myxoma)

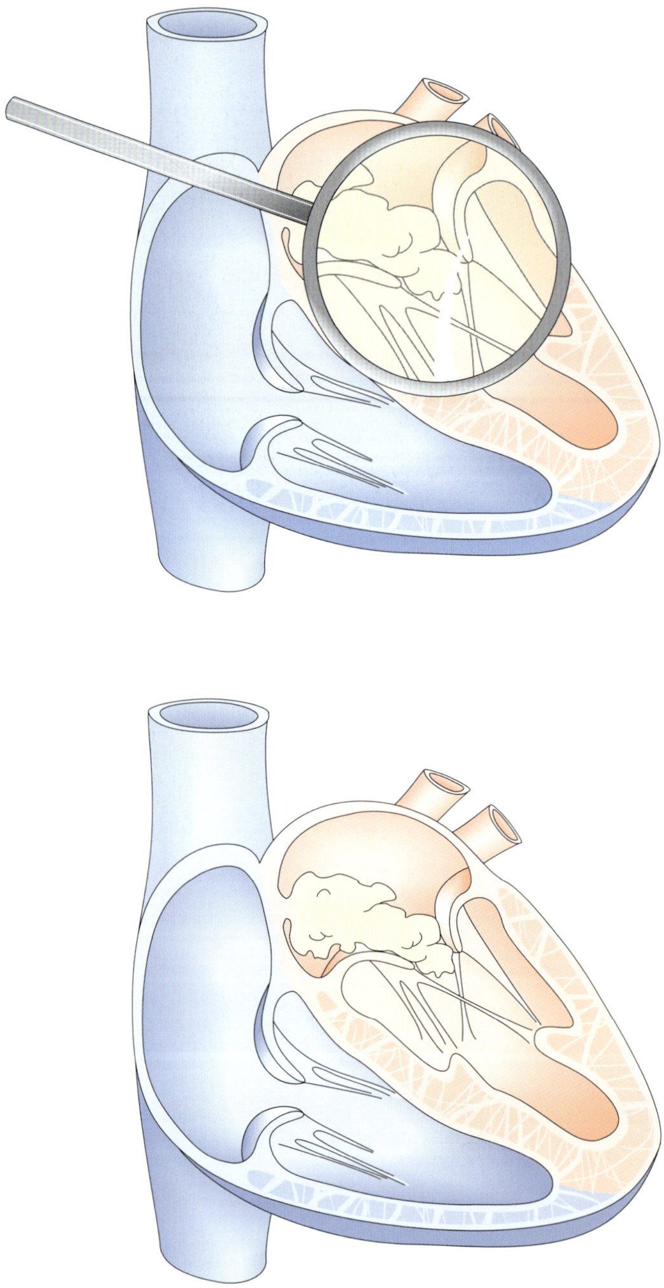

그림 16.3 ● 심방점액종(atrial myxoma)은 주로 심방중격에서 기원하며 표면이 융모형(villous)이다.

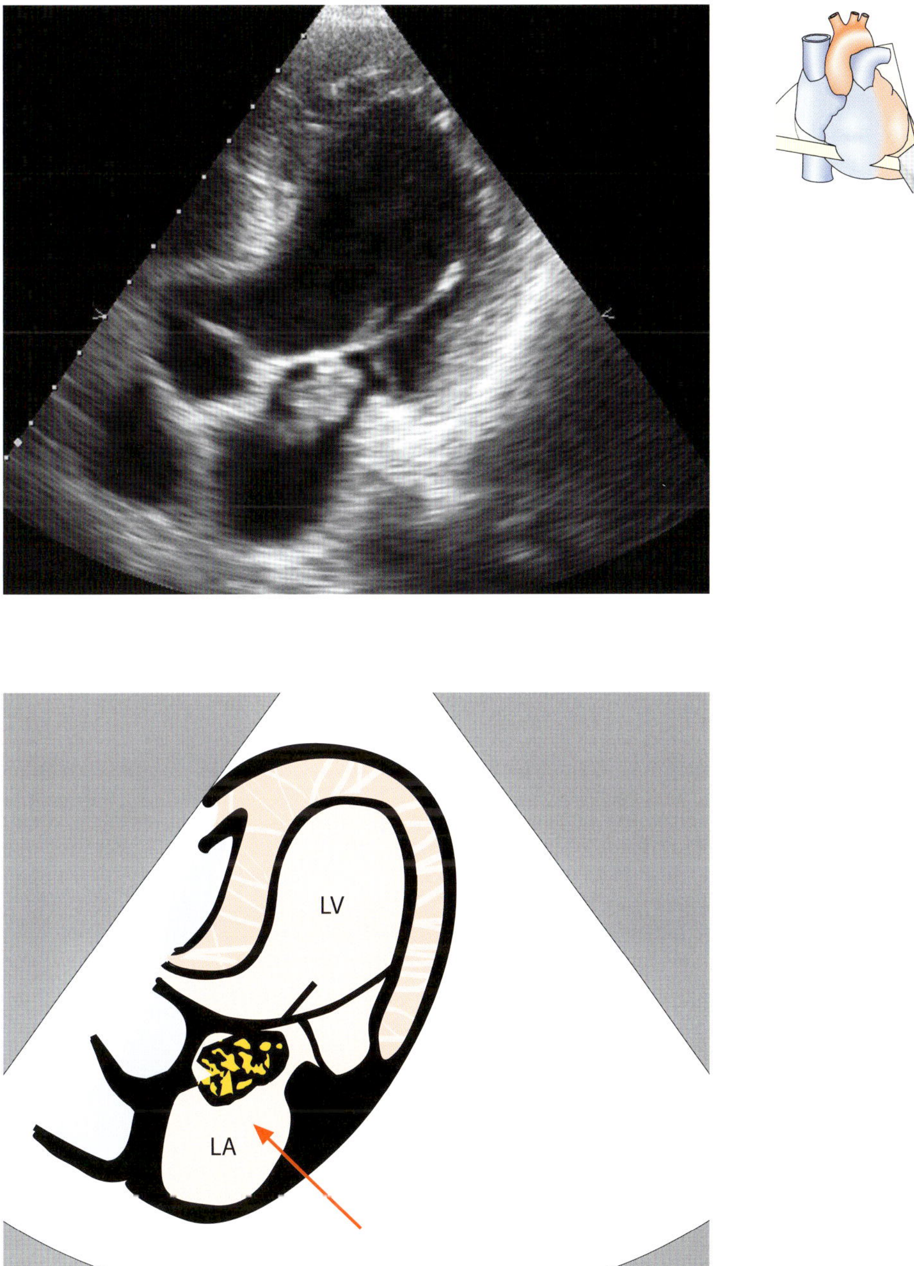

그림 16.4 ● 큰 점액종은 이완기에 MV로 돌출할 수 있다. 또한 LV inflow를 막을 수 있다. 한편 전신 색전증을 유발할 수 있다.

III

16.3 우심실(right ventricle) 내 심박조율기 유도

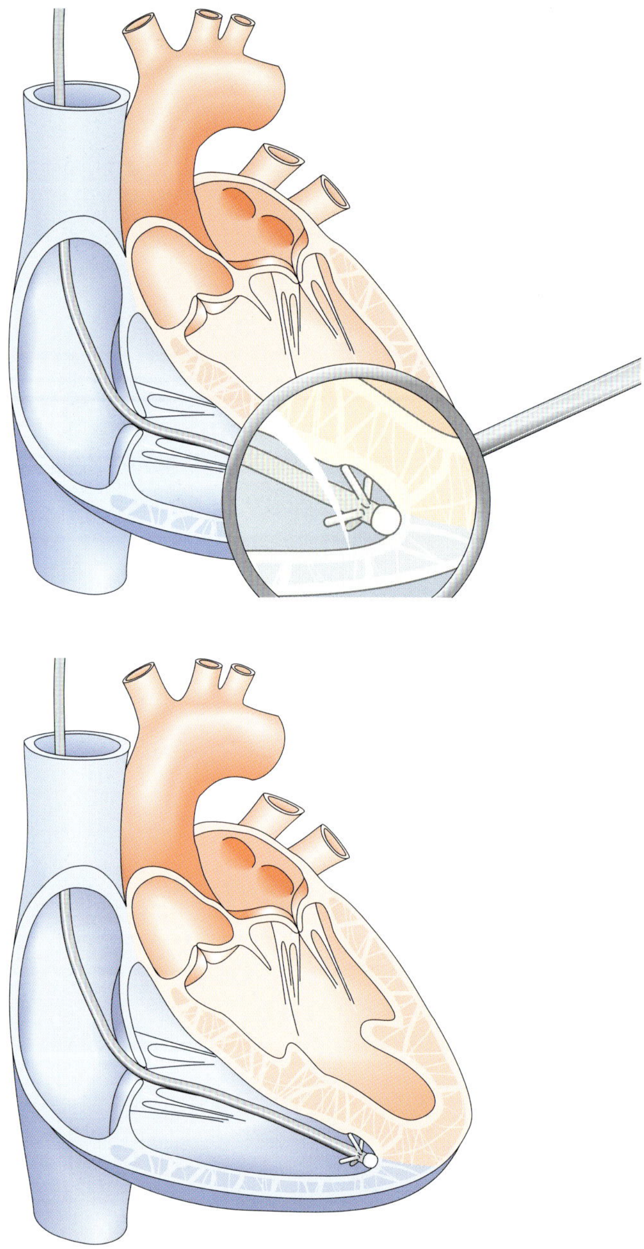

그림 16.5 ● 위 : RV의 박동조율기 유도는 특징적으로 심첨부에 위치한다. ● 아래 : RV에서 전기적 자극이 생기면 심전도에서 LBBB와 유사한 QRS파의 변화가 일어난다.

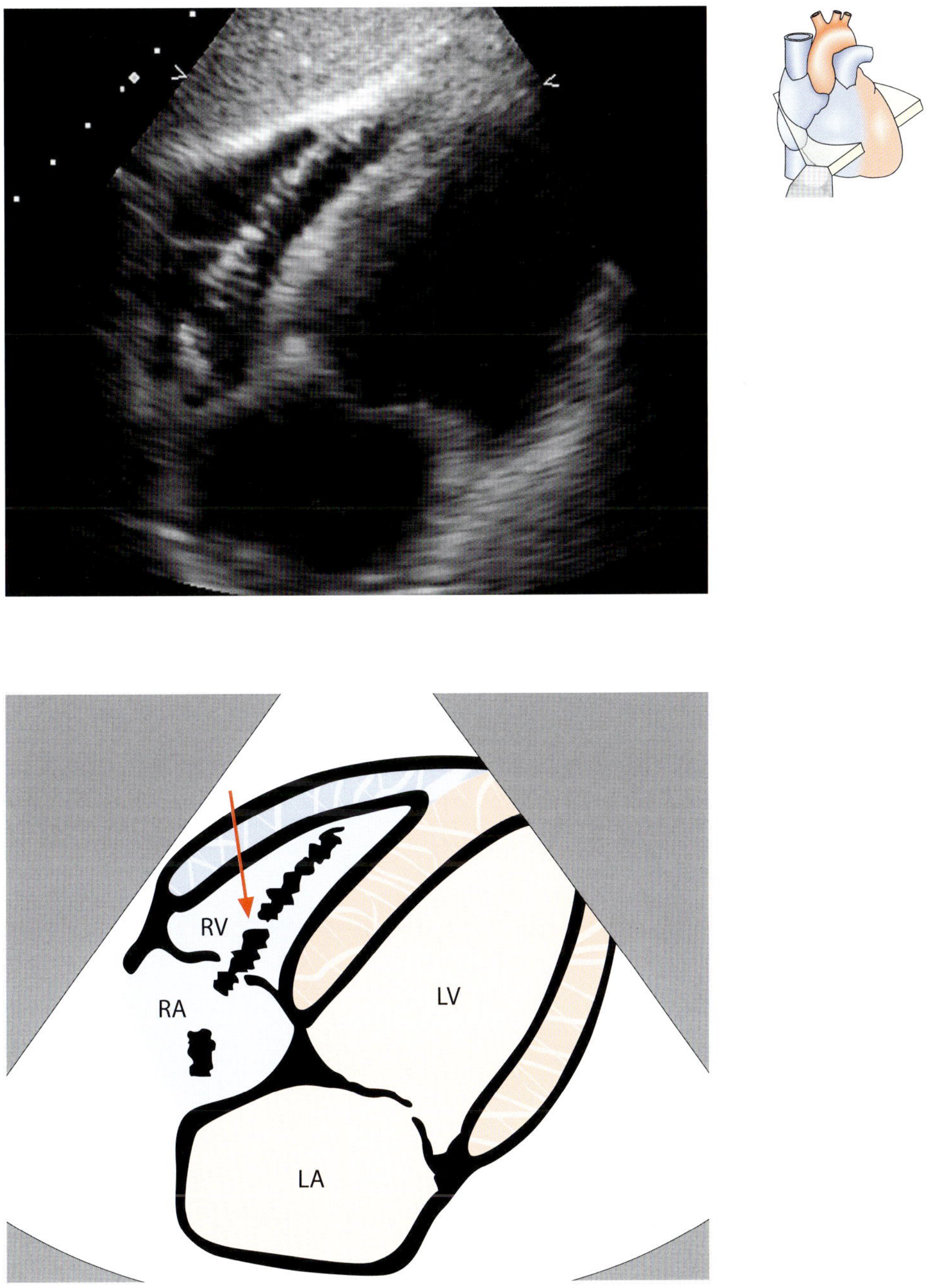

그림 16.6 Subcostal view에서 전극선의 경로를 쉽게 볼 수 있다. 전극선의 말단은 거의 볼 수 없다.

16.4 심실류(ventricular aneurysm)와 혈전(thrombus)

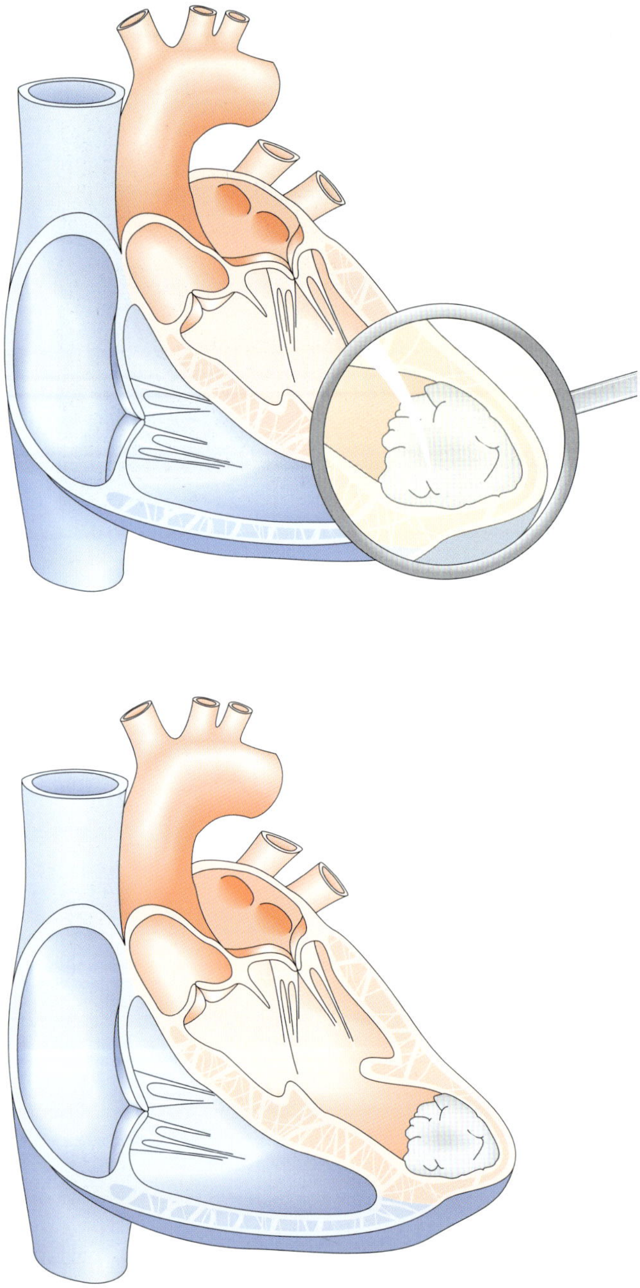

그림 16.7 ● 종종 LV anterior wall의 심실류에서 벽에 붙은 혈전을 발견할 수 있는데 심장 색전증의 원인이 된다.

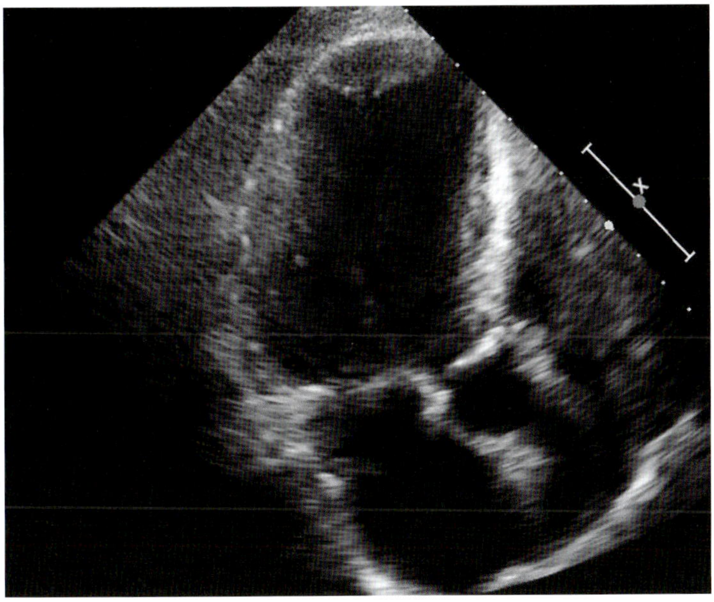

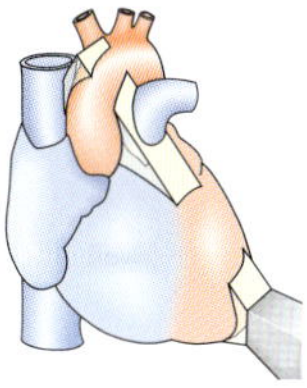

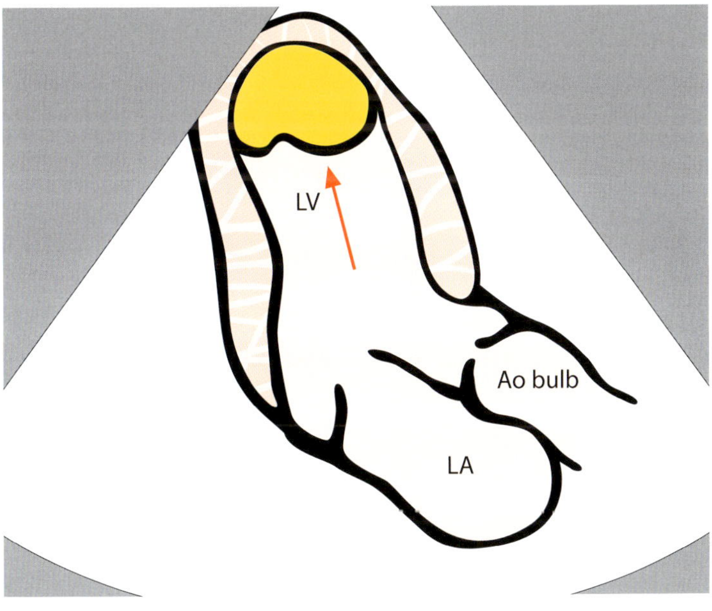

그림 16.8 ● 위 : Apical view에서 소낭성 심실류를 쉽게 구분할 수 있다. ● 아래 : 혈전은 바닥면이 넓고 목이 없는 균질한 잔향 양상(homogeneous reverberation pattern)을 띤다.

16.5 심실종양(ventricular tumor)

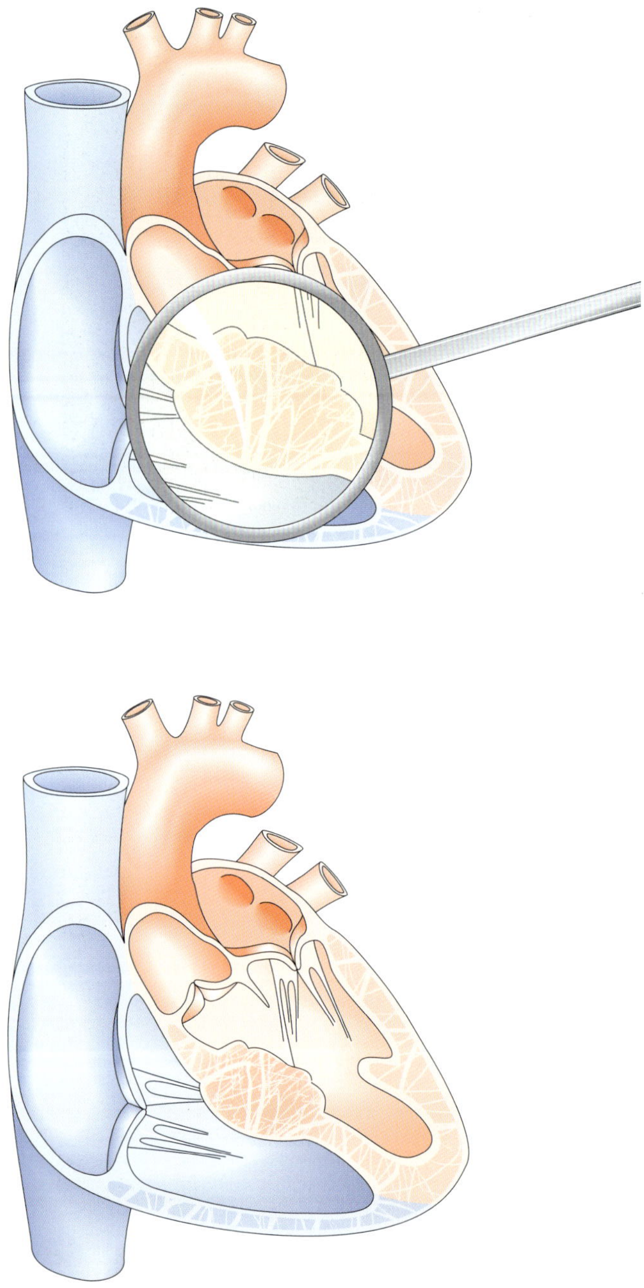

그림 16.9 ● 위 : 심실의 일차성 악성종양은 주로 중간엽성 종양(mesenchymal tumor)이다. ● 아래 : 가장 흔히 발생하는 것은 혈관근육종(angiomyosarcoma)과 횡문근육종(rhabdomyosarcoma)이다..

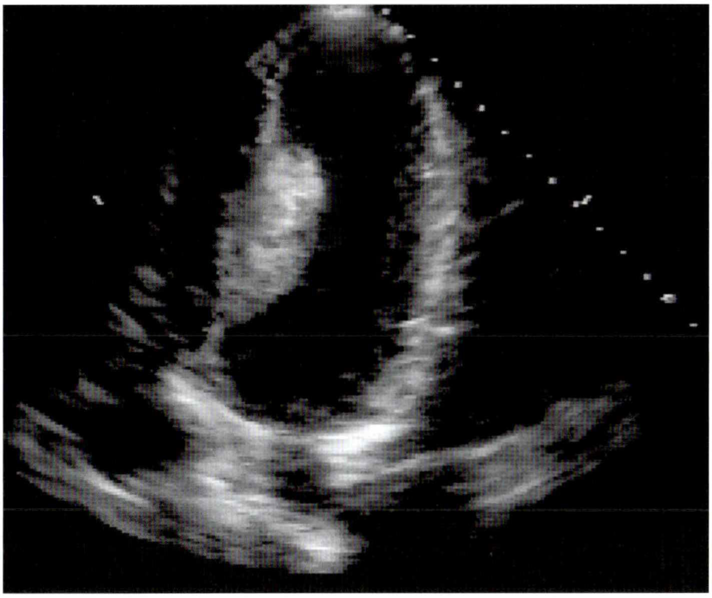

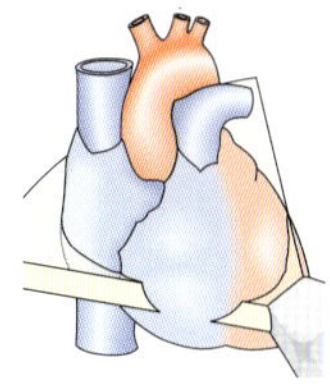

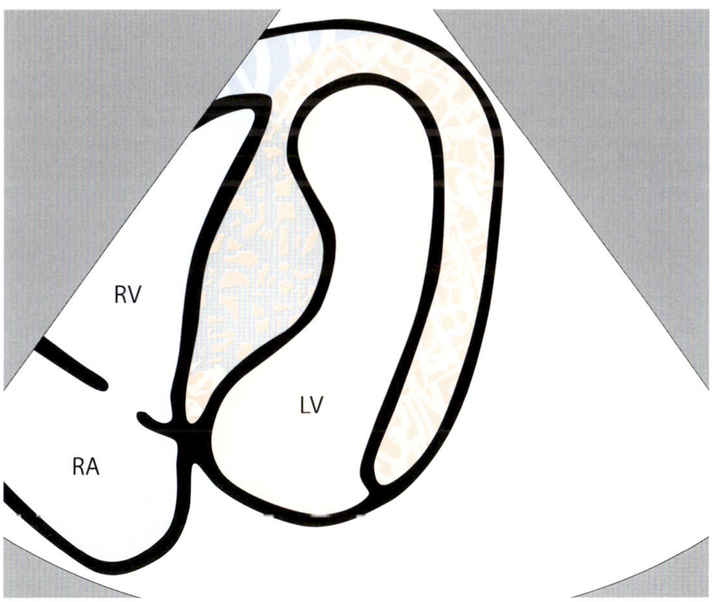

그림 16.10 ● 심실중격이 불규칙하게 두꺼워져서 기능적으로 심실 내 폐쇄를 유발할 수 있다.

III

16.6 심실낭종(ventricular cyst)

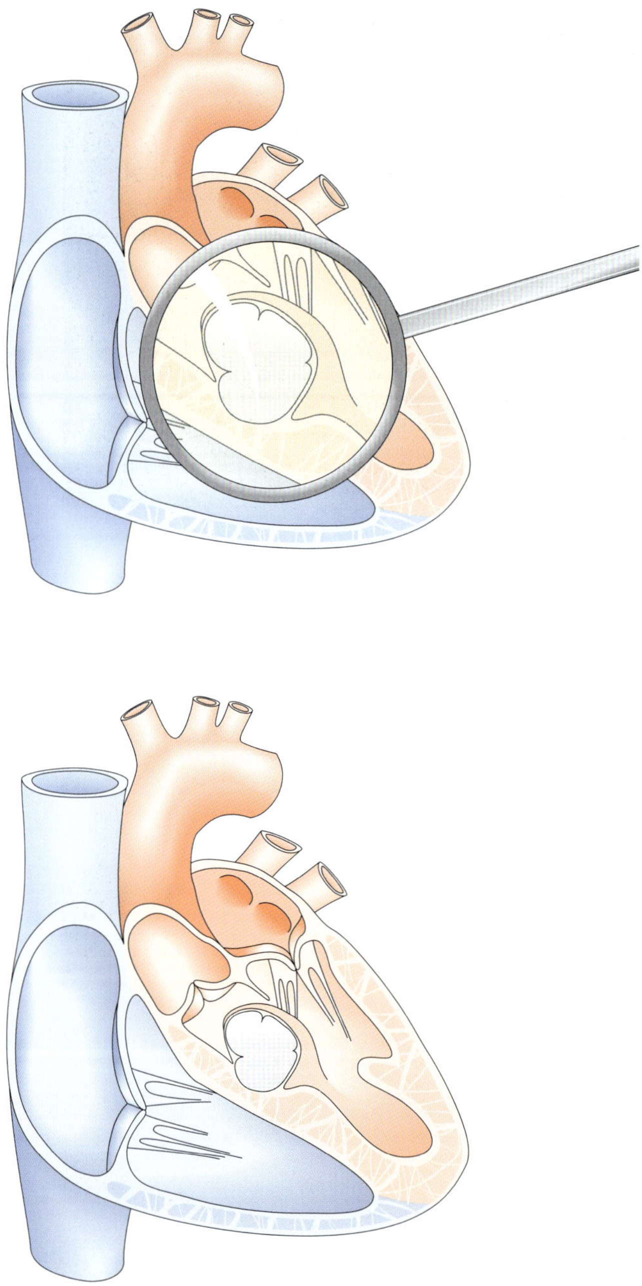

그림 16.11 ● 위 : 심실낭종(ventricular cyst)은 매우 드물다. ● 아래 : 심실낭종은 심전도에서 심한 변화를 유발할 수 있다.

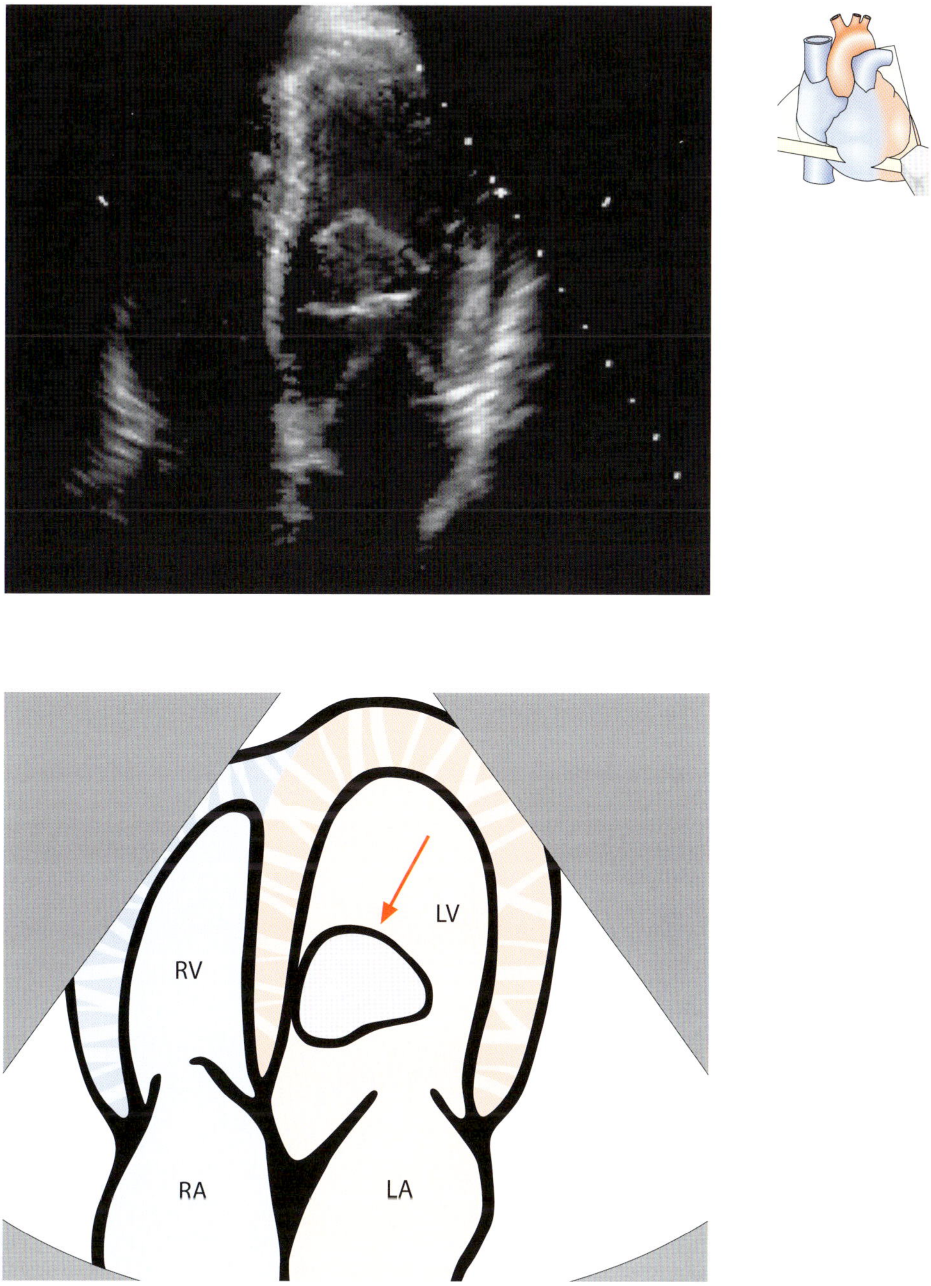

그림 16.12 ● Apical view에서 심실낭종의 벽을 쉽게 구분할 수 있다. Color Doppler에서 낭종 내에 어떠한 혈류도 보이지 않는다.

16.7 대동맥 박리(aortic dissection)

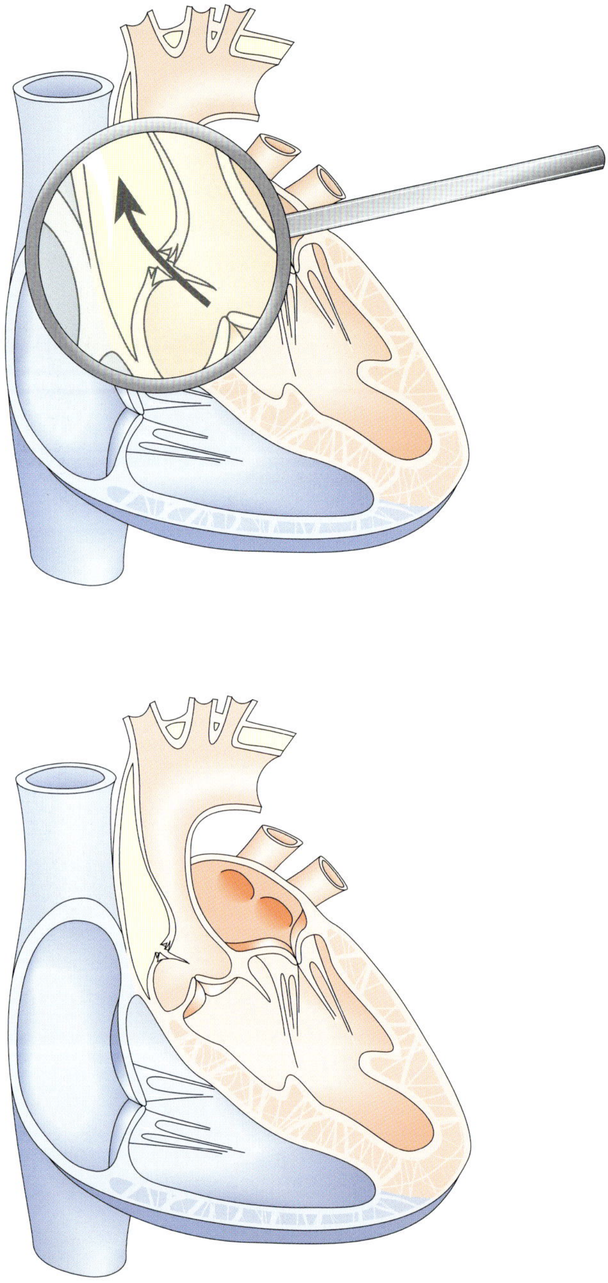

그림 16.13 ● 박리성 대동맥류(dissecting aortic aneurysm)가 내막(intima)과 중막(media)이 분리되면서 대동맥궁 상부 동맥과 복부대동맥까지 진행할 수 있다.

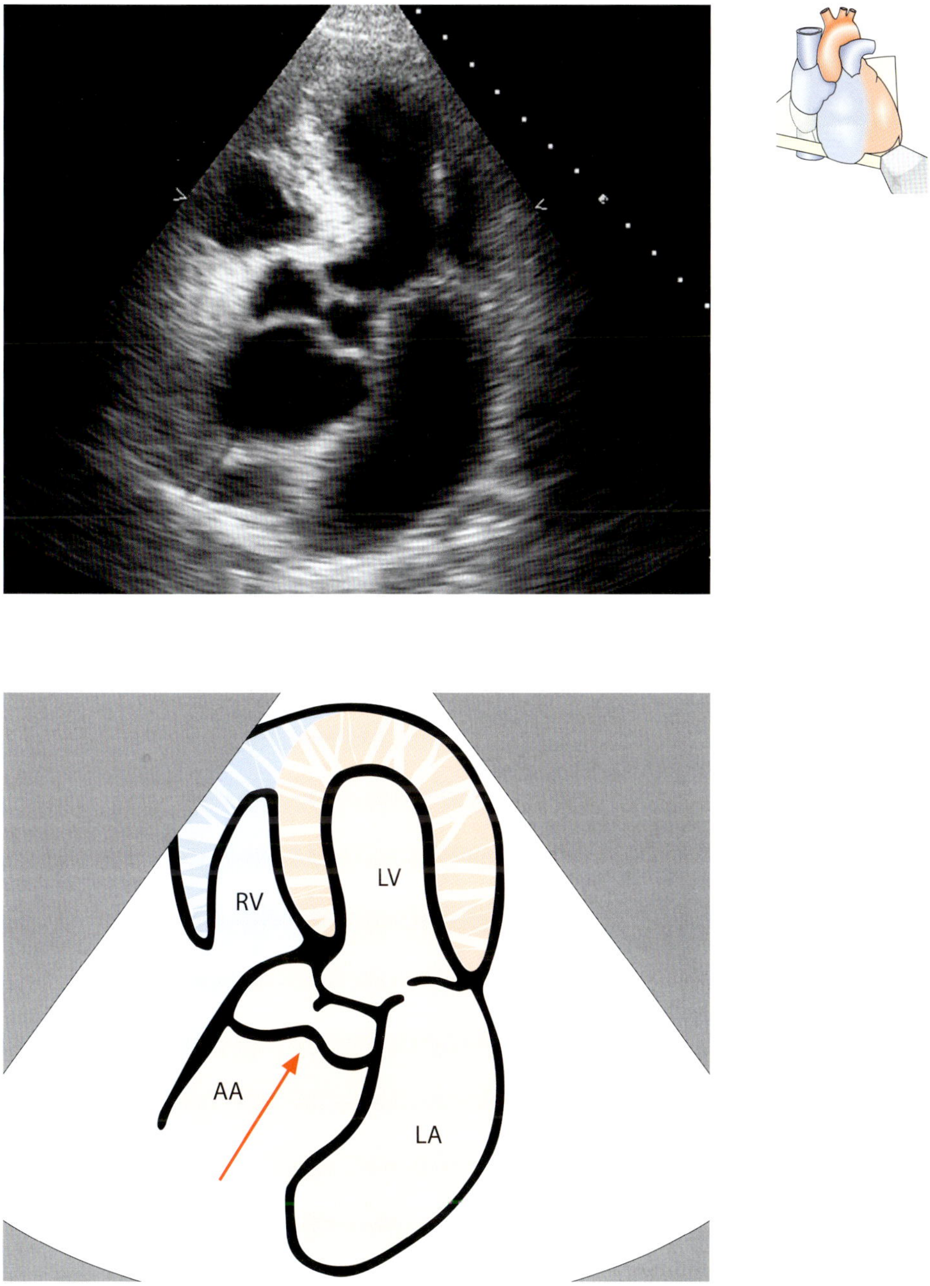

그림 16.14 ● 분리된 내막은 AV 바로 위에서 고에코성의 떠다니는 막처럼 보일 수 있다.

QR 코드 Content

1. 3차원(3D) 심초음파
2. 정상 소견
3. 좌심실의 비정상 소견
4. 승모판
5. 대동맥판
6. 좌심방 내 종양
7. 폐동맥고혈압(pulmonary hypertension)
8. 우심방과 심방중격의 병리적 변화
9. 대동맥 박리
10. 심낭삼출
11. 인공심장판막
12. 경식도 심초음파(transesophageal echocardiography, TEE)
13. 부하 심초음파(stress echocardiography)

동영상 1.1 3차원(3D) 심초음파 소견

LV wall이 매우 두껍고 LV 후방으로 소량의 심낭삼출(pericardial effusion)이 보인다. 정지 화면을 rotation하면 여러 단면의 모든 데이터를 포함해 용적을 구할 수 있다.

동영상 1.1

동영상 2.1 정상 소견 (PLAX)

RV, LVOT, LA, 상행대동맥, 하행대동맥(단면), LV anteroseptal wall, LV posterior wall이 보인다.

동영상 2.1

동영상 2.2 정상 소견 (PSAX, AV 수준)

가운데에 첨판(cusp) 3개로 구성된 AV를 볼 수 있다. 왼쪽에 RV와 RA 사이에 TV가 있다. 수축기 말에 AV의 4~5시 방향으로 left main coronary artery의 근위분절(proximal segment)이 관찰된다.

동영상 2.2

동영상 2.3 정상 소견 (PSAX, MV 수준)

위쪽에 AML이, 아래쪽에 PML이 보인다. RV도 관찰된다.

동영상 2.3

동영상 2.4 정상 소견 (PSAX, 유두근 수준)

전외(anterolateral) 유두근과 후내(posteromedial) 유두근, RV가 관찰된다.

동영상 2.4

동영상 2.5 정상 소견 (A4C)

RV, LV, RA, LA, 그리고 LA로 유입되는 우폐정맥(right pulmonary vein)이 보인다. MV가 폐쇄 시 AML이 LA 쪽으로 약간 이동해 보이는데 정상 변이로서 MVP는 아니다.

동영상 2.5

동영상 2.6 정상 소견 (A2C)

왼쪽에 LV posterior (inferior) wall이, 오른쪽에 밖으로 볼록한 LV anterior wall이 보인다.

동영상 2.6

동영상 2.7 정상 소견 (A3C)

왼쪽에 LV posterior wall이, 오른쪽에 LV anteroseptal wall이 보인다. LA, LVOT, 상행대동맥, 후내 유두근이 관찰된다.

동영상 2.7

동영상 2.8 정상 소견 (suprasternal window)

왼쪽에 상행대동맥이, 오른쪽에 하행대동맥이 보인다.

동영상 2.8

동영상 2.9 정상 소견 (PSAX, AV 수준)

발살바 동(sinus of Valsalva)의 RCC, LCC, NCC가 관찰된다. TV, PV, 주폐동맥(main pulmonary artery)이 보인다.

동영상 2.9

동영상 3.1 DCM (A4C)

모든 심장의 방이 커졌다. LV의 수축기능이 전반적으로 저하되었다. MV가 폐쇄 시 MVL 말단이 심첨부 방향으로 이동한다. 양쪽 심방이 약간 커졌다.

동영상 3.1

동영상 3.2 DCM (A4C)

LV가 매우 커져서 원뿔 모양이고 수축기능이 전반적으로 저하되었다. 특히 LV 분절의 비동시성 수축(asynchronous contraction)이 뚜렷하다(심전도의 넓은 QRS파에 주목). MV 폐쇄 시 MVL의 말단이 심첨부 방향으로 이동한다. 또한 MV의 개방 진폭이 낮지만 MS의 소견은 없다. LA가 커졌지만 RV, RA는 커지지 않았다.

동영상 3.2

동영상 3.3 DCM (PSAX, 유두근 수준)

이전의 동영상과 같은 환자이다. LV가 매우 커졌고 전반적으로 심한 수축기능 저하와 비동시성 수축이 관찰된다.

동영상 3.3

동영상 3.4 DCM (A4C)

심첨부에 유동적인 혈전(mobile thrombus)이 관찰된다.

동영상 3.4

동영상 3.5 HCM (A4C)

전체적으로 심한 LVH가 관찰된다. LV 내강의 심첨부 쪽 2/3가 수축기 말에 폐색된다(obliteration). 이 동영상에서 SAM 현상은 심하지 않지만, 이완기에 AML이 기저중격(basal septum)에 닿는 것을 쉽게 관찰할 수 있다. 이는 단순히 중격비후(hypertrophic septum)를 시사하며 실제 의미는 없다. PML의 석회화도 보인다.

동영상 3.5

동영상 3.6 HCM (modified A4C)

이전 동영상과 같은 환자이다. 이완기에 MV의 개방 운동 2회(E파, A파) 동안 심실중격과 AML이 서로 닿는 것을 볼 수 있다.

동영상 3.6

동영상 3.7 관상동맥질환, lateral wall MI 발병 후 (PLAX)

LV posterior wall은 무운동성(akinetic)이지만 MV 근처의 LV basal posterior wall의 수축기능은 정상이다. LV anteroseptal wall의 수축기능은 과운동성(hyperkinetic)이다.

동영상 3.7

동영상 3.8 관상동맥질환, LAD 폐쇄, 심첨부 심실류(apical aneurysm), anterior wall MI 발병 후 (A3C)

LAD 폐쇄로 인해 LV anteroseptal wall과 LV posterior wall의 심첨부에 무운동성이 넓게 관찰된다.

동영상 3.8

동영상 3.9 관상동맥질환, LAD 폐쇄, 심첨부 심실류, anterior wall MI 발병 후 (A4C)

LV lateral wall에 무운동성이 넓게 관찰된다. LV가 커졌고 약간 자발에코조영(spontaneous echo contrast)이 보인다.

동영상 3.9

동영상 3.10 RCM, 심장을 침범한 아밀로이드증(amyloidosis) (PSAX, 유두근 수준)

7시 방향에 후내 유두근이, 5시 방향에 전외 유두근이 관찰된다. 유두근과 심근이 전체적으로 두꺼워졌다. 다음의 동영상과 같은 환자이다.

동영상 3.10

동영상 3.11 RCM, 아밀로이드증 (A4C)

양쪽 심실벽이 매우 두꺼워졌으며 수축기능이 전반적으로 저하되었다. 심장 주위에 소량의 심낭삼출이 관찰된다.

동영상 3.11

동영상 3.12 심근경색증의 합병증, 후천성 VSD (TEE transgastric short axis view)

유두근 수준에서 하중격(inferior septum)의 심근이 '헐거워졌고', color Doppler에서 좌우단락(left-right shunt)이 있는 결손이 최소 두 군데 이상 관찰된다. Apicoseptal MI로 인해 심실중격이 파열된(septum rupture) VSD의 소견이다.

동영상 3.12

동영상 3.13 심근경색증의 합병증, 후천성 VSD (TEE extended 4 chamber view)

이전 동영상과 같은 환자이다. 심첨부는 무운동성이며 얇아졌다. 파열된 심실중격의 가장자리(edge)가 관찰된다. 이 view에서 color Doppler를 시행해도 shunt flow가 보이지 않는 것은 심실중격과 하벽의 이행부에 결손이 생겨 이 단면에서는 포함되지 않기 때문이다. Apicoseptal MI로 인한 VSD의 소견이다.

동영상 3.13

동영상 3.14 심근경색증의 합병증, 후천성 VSD (subcostal 4 chamber view)

Anterior wall MI 발병 며칠 후 심첨중격(apical septum)이 파열된 VSD의 소견이다. Color Doppler에서 좌우단락이 확실히 관찰되며 RV가 커졌다. 또한 LV free wall의 미세파열(micro-rupture)로 추정되는 심낭삼출도 보인다.

동영상 3.14

동영상 3.15 LV의 정상 변이 (A4C)

LV에 건삭 이상(aberrant chordae tendinae)이 관찰된다.

동영상 3.15

동영상 4.1 승모판질환, MVP (PLAX)

수축기에 양쪽 mitral annulus를 연결한 가상의 선보다 MVL이 LA쪽으로 이동한다. 이완기에 MVL의 퇴행성 비후(degenerative thickening)가 선명하게 보인다.

동영상 4.1

동영상 4.2 감염성 심내막염 (TEE 4 chamber view)

TV에 움직이는 큰 증식물(vegetation)이 보인다. AML의 LA 쪽에도 작은 증식물이 보인다.

동영상 4.2

동영상 4.3 승모판질환, severe MS (A3C)

이완기에 MV의 개방이 미세하다. PML이 매우 두껍고 석회화되어 운동이 제한된다. AML도 두꺼워졌다. 또한 AV의 변화(아마도 류마티스성)도 관찰된다. LA도 매우 커졌다.

동영상 4.3

동영상 4.4 승모판질환, severe MS (A4C)

이전 동영상과 같은 환자의 color Doppler이다. 수축기에 central MR이 약간 보인다. 혈류속도가 aliasing (Nyquist) 속도인 68 cm/s보다 높기 때문에 이완기에 MV를 거쳐 LV로 지나가는 turbulent flow가 관찰된다.

동영상 4.4

동영상 4.5 승모판질환, severe MS (PLAX)

이전 동영상과 같은 환자이다. 매우 두꺼워진 2개의 MVL 사이가 이완기에 미세하게 개방된다. PML은 움직이지 않고 AML만 약간 움직인다. AV의 NCC도 약간 두껍고 뻣뻣해서 고에코로 보인다. RCC (위쪽)는 정상적으로 개방되지 않고 움직임도 적다(AV의 첨판은 정상적으로 수축기에 대동맥 벽에 거의 닿음).

동영상 4.5

동영상 4.6 승모판질환, severe MR (A4C)

연가양(flail) AML이 관찰된다. 수축기에 AML의 가장자리가 LA 쪽으로 떨리면서 MVL이 서로 닿지 않아 폐쇄되지 않는다. 이로 인해 AML과 PML 사이에 공간이 생겨 severe posterolateral MR이 발생한다.

동영상 4.6

동영상 4.7 승모판질환, severe MR (A4C)

연가양 AML이 관찰된다. 수축기에 AML의 가장자리가 LA쪽으로 떨리면서 MVL이 서로 닿지 않아 폐쇄되지 않는다. 이로 인해 AML과 PML 사이에 공간이 생겨 severe posterolateral MR이 발생하였고 우폐정맥(right pulmonary vein)까지 도달한다.

동영상 4.7

동영상 4.8 유두근 파열, very severe acute MR (TEE transgastric intermediate view)

심근경색증으로 인해 유두근(기시부)이 파열되었다. TEE 2 chamber view와 long axis view의 중간인 transgastric intermediate view이다. 파열된 유두근 기시부가 수축기에 LA로, 이완기에 LV로 왕복 운동한다. LV의 수축기능은 전반적으로 과운동성이다.

동영상 4.8

동영상 5.1 대동맥판질환, AS (A3C)

매우 두껍고 석회화된 AV가 거의 열리지 않고 있다. LVH가 있지만 LV는 정상 크기이며 수축기능은 정상이다.

동영상 5.1

동영상 5.2 대동맥판질환, bicuspid AV (PLAX 확대)

수축기 중간에 아래쪽의 큰 NCC가 돔 형태(doming)로 되는 것이 잘 보인다. 위쪽의 첨판(정상적으로는 RCC가 위치할)은 두껍고 뻣뻣하다. Bicuspid AV에는 주로 AR이 동반된다.

동영상 5.2

동영상 5.3 대동맥판질환, bicuspid AV (PLAX)

앞 동영상의 color Doppler이다. Bicuspid AV에 주로 AR이 동반되었다.

동영상 5.3

동영상 5.4 대동맥판질환, bicuspid AV (PSAX, AV 수준)

AV가 카메라 렌즈 조리개 모양처럼 개방되는 것이 특징이다. RCC와 LCC가 융합해 하나의 첨판을 형성했다.

동영상 5.4

동영상 5.5 감염성 심내막염 (TEE long axis view, AV 수준, 140°)

감염성 심내막염의 소견이다. 매우 큰, 진동하는 증식물(2 cm)이 수축기에 상행대동맥으로, 이완기에 LVOT로 왕복 운동하면서 AML과 닿는다.

동영상 5.5

동영상 6.1 LA 종양 (TEE modified 2 chamber view, 90°와 long axis view, 150°)

LA 점액종(myxoma)의 소견이다. 점액종은 심방중격의 난원와(fossa ovalis)(여기에서는 안 보임)에서 기원한다. 이 종양은 경계가 매우 분명하고 유동적이어서 이완기에 MV를 통해 LV로 일탈한다(prolapse).

동영상 6.1

동영상 7.1 폐동맥고혈압, severe pulmonary hypertension (A4C)

RV와 RA가 LV, LA에 비해 훨씬 커졌다. 심실중격과 심방중격이 왼쪽 심장 쪽으로 불룩해져 오른쪽 심장의 압력과 용적이 증가한 것을 알 수 있다. RV 심첨부에 현저히 비대해진 조정띠(moderator band)가 보인다.

동영상 7.1

동영상 7.2 폐동맥고혈압, severe TR

심방중격을 따라 흐르는 turbulent jet가 관찰된다.

동영상 7.2

동영상 8.1 심방중격류 (atrial septal aneurysm) (A4C)

심방중격류는 심장주기에 따라 수축기에 LA쪽으로, 이완기 말에 RA쪽으로 다양하게 휜다(보통 LA쪽으로 더 휨). 그러나, LA 또는 RA쪽으로 일정한 정도로 휘는 경우도 있다.

동영상 8.1

동영상 8.2 ASD, ostium secundum type (A4C)

이면성 심초음파에서 난원와가 확실히 구분되지 않을 수 있지만 color Doppler에서 LA에서 RA로 가는 좌우단락(빨간색 혈류)이 관찰된다.

동영상 8.2

동영상 8.3 심방중격, PFO (A4C, 조영 심초음파)

주사한 조영제가 오른쪽 심장을 완전히 조영한 뒤 RA에서 LA로 가는 우좌단락(right-left shunt)으로 미세기포(microbubble)가 LV에서 관찰된다.

동영상 8.3

동영상 8.4 심방중격, RA, 감염성 심내막염 (TEE intermediate view, 60°)

Short axis view에서 가운데에 AV가 보인다. 박동조율기 전극에 증식물이 붙어있다. 심방중격이 많이 움직인다(hypermobile). 박동조율기 심내막염(pacemaker endocarditis)의 소견이다.

동영상 8.4

동영상 8.5 심방중격, RA, 감염성 심내막염 (A4C)

이전 동영상과 같은 환자이다. 동영상 상태가 좋지 않지만 심근과 거의 동일한 음영(isodense)의 수 cm 크기의 긴 구조물이 TV를 지나 떨리는 것이 보인다. 심실의 박동조율기 전극에 붙어있는 큰 증식물이다.

동영상 8.5

동영상 8.6 심방중격, RA, 감염성 심내막염 (A4C 확대)

이전 동영상과 같은 환자이다.

동영상 8.6

동영상 9.1 대동맥 박리 (aortic dissection), DeBakey type I (TEE horizontal view)

상행대동맥과 AV가 관찰된다. 상행대동맥이 매우 확장되었고(직경 8 cm) 박리판(dissection flap)에 의해 진강(true lumen)과 위강(false lumen)으로 분리되었다. 진강에 비해 위강의 혈류속도가 매우 낮아 color Doppler에서 혈류흐름(flow signal)이 없다. 돔 형태의 bicuspid AV와 AS, AR도 관찰된다.

동영상 9.1

동영상 10.1 심낭삼출 (A4C)

심낭삼출은 심초음파에서 검게 보이며(anechoic) 심장 주위를 둘러싸고 있다. RA와 RV의 전방과 LV의 옆으로 심낭삼출이 관찰된다. 심방(특히 RA)과 심실의 의미 있는 압박은 없다.

동영상 10.1

동영상 10.2 심낭삼출 (PLAX)

이전 동영상과 같은 환자이다. LV의 후방과 RV의 전방에 심낭삼출이 관찰된다. 심낭강(pericardial cavity)은 LA와 하행대동맥 사이까지 뻗어있어 왼쪽의 흉막삼출(pleural effusion)과 감별에 중요한 기준이 된다.

동영상 10.2

동영상 10.3 심낭삼출 (subcostal 4 chamber view)

이전 동영상과 같은 환자이다. 주로 늑골 아래로 심낭삼출액을 흡인할 때 이 view에서 천자 깊이를 측정한다.

동영상 10.3

동영상 10.4 심낭삼출 (A4C)

많은 양의 심낭삼출로 인해 수축기에 RA가 눌린다.

동영상 10.4

동영상 10.5 심낭압전 (pericardial tamponade) (PLAX)

이전 동영상과 같은 환자이다. LA와 하행대동맥 사이에 심낭삼출이 관찰된다.

동영상 10.5

동영상 10.6 심낭삼출 흡인 후 (A4C)

이전 동영상과 같은 환자이다. 심낭삼출을 흡인한 후 RA가 다시 팽창했다.

동영상 10.6

동영상 11.1 인공판막 (A4C)

이엽성(bileaflet) 기계판막으로 교체한 MV가 심하게 반사되고 그 후방으로(즉, LA에) 허상(artifact)이 관찰된다. 판엽(leaflet)의 방향 때문에 판막의 개방을 정확히 평가할 수 없다.

동영상 11.1

동영상 11.2 인공판막 (A4C)

이엽성 기계판막으로 이완기에 판엽의 개방이 잘 관찰된다.

동영상 11.2

동영상 11.3 인공판막 (TEE short axis view, 25°)

이엽성 기계판막으로 교체한 AV이다. 기계판막의 개방과 평행한 판엽 2개, 고리(ring)가 보인다.

동영상 11.3

동영상 12.1 인공판막 (TEE 2 chamber view)

A2C처럼 90° 근처에서 LV anterior wall, LV posterior wall, LA, MV가 관찰된다.

동영상 12.1

동영상 12.2 상행대동맥의 정상 소견 (TEE high transesophageal long axis view)

TEE 탐촉자를 머리쪽 방향(여기에서는 105°)으로 위치하면 상행대동맥은 대부분 장축으로 보인다.

동영상 12.2

동영상 12.3 인공판막 (TEE short axis view)

고해상도의 TEE에서 흉부 하행대동맥 전체를 관찰할 수 있다. 탐촉자를 약간 더 빼면 대동맥궁(aortic arch)의 하행대동맥 이행부에 6시 방향으로 작고 유동적인 저에코성 혈전(hypoechoic thrombus)을 볼 수 있다. 이 혈전은 색전증(embolism)을 일으킬 위험이 크다.

동영상 12.3

동영상 12.4 대동맥 박리 (TEE high transesophageal long axis view)

상행대동맥이 매우 확장되었으며 대동맥 박리가 있다(Stanford type A 또는 DeBakey type I). 대동맥근(aortic root)에 박리판이 펄럭이고 이완기에 LVOT로 일탈한다. TEE high transesophageal 탐촉자를 머리쪽 방향(여기에서는 126°)으로 위치하면 상행대동맥과 AV를 장축으로 볼 수 있다.

동영상 12.4

동영상 12.5 AV의 정상 소견 (TEE short axis view)

AV의 단축과 TV의 장축단면도이다(TEE 탐촉자 위치, 여기에서는 61°).

동영상 12.5

동영상 12.6 AV의 정상 소견 (TEE short axis view, 59°)

발살바 동의 RCC, LCC, NCC가 확실히 구분된다.

동영상 12.6

동영상 12.7 AV의 정상 소견 (TEE long axis view, 142°)

발살바 동의 RCC, NCC가 관찰된다.

동영상 12.8 LAA와 좌상폐정맥 (left upper pulmonary vein)의 정상 소견 (TEE high transesophageal, 여기에서는 62°)

LA의 머리쪽 방향 구조물이 관찰된다. LAA와 좌상폐정맥이 보이고 color Doppler에서 LA로 유입되는 혈류가 관찰된다(빨간색 혈류).

동영상 12.9 LAA의 정상 소견 (TEE high transesophageal, 0°)

동영상 12.10 LV의 정상 소견 (TEE transgastric 2 chamber view, 99°)

위쪽에 LV posterior wall이, 아래쪽에 LV anterior wall이 관찰된다.

동영상 12.11 정상 소견 (TEE 4 chamber view)

동영상 12.12 LV의 정상 소견 (TEE transgastric short axis view, 0°)

유두근이 보이는 LV의 정상 소견이다. 3개 관상동맥 혈류영역이 모두 관찰된다.

동영상 12.13 LV의 정상 소견 (TEE transgastric long axis view, 128°)

동영상 12.7

동영상 12.8

동영상 12.9

동영상 12.10

동영상 12.11

동영상 12.12

동영상 12.13

동영상 12.14 LV의 정상 소견 (TEE transgastric long axis view)

오른쪽 심장에 조영제 주사 후 TEE modified 4 chamber view에서 PFO가 관찰된다. 심방중격의 개존 난원공(foramen ovale)을 통해 RA에서 LA로 일부 미세기포가 지나가는 것이 보인다.

동영상 12.14

동영상 12.15 RA의 정상 소견 (TEE sagittal view)

108° (특징적으로 90° 근처)에서 RA의 구조물과 심방중격이 관찰된다.

동영상 12.15

동영상 12.16 LA의 정상 소견 (TEE cranial view, 0°)

TEE 탐촉자 축을 반시계방향으로 rotation하여 상대정맥(superior vena cava)이 보이게 하고 우상폐정맥(right upper pulmonary vein) 이행부의 후외측 방향으로 관찰하였다(LA로 빨간색 혈류가 유입됨).

동영상 12.16

동영상 12.17 정상 소견 (TEE high transesophageal cranial view, 여기에서는 46°)

TEE에서 주폐동맥과 그 분지(bifurcation)가 관찰된다. 우폐동맥은 혈전이 쉽게 관찰되지만 좌폐동맥은 관찰하기 어렵다.

동영상 12.17

동영상 12.18 정상 소견 (TEE high transesophageal cranial view, 0°)

TEE에서 우폐동맥과 심장 주위의 기타 혈관 구조물이 관찰된다.

동영상 12.18

동영상 12.19 AV와 LV의 정상 소견 (TEE long axis view, 여기에서는 139°)

Color Doppler에서 AV, 상행대동맥 근위부, MV를 관찰하였다. Minimal MR이 보인다.

동영상 12.19

동영상 13.1 관상동맥질환 (PLAX, 도부타민(dobutamine) 부하 심초음파)

동영상 13.1

안정 시(왼쪽 위), 저용량 도부타민 부하 후(오른쪽 위), 최대용량 도부타민 부하 후(왼쪽 아래), 도부타민 부하 직후(오른쪽 아래)의 동영상이다(각 동영상 왼쪽 상단의 심박수 참고). 최대용량 도부타민 부하 후(왼쪽 아래) LV anteroseptal wall에서 무운동성(관상동맥조영술에서 LAD 협착 확인)이 관찰된다.

동영상 13.2 관상동맥질환 (A2C, 도부타민 부하 심초음파)

동영상 13.2

안정 시(왼쪽 위), 저용량 도부타민 부하 후(오른쪽 위), 최대용량 도부타민 부하 후(왼쪽 아래), 도부타민 부하 직후(오른쪽 아래)의 동영상이다. 최대용량 도부타민 부하 후(왼쪽 아래) 심첨부와 LV mid anterior wall에서 무운동성이 관찰된다(특히 저용량 도부타민 부하 후와 비교하면 현저함, 관상동맥조영술에서 LAD 협착 확인).

동영상 13.3 관상동맥질환 (A2C, 도부타민 부하 심초음파)

동영상 13.3

안정 시(왼쪽 위), 도부타민 10 μg/min/kg 투여 후(오른쪽 위), 도부타민 20 μg/min/kg 투여 후(왼쪽 아래), 도부타민 40 μg/min/kg 투여 후(오른쪽 아래)의 동영상이다. 동영상에서 왼쪽에 보이는 LV inferior wall(특히 기저분절, basal segment)에서 안정 시(왼쪽 위) 저운동성(hypokinetic)이 관찰된다. 저용량 도부타민 부하 후(오른쪽 위) 이 부위의 수축기능이 향상되지만 더 고용량의 도부타민 부하 후(왼쪽 아래, 오른쪽 아래) 수축기능이 다시 저하된다. 이러한 이상성(biphasic) 반응은 LV posterior wall이 생존능이 있으며(동면심근, hibernating myocardium) RCA가 폐쇄되고 측부혈관이 있다는 것을 시사한다.